国家出版基金项目
NATIONAL PUBLICATION FOUNDATION

"十三五"国家重点图书出版规划项目

脑计划出版工程:
类脑计算与类脑智能研究前沿系列
总主编: 张 钹

脑影像与脑图谱研究前沿

高家红　蒋田仔　编著

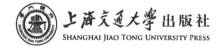

上海交通大学出版社
SHANGHAI JIAO TONG UNIVERSITY PRESS

内容提要

脑是人体结构和功能最为复杂的器官,脑结构和功能之间的关系一直是脑科学研究热点。脑功能是由神经环路内的神经元群、功能柱或者脑区及其相互作用所组成的脑网络来实现的。脑影像技术的发展与完善为理解脑结构和功能及其脑网络机制奠定了方法学基础。本分册主要介绍了脑磁图、神经磁共振影像和正电子发射断层成像的生理基础、技术原理、数据分析与方法及应用场景,脑网络组与脑图谱的历史沿革、理论基础与构建方法。同时,重点介绍了脑影像与脑图谱在语言机制与临床医学研究中的应用以及脑网络与类脑计算之间的相互关系。

图书在版编目(CIP)数据

脑影像与脑图谱研究前沿/ 高家红,蒋田仔编著
. —上海：上海交通大学出版社，2019(2021 重印)
(脑计划出版工程：类脑计算与类脑智能研究前沿系列)
ISBN 978 - 7 - 313 - 22840 - 6

Ⅰ. ①脑… Ⅱ. ①高… ②蒋… Ⅲ. ①脑科学－研究 Ⅳ. ①R338.2

中国版本图书馆 CIP 数据核字(2020)第 017248 号

脑影像与脑图谱研究前沿
NAOYINGXIANG YU NAOTUPU YANJIU QIANYAN

编　　著：高家红　蒋田仔
出版发行：上海交通大学出版社　　　　　　　　地　　址：上海市番禺路 951 号
邮政编码：200030　　　　　　　　　　　　　　电　　话：021 - 64071208
印　　制：苏州市越洋印刷有限公司　　　　　　经　　销：全国新华书店
开　　本：710 mm×1000 mm　1/16　　　　　　印　　张：20.5
字　　数：366 千字
版　　次：2019 年 12 月第 1 版　　　　　　　　印　　次：2021 年 5 月第 2 次印刷
书　　号：ISBN 978 - 7 - 313 - 22840 - 6
定　　价：208.00 元

类脑计算与类脑智能研究前沿系列
丛书编委会

总主编
张　钹
（清华大学，院士）

编　委
（按拼音排序）
丛书编委（按拼音排序）

党建武　天津大学，教授
高家红　北京大学，教授
高上凯　清华大学，教授
黄铁军　北京大学，教授
蒋田仔　中国科学院自动化研究所，研究员
李朝义　中国科学院上海生命科学研究院，院士
刘成林　中国科学院自动化研究所，研究员
吕宝粮　上海交通大学，教授
施路平　清华大学，教授
孙茂松　清华大学，教授
王　钧　香港城市大学，教授
吴　思　北京师范大学，教授
徐　波　中国科学院自动化研究所，研究员
徐宗本　西安交通大学，院士
姚　新　南方科技大学，教授
查红彬　北京大学，教授
张丽清　上海交通大学，教授

丛书执行策划
吕宝粮　上海交通大学，教授

序

人工智能(artificial intelligence, AI)自 1956 年诞生以来,其 60 多年的发展历史可划分为两代,即第一代的符号主义与第二代的连接主义(或称亚符号主义)。两代人工智能几乎同时起步,符号主义到 20 世纪 80 年代之前一直主导着人工智能的发展,而连接主义从 20 世纪 90 年代开始才逐步发展起来,到 21 世纪初进入高潮。两代人工智能的发展都深受脑科学的影响,第一代人工智能基于知识驱动的方法,以美国认知心理学家 A. 纽厄尔(A. Newell)和 H. A. 西蒙(H. A. Simon)等人提出的模拟人类大脑的符号模型为基础,即基于物理符号系统假设。这种系统包括:① 一组任意的符号集,一组操作符号的规则集;② 这些操作是纯语法(syntax)的,即只涉及符号的形式,而不涉及语义,操作的内容包括符号的组合和重组;③ 这些语法具有系统性的语义解释,即其所指向的对象和所描述的事态。第二代人工智能基于数据驱动的方法,以 1958 年 F. 罗森布拉特(F. Rosenblatt)按照连接主义的思路建立的人工神经网络(ANN)的雏形——感知机(perceptron)为基础。而感知机的灵感来自两个方面,一是 1943 年美国神经学家 W. S. 麦卡洛克(W. S. McCulloch)和数学家 W. H. 皮茨(W. H. Pitts)提出的神经元数学模型——"阈值逻辑"线路,它将神经元的输入转换成离散值,通常称为 M-P 模型;二是 1949 年美国神经学家 D. O. 赫布(D. O. Hebb)提出的 Hebb 学习律,即"同时发放的神经元连接在一起"。可见,人工智能的发展与不同学科的相互交叉融合密不可分,特别是与认知心理学、神经科学与数学的结合。这两种方法如今都遇到了发展的瓶颈:第一代基于知识驱动的人工智能,遇到不确定知识与常识表示以及不确定性推理的困难,导致其应用范围受到极大的限制;第二代人工智能基于深度学习的数据驱动方法,虽然在模式识别和大数据处理上取得了显著的成效,但也存在不可解释和鲁棒性差等诸多缺陷。为了克服第一、二代人工智能存在的问题,亟须建立新的可解释和鲁棒性好的第三代人工智能理论,发展安全、可信、可靠和可扩展的人工智能方法,以推动人工智能的创新应用。如何发展第三代人工智能,其中一个重要的方向是从学科交叉,特别是与脑科学结合的角度去思考。"脑计划出版工程:类脑计算与类脑智能研究前沿系列"丛书从跨学科的角度总结与分析了人工智能的发展历程以及所取得的成果,这套丛书不仅可以帮助读者了解人工智能和脑科学发展的最新进展,还可以从中看清人工智能今后的发展道路。

人工智能一直沿着脑启发(brain-inspired)的道路发展至今,今后随着脑科学研究的深入,两者的结合将会向更深和更广的方向进一步发展。本套丛书共7卷,《脑影像与脑图谱研究前沿》一书对脑科学研究的最新进展做了详细介绍,其中既包含单个神经元和脑神经网络的研究成果,还涉及这些研究成果对人工智能的可能启发与影响;《脑-计算机交互研究前沿》主要介绍了如何通过读取特定脑神经活动,构建认知模型获取用户逻辑意图与精神状态,从而建立脑与外部设备间的直接通路,搭建闭环神经反馈系统。这两卷图书均以介绍脑科学研究成果及其应用为主要内容;《自然语言处理研究前沿》《视觉信息处理研究前沿》《听觉信息处理研究前沿》分别介绍了在脑启发下人工智能在自然语言处理、视觉与听觉信息处理上取得的进展。《自然语言处理研究前沿》主要介绍了知识驱动和数据驱动两种方法在自然语言处理研究中取得的进展以及这两种方法各自存在的优缺点,从中可以看出今后的发展方向是这两种方法的相互融合,也就是我们倡导的第三代人工智能的发展方向;视觉信息和听觉信息处理受第二代数据驱动方法的影响很深,深度学习方法的提出最初是基于神经科学的启发。在其发展过程中,它一方面引入新的数学工具,如概率统计、变分法以及各种优化方法等,不断提高其计算效率;另一方面也不断借鉴大脑的工作机理,改进深度学习的性能。比如,加拿大计算机科学家 G. 欣顿(G. Hinton)提出在神经网络训练中使用的 Dropout 方法,与大脑信息传递过程中存在的大量随机失效现象完全一致。在视觉信息和听觉信息处理中,在原前向人工神经网络的基础上,将脑神经网络的某些特性,如反馈连接、横向连接、稀疏发放、多模态处理、注意机制与记忆等机制引入,用以提高网络学习的性能,有关这方面的工作也在努力探索之中,《视觉信息处理研究前沿》与《听觉信息处理研究前沿》对这些内容做了详细介绍;《数据智能研究前沿》一书介绍了除深度学习以外的其他机器学习方法,如深度生成模型、生成对抗网络、自步-课程学习、强化学习、迁移学习和演化智能等。事实表明,在人工智能的发展道路上,不仅要尽可能地借鉴大脑的工作机制,还需要充分发挥计算机算法与算力的优势,两者相互配合,共同推动人工智能的发展。

《类脑计算研究前沿》一书讨论了类脑(brain-like)计算及其硬件实现。脑启发下的计算强调智能行为(外部表现)上的相似性,而类脑计算强调与大脑在工作机理和结构上的一致性。这两种研究范式体现了两种不同的哲学观,前者为心灵主义(mentalism)，后者为行为主义(behaviorism)。心灵主义者认为只有具有相同结构与工作机理的系统才可能产生相同的行为，主张全面而细致地模拟大脑神经网络的工作机理，比如脉冲神经网络、计算与存储一体化的结构等。这种主张有一定的根据，但它的困难在于，由于我们对大脑的结构和工作机理了解得很少，这条道路自然存在许多不确定性，需要进一步去探索。行为主义者认为，从行为上模拟人类智能的优点是："行为"是可观察和可测量的，模拟的结果完全可以验证。但是，由于计算机与大脑在硬件结构和工作原理上均存在巨大的差别，表面行为的模拟是否可行？能实现到何种程度？这都存在很大的不确定性。总之，这两条道路都需要深入探索，我们最后达到的人工智能也许与人类的智能不完全相同，其中某些功能可能超过人类，而另一些功能却不如人类，这恰恰是我们所期望的结果，即人类的智能与人工智能做到了互补，从而可以建立起"人机和谐，共同合作"的社会。

"脑计划出版工程：类脑计算与类脑智能前沿系列"丛书是一套高质量的学术专著，作者都是各个相关领域的一线专家。丛书的内容反映了人工智能在脑科学、计算机科学与数学结合和交叉发展中取得的最新成果，其中大部分是作者本人及其团队所做的贡献。本丛书可以作为人工智能及其相关领域的专家、工程技术人员、教师和学生的参考图书。

张　钹

清华大学人工智能研究院

前　　言

　　大脑赋予了人类丰富的思想和情感,这使得人类区别于地球上的其他生物。随着人类文明水平的提高,人们对于自我认识的愿望日益迫切,并且也愈发重视精神生活的质量。大脑究竟是如何发育的? 人类大脑有哪些特殊结构? 脑疾病的源头是什么? 诸如此类的问题都深刻地影响着人类社会的运行和发展,并催生出与脑科学相关的众多研究领域。脑科学的终极目标是厘清大脑神经元与神经信号传导与感知、记忆、语言等复杂功能产生之间的关系。而各种脑影像与脑图谱前沿技术手段的不断涌现,帮助人类开始揭开大脑的神秘面纱,真正使得人类近距离观察并刻画大脑的结构、功能和活动成为可能。

　　在脑科学研究日新月异的背景下,本书着眼于大脑结构与功能之间的相互关系,结合认知科学、临床医学及类脑研究,对脑影像技术的原理、特点及脑网络组和脑图谱构建方法的前沿成果进行了全面、深入的介绍。本书第1~3章介绍了3种当下最成熟、应用最广泛的无创脑影像技术,包括脑磁图、神经磁共振影像和正电子发射断层成像。这3种影像技术在科学研究和临床医学领域中的运用各有千秋,这3章分别详细介绍了各自的生理基础、技术原理、数据分析方法和应用场景;第4章介绍了脑网络组与脑图谱的历史沿革、理论基础和构建方法;第5章和第6章分别侧重于脑网络在语言机制研究及临床医学应用中的作用和成果,为读者深入浅出地阐述了脑网络的动态连接如何阐释语言行为,简述了脑网络与精神疾病和神经疾病的密切关系,其中包括精神分裂症、抑郁症、癫痫和阿尔兹海默病等几种当前严重威胁人们生活、生存质量的脑疾病;第7章介绍了脑网络与类脑计算之间密不可分、互为表里的相互关系,生动概述了两个领域的研究如何保持互动并携手向前。

　　脑影像与脑图谱研究,乃至整个脑科学的研究皆方兴未艾,仍处在蓬勃向上的发展阶段。本书一方面致力于为广大读者提供脑影像与脑科学研究方法的现状概括和图景展望,试图激发更多人对大脑研究的兴趣、热情和支持。另一方面,考虑到脑科学是一个物理学、生物学、神经科学、心理学和语言学等多学科交叉的领域,我们希望使用这本书的青年学子和研究者们能够了解不同学科的立场与思维方式,深刻理解各种方法手段的利弊及互补关系,以期更好地在未来相互开展合作研究、运用诸多手段解开心智与大脑的"黑匣子"。认识大脑前路漫漫,让我们共同上下求索,利用脑影像与脑图谱的前沿技术逐步深入地揭示人类大脑的奥秘。

编　者

目　录

脑 磁 图

王 帆 高家红

王帆,中国科学院生物物理研究所脑与认知科学国家重点实验室,电子邮箱：fanwang@ibp.ac.cn
高家红,北京大学医学物理和工程北京市重点实验室,电子邮箱：jgao@pku.edu.cn

本章主要介绍脑磁图(magnetoencephalography，MEG)的工作原理、硬件组成及数据处理方法。脑磁图是使用超导量子干涉器件(superconducting quantum interference devices，SQUID)连接线圈阵列,检测脑内神经电活动产生的微弱磁场变化的脑成像技术手段,在认知科学和临床诊断方面具有其他手段无法取代的地位[1,2]。

1.1 脑磁图信号的生理学基础

1.1.1 神经细胞的结构与功能

神经细胞(也称为神经元)是人脑在神经系统内的功能细胞。神经细胞是构成神经系统结构和功能的基本单元,也是神经系统电活动的基本信号单元。外界环境刺激或者内源性神经活动产生的兴奋以电信号的形式在神经细胞上产生和传导,这一特性使得神经细胞在人脑神经信息的传输和处理过程中扮演着关键的角色(这些角色只能由神经细胞担任,而神经胶质细胞不具备这些功能)。

不同的神经元担负着不同的功能,但是它们都有共同的结构和功能。神经细胞包括胞体和神经突起两部分。胞体的基本结构与一般细胞相似,包括细胞膜、细胞液、细胞质和细胞核等。胞体是神经细胞的代谢中心,负责为细胞的新陈代谢过程和电活动提供能量及合成相关物质。神经突起包括树突和轴突,树突是从胞体发起的放射状突起,其与胞体相连的部分较粗,后反复分支形成树状结构,具有接受刺激和将神经冲动传入细胞体的功能;轴突是自细胞体发出的长纤维束状结构,主要功能是将神经冲动由胞体传至其他神经元或效应细胞,常态时外表有髓鞘包裹,可保证神经电信号传播的定向性,但在婴儿的神经发育和老年人的神经退化过程中,髓鞘会逐步生长和逐步脱落,髓鞘生长过多或者脱落过多都会影响神经信号的正常传输。神经元的轴突会发出分支,将动作电位在各个分支上继续传递,最终达到不同的目标细胞。人出生后大脑神经元不再生长,其数量不会再增加且经过修剪和死亡而逐渐减少,但在人的一生中其大脑中的轴突的连接一直在增加或改变,这也是人可以终身不断学习和积累知识的原因。在轴突与目标神经元发生联系的部位有一种称为"突触"的结构,它能实现两个(有时为多个)神经元之间的电信号或者通过神经递质形成的信息通信。

1.1.2 神经细胞电活动与脑磁图信号

在神经细胞上主要有两种类型的神经电活动,一是轴突上快速的去极化过程引发的动作电位;二是突触活动在突触后神经元细胞膜上引发的突触后电位。要想理解脑磁图信号的生理学基础,首先要了解大脑内这两种不同的神经电活动对颅外磁场信号的影响。

细胞在静息状态时,细胞膜内外的钠、钾和氯离子的浓度不同,细胞膜内的钾离子浓度高于细胞膜外的,而钠离子和氯离子浓度低于细胞膜外的。由于细胞膜对钠离子的通透性低而对钾离子的通透性高,因此钾离子外流达到电化学平衡从而形成跨细胞膜两侧的电位差,称为静息电位。在哺乳动物的神经细胞中,这一数值为 70 mV 左右(膜内电位低于膜外)。

突触后电位的形成与突触信号的传递过程有关。当神经冲动以动作电位的形式传导至轴突末梢时,动作电位引发突触前膜对钙离子的通透性加大,具有较高钙离子浓度的突触间隙中的钙离子流入突触小体,促使突触小体中的突触小泡与突触前膜融合,并将突触小泡内的神经递质释放到突触间隙。这些神经递质扩散并通过突触间隙,到达突触后膜,与其上的受体结合,改变后膜对离子的通透性,使后膜电位发生变化。在兴奋性突触后电位引发的神经电流活动过程中(见图 1 - 1),这一结合使得突触后膜对钠、钾等离子的通透性增大,从而使得大量带正电荷的离子进入突触后的神经细胞,形成电流方向向内的跨膜电流,这是电化学过程。这一过程引发对细胞内既有的正电荷离子的排斥,形成从树突的突触后膜流向细胞体的向心方向的初级电流。在细胞体部分,离子泵将过多

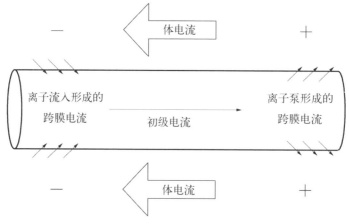

注:突触内的初级电流引发强度相同、方向相反的位于细胞外组织间的体电流。

图 1 - 1 兴奋性突触后电位引发的神经电流活动过程示意[3]

的正离子导入细胞间隙,从而形成电流方向指向膜外的跨膜电流和在细胞外流向树突方向的体电流(volume current)。由于跨膜电流和体电流均为对称分布,所以它们产生的磁场相互抵消,对于颅外磁场的贡献可以忽略不计[4]。

对于位于细胞内从树突指向细胞体的初级电流,通常可以用电偶极子模型来进行模拟。电偶极子由两个电量相等、正负相反,且相互之间有电流回路连接而成的电荷分布组成。偶极子产生的磁场符合强度与距离的平方成反比的规律,由于兴奋性突触后电位的持续时间通常比较长(大于 10 ms),当足够多的(大于 100 000 个)突触后电位形成的电偶极子发生同步震荡时,其产生的磁场信号可以在颅外通过脑磁图仪检测到。

动作电位是指当神经细胞接受刺激后,在静息电位的基础上沿轴突产生可以扩布的电位变化。动作电位的主要组成部分是峰电位,由一个快速的去极化过程和一个快速的复极化过程组成,幅度可达 90～130 mV,持续时间约为 1 ms。在神经细胞的轴突上,这一快速的"去极化-复极化"过程沿着轴突从胞体向神经末梢的方向移动。这一过程中的神经电流变化包括了由去极化过程形成的一个从轴突前方指向峰电位部分的电偶极子和由复极化过程形成的一个方向相反的电偶极子。如图 1-2 所示,动作电位的电学特性可以模拟为一个电四极子[5]。由于电四极子产生的磁场强度与距离的三次方成反比,相比于突触后电位,动作电位产生的磁场强度随着距离的增加,其衰减速度要快得多。动作电位极短的持续时间也使得大量神经细胞形成同步震荡的动作电位信号的过程变得更困难。因此,相比于突触后电位,一般认为动作电位对于可以被脑磁图仪检测到的颅外磁场信号的贡献可以忽略不计[6]。

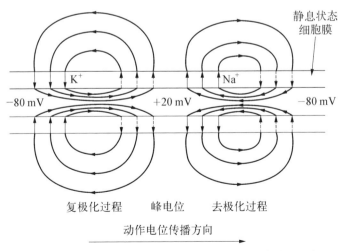

图 1-2 沿轴突传导的动作电位形成电四极子的过程示意

1.1.3 神经细胞形态和脑组织结构对脑磁图信号形成的影响

置于头皮上的 SQUID(第 1.2.1 节将做详细介绍)是探测大脑内磁场变化的灵敏元件,无论有多少个 SQUID 元件分布在颅骨外的头皮上,脑磁图仪探测到的是所有人脑内神经元电活动引起的所有磁场变化的总和。因为电场和磁场都是矢量并且次级磁场的方向与电场垂直,所以这是分析和检测大量神经细胞由于震荡和同步震荡产生的所有磁场强图分布的物理原理和计算方法。当我们研究神经细胞的电活动对于颅外磁场的影响时,神经细胞的形态结构呈现由大量各类神经元组成的神经组织的解剖学结构的几何特征,这是考虑和分析 MEG 测量结果的依据。

虽然大脑皮层中的神经元种类有很多,但主要有两类神经细胞:锥体细胞和颗粒细胞。如图 1-3 所示,锥体细胞的胞体为锥形,其尖端发出一条主树突,伸向皮质表面并发出许多小分支;轴突从胞体底部发出,可形成投射纤维等,是大脑皮质的主要传出神经元。锥体细胞为高度非对称结构,位于主树突部位的突触后电位可以产生能够远距离探测到的磁场变化,形成开放场(open field)结构;颗粒细胞如星形细胞、篮状细胞(一种具有抑制性的 γ -氨基丁酸中间神经元)等,其轴突多且短,并终止于附近的锥体细胞或其他颗粒细胞,主要参与构成大脑皮质内信息传递的微环路。颗粒细胞的形态基本对称,对于大量的颗粒细胞来说,位于树突上的突出后电位产生的磁场相互抵消,难以形成可以探测到的颅外磁场变化,这种细胞的几何特征是封闭场(closed field)结构[7]。

除了细胞本身的形态特征外,由大量神经细胞构成的神经组织的几何特征必然与颅外磁场的变化有着密切的关系。在位于大脑半球顶部、占据大脑皮层

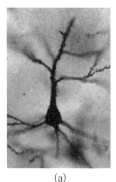 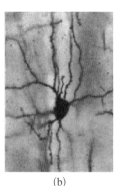 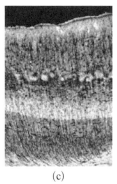 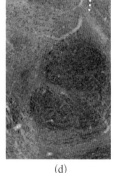

| (a) | (b) | (c) | (d) |

图 1-3 神经细胞和神经组织的几何特征

(a)锥体细胞是开放场结构 (b)星形细胞是封闭场结构 (c)新皮层有一个大体上是开放场结构的组织形态 (d)丘脑中负责感觉传入整合的腹后核的组织形态是封闭场结构

绝大部分的新皮层中,锥体细胞以皮层柱的形式排列,在皮层柱中的锥体细胞基本呈平行排列并与新皮层表面垂直,形成一种开放场结构(见图1-3)。在这种神经组织中的同步震荡神经电活动可以在颅外空间产生强烈的磁场变化。对于同样的锥体细胞,如果位于对称结构的神经组织中,比如一些皮层下核团中,则会形成一种封闭场结构,同步震荡神经电活动产生的磁场相互抵消,对颅外的磁场造成的影响很小,难以被脑磁图仪所探测到[8]。

1.1.4 神经电流的方向对脑磁图信号的影响

如果神经细胞浸泡在体积无限的均匀导电介质内,那么对于突触后电位来说,体电流是对称分布的,其产生的磁场相互抵消,只有细胞内的初级电流会对外界磁场造成影响。但是在实际的大脑中,我们需要考虑边界效应对神经电活动产生的磁场变化造成的影响。在数学物理建模的过程中,常常把它等效为一系列垂直于边界的次级电流偶极子。次级电流的方向与初级电流的方向无关,而只与边界的方向有关。初级电流与这些次级电流的叠加可以获得与在有限边界内的电偶极子完全一致的电场分布。由于这些次级电流与头颅边界垂直,因此对于探测垂直于颅骨的磁场信号变化的脑磁图仪而言,这些次级电流可以忽略不计,可以理解为全部的磁场变化来自初级电流。

由于大脑中的磁场是由大脑神经元电活动产生的次级效应,因此神经元的初级电流的方向对于颅外磁场有着非常重要的影响。如图1-4所示,如果皮层

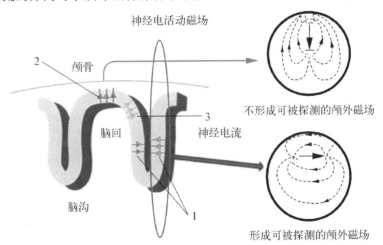

注:1—与头皮表面平行的锥体细胞,对于神经活动引发的颅外磁场的贡献最大;2—与头皮表面垂直的锥体细胞,对于颅外磁场的贡献基本可以忽略不计;3—介于这两种朝向之间的锥体细胞的贡献与其和头皮表面的夹角有关,夹角越大,对颅外磁场的影响越小。

图1-4 大脑皮层中不同朝向的锥体细胞对于外界磁场的不同贡献

柱中的锥体细胞的排列方向与颅骨表面垂直,那么这些神经细胞的电活动对脑磁图仪记录到的颅外磁场变化的贡献非常少。如果锥体细胞的排列方向与颅骨表面平行,那么其电活动将对颅外磁场变化有最大的贡献。对于排列方向介于两者之间的锥体细胞,其对脑磁图信号的贡献取决于其初级电流平行于颅骨方向的分量大小。在新皮层中锥体细胞与皮层表面垂直,所以脑磁图仪对于不同皮层区域神经活动的探测能力取决于皮层的折叠方向。位于脑回和脑沟底部的新皮层与颅骨表面平行,其中的锥体细胞与颅骨表面垂直,所以其神经电活动难以被脑磁图仪记录;位于脑沟侧壁的皮层与颅骨表面垂直,锥体细胞与颅骨表面平行,其神经电活动产生的磁场可以在颅外被最有效地记录下来[9]。以大脑的躯体感觉皮层为例,位于 S2 和 S3b 脑区的神经电活动对脑磁图信号的影响相比位于 S1 和 S3a 脑区的要更大,对触觉方向性敏感的细胞主要位于 S2 脑区,这使得与这些皮层放电相关的神经活动,如识别物体外形,更容易被脑磁图仪记录下来。

1.2 脑磁图系统

如图 1-5 所示,脑磁图系统主要由脑磁图探测器阵列及相关的数据采集处理系统、头动追踪设备、刺激设备、磁屏蔽室、被试安全监控和其他辅助设备组成。脑磁图设备通常包括脑磁图兼容的脑电图(EEG)设备,可用于 MEG - EEG

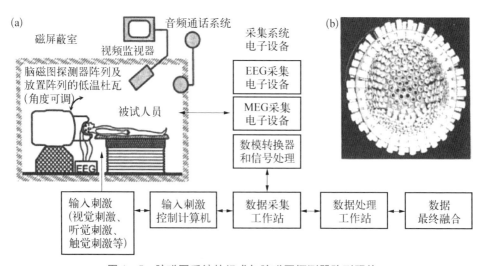

图 1-5 脑磁图系统的组成与脑磁图探测器阵列照片

(a) 脑磁图系统的组成 (b) 275 通道脑磁图探测器阵列[10]

双模态并行采集实验。脑内的神经电活动产生的颅外磁场非常微弱,约为 $50\sim500$ fT,远小于地磁场的强度(约为 $50~\mu$T,$1~\mu$T$=1\times10^{6}$ fT)和环境噪声磁场间的强度(往往大于 $100~\mu$T),所以记录脑内的神经信号需要极其灵敏的磁场强度变化探测器,该探测器必须置于屏蔽外界磁场干扰的磁屏蔽室内,脑磁图探测器阵列和被试人员都位于屏蔽室内。连接屏蔽室内外的数据采集和刺激系统的通信线路要通过波导管隔离出入屏蔽室的信号,以防止引入外界的磁场噪声。

1.2.1　超导磁量子干涉仪

在颅外记录神经电活动产生的微弱次级磁场变化需要极其灵敏的磁探测器元件。1968 年 David Cohen 在试验第一台脑磁图仪时,使用的是铜绕线感应线圈,尽管这套系统勉强在磁屏蔽室内记录到了脑磁信号,但是过低的信噪比使得被记录的信号几乎无法用于神经生物学研究,更不可能用于临床。一年之后他在麻省理工学院(MIT)利用 James Zimmerman 刚研制出来的超导量子干涉器件(SQUID)建造了新的灵敏度更高的脑磁图系统(见图 1-6),并在 1969 年的新年夜首次用 SQUID 记录了有实用价值的脑磁图信号[11-13]。自此,SQUID 探测器成为脑磁图系统的探测器件。

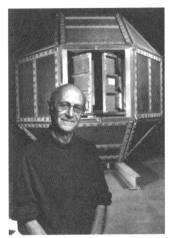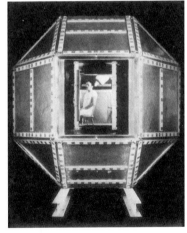

图 1-6　**David Cohen 和他在 MIT 建造的脑磁图系统**

SQUID 探测器的工作原理是基于低温超导状态下的约瑟夫森(Josephson)效应。在温度接近绝对零度时,金属和其他一些材料的电阻会突然消失,变成超导状态。这一转变的过程发生在一个非常狭窄的温度范围内。对于纯金属来说,温度范围通常小于 0.001 K；对于合金和陶瓷材料，可能具有 1 K 或更宽的温度范围。发生这一转变的温度称为临界转变温度 T_c。超导特性可以用 BCS 理论①解释，这一理论将超导现象视为一种宏观量子效应。在超导状态下，金属中自旋和动量相反的电子可以配对形成"库珀对"，库珀对在晶格当中可以无损耗地运动，形成超导电流。这一理论仅对于低温超导材料适用，因此脑磁图 SQUID 探测器主要由低温超导材料制成，工作于 4.2 K 的温度下，使用液氦作为冷却介质。在使用低温超导材料制成的超导回路中，电流可以永远处于流动状态，如果在回路中插入一块有电阻的部分，电流会迅速衰减。1962 年约瑟夫森预言并论证了超导电流可以以"弱连接"的方式穿透绝缘部分从一个超导体无衰减地到达另一个超导体，这一过程是具有超导性的库珀对的隧穿效应，这一效应最后被实验证实。基于这一效应，当绝缘层厚度足够小和通过电流低于一定强度的情况下，超导电流可以穿透这一狭窄的绝缘层并且不产生任何的电压下降，这一结构称为约瑟夫森结（Josephson junction）[14]。对于常见的低温超导材料，一个典型的可供弱连接穿透的绝缘层厚度为 1 nm 左右，临界电流约为 10 μA。当通过超导体中的电流超过弱连接的临界电流时，在绝缘层处会产生电阻并导致电压迅速地下降和电流损耗。对于一个包含有约瑟夫森结的超导回路，当回路中的电流低于临界电流时，回路中的电流无衰减地流动，当通过回路的磁场强度发生变化时，会由于感应引起回路中电流的增加，回路中的电流强度超过临界电流时，回路中会发生明显的电压下降。

SQUID 探测器正是基于这一原理制成的。在脑磁图系统中被广泛使用的是直流 SQUID（DC SQUID）（见图 1-7），它包含一个具有两个约瑟夫森结的超导回路。当低于弱连接临界电流的直流电流从回路的一侧分别通过两个约瑟夫森结流向另一侧时，整个回路形成一个超导体，在回路的上下两端没有电压差。当我们将通过回路的电流维持在略低于临界电流时，通过回路的磁场强度发生的任何微小变化都会引起通过两个约瑟夫森结之一的电流超过临界电流，从而导致失去超导状态，并在回路的上下两端产生明显的电压下降，形成一个高效的电流-电压转换器。通过记录和放大这一阶跃脉冲，可以记录通过超导回路的极小的磁场变化，SQUID 的这一工作原理使其对磁场的变化有着非常灵敏的反应，而不是探测静磁场绝对强度。通过将 SQUID 与靠近头皮的超导探测线圈连接，脑磁图系统可探测并记录神经电活动引发的极其微弱的颅外磁场变化。

---

① BCS 理论指解释常规超导体的超导电性微观理论。J. Bardeen，L. N. Cooper 和 J. R. Schrieffer 三人于 1957 年发表文章，首次从微观上揭开了超导电性的秘密，该理论以三人姓氏首字母命名，称为 BCS 理论。

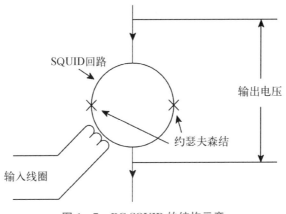

图 1 - 7　DC SQUID 的结构示意

1.2.2　噪声及消除噪声的方法

　　由于神经电活动引发的磁场极其微弱,当我们将高灵敏的 SQUID 探测器用于脑磁图仪时,如何消除外界环境磁场对于脑磁图探测器的干扰变得非常重要。在一个典型的实验室环境中,外界磁场噪声往往比神经电活动产生的脑磁信号要大若干个数量级。在脑磁图探测中需要联合使用多种方法来消除外界的磁场干扰,这些方法包括使用磁屏蔽室、硬件磁梯度计以及基于软件的降噪处理等。

　　1. 使用磁屏蔽室

　　对于外界的磁场干扰最直接和最有效的方法是使用磁屏蔽室,即将脑磁图探测器设备和被试人员放置于能屏蔽外界磁场和射频场的环境中进行脑磁图数据的采集。磁屏蔽室由一层或多层的高导磁率合金(high magnetic permeability alloy)构成,早期的磁屏蔽室有些使用硅钢片,现在的脑磁图屏蔽室大多使用坡莫合金(permalloy),这是一种高导磁率合金,是含镍量为 $30\%\sim90\%$ 的镍铁(Ni - Fe)合金,其在弱、中磁场下具有良好的导磁特性,后来随着工艺的改进在镍铁合金中加入铜、铬等元素后,也称为 μ 合金(μ - metal)。现在脑磁图屏蔽室使用的坡莫合金经过真空熔炼,氢气高温退火和磁场热处理等工艺,具有极好的导磁性能。当外界磁场遇到屏蔽室时,磁力线会被扭曲并沿着具有高导磁性能的屏蔽室壁绕过屏蔽室,从而避免对屏蔽室内的脑磁图探测器造成影响。脑磁图屏蔽室一般使用铝合金作为骨架并覆以铜板或铜网形成一个完整的法拉第笼,以屏蔽外界感应电流和射频信号对脑磁图系统的影响[15]。除屏蔽室之外,有些脑磁图系统通过对 SQUID 本身的金属封装来进一步屏蔽外界磁场的影响,使得脑磁图系统在单层屏蔽甚至仅有射频屏蔽的情况下依然能获得足够好的数据用于实验和临床诊断。还有一些脑磁图系统通过在屏蔽室内外添加主动屏蔽线圈,以施加电流的方式主动消除外界噪声对屏蔽室的影响,主动屏蔽系统虽然有可能引入次级噪声,但对于某些特殊的干扰信号,例如附近地铁通过产生的噪声,具有良好的抵消效果。图 1-8 对比了在屏蔽室门打开和关闭状态下,

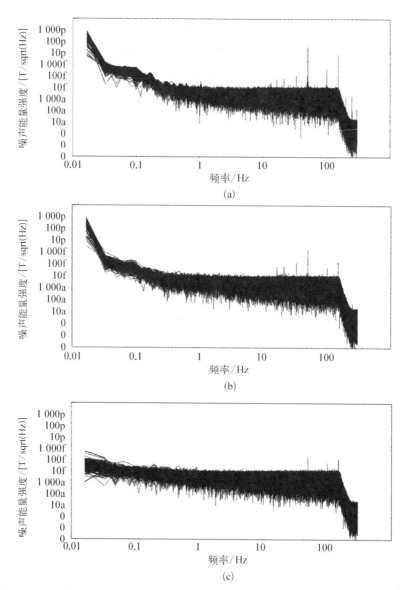

图 1-8　在屏蔽室门打开和关闭状态下脑磁图系统记录到的基础噪声水平的差异

（a）屏蔽室门打开状态未使用虚拟高阶磁梯度计　（b）屏蔽室门关闭状态未使用虚拟高阶磁梯度计　（c）屏蔽门关闭状态使用虚拟高阶磁梯度计

脑磁图系统记录到的基础噪声水平的差异。

2. 使用硬件磁梯度计

由于脑磁图主要记录脑内神经活动产生的颅外靠近头皮的垂直方向的磁场变化,所以在脑磁图硬件系统上使用磁梯度计制造探测线圈,可以有效地减少远离头皮表面的磁信号源对 SQUID 探测器记录的磁场变化数据的影响。以一个一阶轴向磁梯度计为例,探测线圈由一对离开一定距离且绕向相反的同轴线圈组成,并连接到 SQUID 探测器上,其中靠近头皮的为采集线圈,远离头皮的为补偿线圈。如图 1-9 所示,当信号源靠近探测线圈时会产生一个随着距离增加而快速衰减的磁场,轴向梯度计可以有效地测量这个信号源产生的磁信号变化;当信号源远离探测线圈时,由于采集线圈和补偿线圈中的电流变化大部分相互抵消,在输出的信号中,这些信号源的影响在很大程度上被减弱了。在脑磁图中由于磁梯度计制成的采集线圈靠近头皮,所以靠近头皮的大脑皮层的神经电活动产生的磁信号可以被有效采集,而远离这一区域的环境磁场噪声在很大程度上被抑制了[16]。二阶甚至更高阶的磁梯度计可以更好地抑制远离采集线圈的信号源对输出信号的影响,但是考虑到生产工艺的复杂性,在实际应用中绝大部分脑磁图在硬件层面使用了一阶轴向或平面的梯度线圈,并使用一部分无梯度的磁力计线圈用于记录远离探测线圈的信号源的数据,以用于后期的数据处理如软件降噪。在 CTF275 脑磁图系统中使用的一阶轴向梯度计的探测线圈之间为 1.8 cm,不同位置的线圈之间的间距为 5 cm。

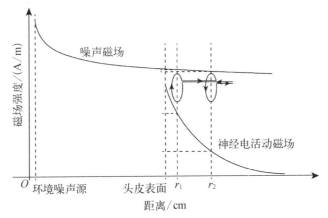

注:由于磁梯度计仅检测通过两个不同探测线圈(低位线圈 r_1 和高位线圈 r_2)之间的磁场强度差,相比于近处的信号源,远处信号源产生的磁场可以在很大程度上被一阶磁梯度计消除掉。

图 1-9 一阶轴向磁梯度计消除外界磁场干扰的示意

3. 基于软件的降噪处理：虚拟高阶梯度计

上述提到，使用磁梯度计可以有效地减少外界噪声源对脑磁图信号的干扰，但是由于工艺等方面的限制，通常在硬件上只使用一阶磁梯度计。在脑磁图系统的数据采集和处理阶段，基于软件的噪声消除算法可以进一步减少外界噪声干扰，提高脑磁图数据的信噪比和精确度。以虚拟梯度计为例，在这种针对已经采集到的脑磁图原始数据进行噪声抑制的方法中，使用数个远离脑磁图采集线圈阵列的 SQUID 作为探测器来记录参照数据。假设环境磁场噪声来自足够远的噪声源，相比于采集线圈阵列，这些探测器记录的参照数据中由神经电活动产生的对磁场的影响变得很小，但是环境噪声的影响是基本一样的。通过相关的数据处理算法，可使用这些参照数据对消采集线圈阵列数据中环境噪声造成的影响。在实际应用中，通过多个不同位置和朝向的参照探测器的数据，可以获得虚拟的二阶甚至三阶磁梯度计的结果[17]。图 1-8 中图(a)、图(b)和图(c)所示为在使用与不使用三阶磁梯度计的情况下，脑磁图系统记录下来的基础噪声水平的差异。

1.2.3 数据配准

当使用脑磁图研究脑内的神经活动时，我们通常需要相应的脑结构的解剖学图像用于脑磁图数据的可视化和信号源定位等。由于脑磁图本身无法提供脑内的解剖学数据，所以通常用于数据配准的是从磁共振成像(MRI)获得的脑结构图，最常使用的脑结构图是能很好地区分灰质、白质和脑室等不同脑组织的 T1-加权磁化准备快速梯度回波(MPRAGE)序列。在配准过程中，由 MRI 获得的反应脑结构的解剖学图像及由 MEG 设备记录的头部的几何定位信息被转换到一个统一的标准坐标系中，通过一系列解剖学标记和头部表面几何数据的匹配计算，来对脑磁图数据和脑结构图进行配准。

如图 1-10 所示，在脑磁图实验中，基准定位标记通常为若干个固定于头部表面的头定位线圈，通过对这些线圈施加特殊的微弱电流，脑磁图的探测器阵列可以识别这些线圈的位置。这些定位线圈分别位于眉心和左、右耳前，使用胶布固定在皮肤表面。有时候根据需要还会在头的其他部位(如后脑等)增加额外的头定位线圈。在每次脑磁图实验中，从开始到结束都会对这些定位线圈的位置进行持续记录，不仅提供平均后的脑定位信息用于数据配准，还用于检测

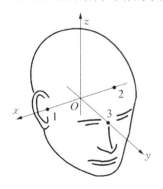

图 1-10　头部标准坐标系和 3 个头定位线圈

1—右耳前(right preauricular, RPA)；2—左耳前(left preauricular, LPA)；3—眉心(nasion)。

头动数据。如果头部移动距离过大,则需要校正或者放弃相关的实验结果。

为了将 MRI 脑结构解剖学影像与这些头定位线圈进行配准,首先需要定位这些线圈在头上的位置,这一过程需要使用 Polhemus 公司的 FASTRAK 三维位置跟踪仪(3D digitizer)或者类似的其他三维标定装置。该跟踪仪的结构如图 1-11 所示,包括系统主机、1 个信号发射器、1 个参照传感器和 1 支记录笔。在使用时,将信号发射器固定于稳定的基座上,然后放置于被试人员的头后,参照传感器固定在颞骨乳突部上,通过接受发射器的射频信号,记录笔笔尖相对参照传感器的三维空间位置可以被准确地测量出来。由于这一系统容易受到金属物体的干扰,所以被试人员和进行三维定位的实验人员身上均不得有金属物体,以信号发射器为中心 3 m 范围内尽量不要有大型金属物体,尤其要远离磁屏蔽室。通过移动记录笔的笔尖,记录定位线圈和一系列头表面部位的空间位置点,获得包括头皮、眼睛、鼻子等在内的、由大量位置点组成的头表面外形数据。在这一过程中,实验人员通常需要记录足够多的头表面位置点(大于 300 个)以获得良好的配准精确度。头定位线圈的位置在开始和结束的时候各进行多次定位,以确保在整个记录过程中参照传感器的位置没有发生明显移动。通过这一记录过程获得的、已经位于基准坐标系中的位置点组成的头表面外形数据,与由 MRI 获得的解剖学图像提取出的头部外形数据进行配准计算,这一配准过程通常通过将两个外形数据之间的平方次欧式坐标距离最小化来实现。由于脑磁图探测器阵列与头定位线圈的相对位置已知,则脑磁图探测器阵列在基准坐标系中的位置、头部的标记点和解剖学图像等都可以被准确地定位于基准坐标系中,从而实现图像的配准[18,19]。

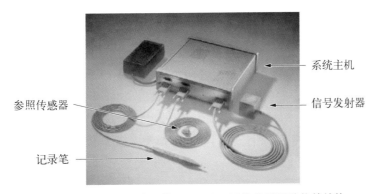

系统主机

信号发射器

参照传感器

记录笔

图 1-11 Polhemus 公司的 FASTRAK 三维位置跟踪仪的结构

除了三维定位设备外,超声波/光学三维扫描设备和三维打印等技术在近些年也开始应用于脑磁图数据配准,它们配准的精度更高,也更不易受到被试人员的头动、三维定位过程中人为误差等因素的影响。

1.3 脑磁图数据的处理

在脑磁图应用中需要解决的问题是通过颅外记录得到的是磁脉冲信号的分布,定位脑内的神经电活动的信号源提供的定位信息。在处理这些数据时,有两个解决问题的技术路线:正向问题和逆向问题求解。求解的目的是找到异常(或者和外界刺激相关联的)磁脉冲分布信息及位置。

正向问题求解指当我们已知脑内的电流分布时,我们能否计算出这些电流产生的磁场信号。这一问题在物理学上可以通过毕奥-萨伐尔定律(Biot-Savart Law)获得准确的唯一解。逆向问题求解指当我们已知颅外的磁场信号时,我们能否计算出脑内的电流分布。这一问题在物理上是一个病态问题,由于脑内电流产生的磁场可能存在互相抵消的情况,对于同一种颅外磁场信号,有无数种可能的脑内电流分布都能产生同样的磁场信号。所以相比于正向问题,逆向问题在脑磁图的信号处理和信号源重建过程中更困难也更复杂,我们往往需要引入某些假设作为边界条件来解决逆向问题。

1.3.1 正向问题

解决正向问题的数学方法基于麦克斯韦方程组和准静态极限(quasi-static limit),建立正确的头部模型以解决正向问题是讨论和解决逆向问题的基础,这一模型包括脑内信号源模型和脑组织模型。

1. 脑内信号源模型

对于脑内信号源,最传统也是最通用的模型是偶极子模型,即假设脑内的神经电活动可以近似模拟为由一个或者多个电偶极子组成。对于多电偶极子模型,又根据其所模拟的信号源数量常使用双偶极子、三偶极子、盘状偶极子和线性偶极子等模型。基于前述关于脑磁图信号生理学基础的讨论,偶极子模型具有其神经生理学基础的合理性,同时在数学模型上较为简单和容易计算,可以使用简单的物理学公式准确模拟,所以被用于绝大部分神经活动的信号源模拟。近些年的研究发现,对于某些覆盖大范围皮层的神经电活动,由于大量的电活动产生的磁信号存在相互抵消,其特性更符合多级子模型,对于覆盖直径小于探测器和信号源与探测器距离的神经电活动,多极子效应的影响可以基本忽略不计,对于电活动覆盖范围大于或接近信号源与探测器距离的电活动,考虑多极子效应可以更好地模拟脑内神经电活动产生的颅外磁场。

2. 脑组织模型

相比于脑电活动,脑内组织不同的介磁常数对于颅外磁场的影响和扭曲要远小于不同介电常数的组织对头皮上电场分布的影响,但是建立精确的脑组织模型依然对脑磁图信号的处理有非常重要的意义。最简单的脑组织模型为球形模型,包括均一球形模型和多层同心圆球形模型等。在脑磁图的脑组织模型中,由于不同脑组织对于磁信号的影响较少,球形模型的层数对于模拟的精确度影响非常小,均一的球形模型已经可以很好地模拟脑内电活动产生的颅外磁场信号。对球形模型的主要影响来自中心点的位置和球体直径,根据实验需要建立与全脑或部分脑区最佳匹配的球形模型,并保证在这一模型中球体的半径小于球体中心与探测器之间的最小距离[20]。

相比于传统的球形模型,我们可以基于解剖学图像建立更加准确的真实头部几何外形模型,以便更好地模拟脑内神经电活动对颅外磁场的影响,这些方法主要包括边界元法(BEM)和有限元法(FEM)两大类。在边界元法中,根据 MRI 获得的解剖学数据界定不同脑组织的边界,将大脑分为多层,同一层中的脑组织被假设为介磁常数一致且各向均一。通过对每一层脑组织在边界条件内进行三角形剖分,建立更接近真实状态的脑组织模型。在有限元法中,大脑被剖分为大量的四面体,对应不同脑组织的四面体有着不同的介磁常数,通过对构成大脑的大量四面体基本单元的有限元分析,获得用于脑磁图的脑组织模型。边界元和有限元法具有更高的准确度,但同时它们对计算量的要求比传统的球形模型也要大得多。

在球形模型中,球心的位置和球体的直径对于模型的准确度有很大影响,由于大脑的真实外形很难用单一的球体来模拟,为了解决这一问题,一种多球体模型也被广泛应用于脑磁图中。在这一模型中,针对每一个探测器及其附近的脑组织,即其最敏感的采集区域,以颅骨内侧为基准建立一个独立的球形模型。通过密铺这些球形模型并将其重叠在一起,从而获得多球体模型,这一方法在获得更好的脑组织模型的同时,相较于边界元法和有限元法,其所需的计算量大幅减少[21,22]。

1.3.2 逆向问题

脑磁图系统数据处理最重要的部分就是根据记录的颅外磁场信息重建脑内的神经电活动信号源的位置。1853 年 Helmholtz 已经从理论上证明这一过程是一个病态问题,一个特定的外磁场信号对应的内部信号源分布有无数种可能,无法重建出一个唯一确定的内部信号源分布。想要解决逆向问题,稳定且可重复地重建脑内的电活动信号源,则需要预先设定相关的假设和边界条件。

1. 等效电流偶极子(ECD)模型

ECD 模型是在脑磁图和脑电图领域解决逆向问题、进行信号源定位的最基础且应用最广泛的方法。这一方法使用一个或者多个有固定或可移动的方向、强度和空间位置的电偶极子来模拟脑内的神经电活动,这一模型对于脑内电活动模拟的适用性已经在正向问题中有论述。

每一个电偶极子可以用 6 个参数(3 个位置坐标和 3 个极矩坐标)来描述,通过对偶极子模型计算出的颅外磁场和真实记录的颅外磁场组成的超定方程组求最小二乘解的方式,可以获得脑内电活动等效的偶极子的定位。但是在这一过程中,优化求解最小值只能找到局部的最小值,所以偶极子的初始位置假设对于最终的信号源定位有可能产生影响。为了解决这一问题,可以通过在限定的有可能存在电活动的脑区内随机假设偶极子的初始位置进行多次最优化计算来寻找全局最小值的方法来解决。通过这一模型,我们可以重建一个定位集中的脑内电活动信号,并获得其随时间变化的相关信息,对于电发放强度大且位置集中的神经电活动过程,例如 ERP 和癫痫发作等,单一或多偶极子模型可以很好地定位相关信号源。对于电发放相对复杂的活动,例如覆盖大范围脑区的神经电活动过程,ECD 模型存在较大的局限性。

2. 最小模估计(MNE)模型

对于 ECD 模型,往往需要对脑内神经电活动的信号源数量和大致分布区域进行预先假设,并且随着信号源数量的增加,多偶极子模型的复杂程度也相应增加,磁场和电场相对于偶极子的位置和强度是一种非线性的关系,相关优化过程变得更加困难且不可靠。为了解决这些问题,对于大范围脑区,尤其是皮层上的神经电活动,往往使用 MNE 模型。在 MNE 模型中,用于限制边界条件的基础假设为脑内的信号源由大量强度相对较小的神经电流形成且覆盖大范围脑区的神经电活动。由于在脑磁图中,信号主要来源于新皮层的锥体细胞,所以通过解剖学图像获得的大脑皮层的结构信息包括不同折叠方向的皮层对于颅外磁场的不同影响,也常同于设定边界条件,从而进一步提高 MNE 模型的准确度。

MNE 解决逆向问题的方法是在获得同样颅外磁场分布的无数种脑内电活动分布中,寻找使其电流的能量总和最小的分布方式,从而获得在最小能量约束条件下的脑内分散性神经电活动的分布图。由于脑内电流分布与不同探测器记录到的磁信号之间的关系,可以通过不同探测器的主场分量(lead-field),即不同探测器对脑内不同区域的敏感性权重分布,线性叠加来获得,所以这一最优化过程为线性计算,主要涉及源空间数据、脑磁图数据矩阵和噪声矩阵等的运算。相比大量的偶极子模型,其对计算量要求相对较小,可以高效准确地获得优化计算结果,从而定位皮层的神经电发放模式,获得电活动强度分布图。在这一优化过程中,最常用的约束条件是 L_2 范数,即源空间内电流强度的平方和,它对应脑内神经活动的能量分布[23,24]。其他可以选用的约束条件还包括 L_1 范数,即电流强度的总和,这一方法也称为最小电流估计(minimum current estimate, MCE)[25]。在 L_2 范数的情况下,如果以每个电流平方的 Laplacian 算子的总和作为约束条件,则可获得噪声归一化处理的 MNE 结果,称为 sLORETA 方法[26]。MNE 模型解决了用 MEG 重建脑内大范围神经电活动的问题,通过与解剖学数据的结合,可以有效解决脑内信号源定位的问题。

3. 波束形成(beamformer)方法

ECD 模型和 MNE 模型均在不同程度上涉及对脑内电活动信号源的相关假设。ECD 模型可以很好地适用于脑内一个或数量不多的强度较大的电活动信号源的定位,而 MNE 方法适用于大范围分布的强度较弱的电活动的定位。对于脑内复杂的神经活动来说,有可能存在数量未知的较强信号源的同时,大范围的脑区中还有较弱的电活动分布。针对这种存在位置和数量未知、无法设定偶极子假设的情况,波束形成这种始于雷达信号处理领域自适应阵列信号处理技术的方法在 20 世纪 90 年代被引入脑磁图的数据分析。特别是随着近些年计算机技术水平的快速提高,波束形成方法在脑磁图数据处理的应用中也获得了快速的发展。

波束形成是一种空间过滤器,不管是雷达还是声呐在信号的接收过程中都会受到噪声源的影响,由于信号源和噪声源的来源方位不同,通过对接收器阵列信号的处理,可以将探测敏感方向集中在某一特定的信号源位置上,从而获得最优的信噪比信号,同时将噪声的干扰最小化。波束形成方法解决逆向问题的假设不包括关于脑内信号源的强度、数量、位置等预设假设,约束条件仅为脑内没有在远距离上存在强相位耦合的信号源。由于脑内信号传递的延迟性,这一假设对于绝大部分的神经电活动是正确的并且已经被相关研究证实。

在脑磁图数据处理中,将大脑划分成一系列的体素(volume pixel,简称 voxel),脑磁图探测器阵列里的不同通道获取的信号对于来自脑内每一个 voxel 的电活动可以有着不同的权重,通过线性最优化计算获得对应探测器阵列不同通道的一系列权重矢量,使得这一个体素的信号可以被最大化,同时来自其他体素的信号和噪声的影响被最小化。通过对脑内每一个体素进行这一运算,将脑内所有可能的电活动强制通过这一空间过滤器进行过滤。对通过这一方法处理后的所有体素内的电活动强度进行峰值寻找,可以获得按可能性从高到低分布的脑内电活动的不同信号源[27,28]。

波束形成方法的具体运算如下:设定 $b(t)$ 是一个 $M \times 1$ 的向量,包含了在时间 t 时脑磁图系统的 M 个探测器中记录的数据。信号源向量 $S(r, t)$ 表示在这一时间、在特定空间位置 r 上的电活动信号,向量的方向与最大化信号能量的方向一致。脑内 r 位置上信号源的电活动对每一个探测器信号的贡献可以通过 lead-field 计算得出。整个探测器阵列对这一特定位点 r 的灵敏程度,可以被描述为一个向量 $L(r)$,这一向量称为 lead-field 向量。当我们要推算出颅内某信号源向量 $S(r, t)$ 和从每个探测器上测量到的测定向量 $b(t)$ 之间的关系时,获得方程

$$S(r, t) = W^{\mathrm{T}}(r)b(t)$$

该式表示颅内的信号源可以由每个探测器获得的测定向量给予相应的权重计算得到。其中,$W(r)$ 表示权重向量,表示不同通道上的测定向量对于信号源向量的贡献。基于此式建立协方差矩阵 C,这是一个 $M \times M$ 的矩阵,在第 i 列 j 行上的数值表示了从第 i 个和第 j 个探测器上记录的信号之间的协方差。这一协方差矩阵可以表示为

$$C = E[b(t)b^{\mathrm{T}}(t)]$$

式中,E 表示取期望值。通过上述公式,获得在这一位置通过空间滤波器后的信号的能量强度为

$$S(r, t)^2 = W^{\mathrm{T}}(r)b(t)b^{\mathrm{T}}(t)W(r)$$

在理想情况下,空间滤波器对需要过滤位置的信号完全通过,对其他部分的信号完全抑制,我们定义这一空间滤波器为

$$W^{\mathrm{T}}(r_0)L(r) = \begin{cases} 1, & r = r_0 \\ 0, & r \neq r_0 \end{cases}$$

通过这一约束条件获得的权重数值允许特定关注位点的信号通过,同时抑制来自所有其他位点的信号,完美状态的这一滤波器仅对来自特定关注位点的信号灵敏。但在实际情况中,来自其他位点的信号不可能被完全抑制,所以在实际计算中需要寻找在满足线性约束条件 $W^{\mathrm{T}}(r)L(r) = 1$ 的情况下,使得特定位点信号源的能量最小化,从而最大限度地减少其他位点对这一位点信号的影响,以获得最优化的计算。这一计算可以表示为

$$\min_{\boldsymbol{W}(\boldsymbol{r})} \mathrm{tr}\big[\boldsymbol{W}^{\mathrm{T}}(\boldsymbol{r})\boldsymbol{C}\boldsymbol{W}(\boldsymbol{r})\big],\text{需要满足 } \boldsymbol{W}^{\mathrm{T}}(\boldsymbol{r})\boldsymbol{L}(\boldsymbol{r})=1$$

这一最优化计算的解为

$$\boldsymbol{W}^{\mathrm{T}}=\frac{\boldsymbol{L}(\boldsymbol{r})\big[\boldsymbol{C}+\mu\boldsymbol{\Sigma}\big]^{-1}}{\boldsymbol{L}^{\mathrm{T}}(\boldsymbol{r})\big[\boldsymbol{C}+\mu\boldsymbol{\Sigma}\big]^{-1}\boldsymbol{L}(\boldsymbol{r})}$$

式中，$\boldsymbol{L}$ 表示 lead-field 向量；$\boldsymbol{C}$ 表示信号的协方差矩阵；$\boldsymbol{\Sigma}$ 表示噪声的协方差矩阵，在这里假设噪声信号为零均值的高斯随机分布；μ 表示归一化参数，用于在矩阵求逆时解决信号协方差矩阵是退化矩阵或接近退化矩阵的问题。使用这一最优化解获得的权重向量，可以计算源空间内每一个体素的信号能量强度

$$\boldsymbol{S}(\boldsymbol{r},t)^2=\boldsymbol{W}^{\mathrm{T}}(\boldsymbol{r})\boldsymbol{C}\boldsymbol{W}(\boldsymbol{r})$$

探测器噪声对于波束形成输出的影响为

$$\sigma(\boldsymbol{r})^2=\boldsymbol{W}^{\mathrm{T}}(\boldsymbol{r})\boldsymbol{\Sigma}\boldsymbol{W}(\boldsymbol{r})$$

通过对这些可能性作图（pseudo-image），我们可能获得脑内电活动的统计学参数图。在实际应用中，对于信号源所在的位置进行波束形成计算时，不仅有信号强度相对其他位置的增加，还有噪声的相对强度被显著减小。所以在实际应用中，强度噪声是一个更好的衡量标准，通过信号和噪声的平方差处理等，获得神经电活动的 pseudo‐Z 分布图，表示为

$$Z(\boldsymbol{r})=\sqrt{\frac{\boldsymbol{S}(\boldsymbol{r})^2}{\sigma(\boldsymbol{r})^2}}$$

也可通过兴奋和静息状态对比，获得 pseudo‐T 分布图，表示为

$$T(\boldsymbol{r})=\frac{\boldsymbol{S}(\boldsymbol{r})^2_{\mathrm{active}}-\boldsymbol{S}(\boldsymbol{r})^2_{\mathrm{control}}}{\sigma(\boldsymbol{r})^2_{\mathrm{active}}+\sigma(\boldsymbol{r})^2_{\mathrm{control}}}$$

波束形成方法不仅可以在不做预先假设的情况下重建脑内的神经电活动，还可以根据这些统计参数图像获得脑内神经电活动分布的方向不均一性等信息，同时通过这些图像与其他功能成像如 fMRI 获得的统计学图像的对比，也可以进行多模态成像等研究。

这里需要注意的是，尽管我们可以任意设定体素的大小，但增加体素数量仅需要增加数据处理时的计算量，图像的有效分辨率并不等于体素的大小，而取决于不同信号源的半高宽（FWHM），半高宽又受到电活动信号的强度、数据矩阵的大小（数据采集量）和数据处理中的归一化等因素的影响，并且往往是方向不均一

的[29,30]。在使用波束形成方法重建脑内电活动图时,需要特别注意这一点。

在实际应用中,基于对体素内信号源描述的不同又分为矢量波束形成和标量波束形成两大类,基于对其他体素信号和噪声最小化的不同限制条件,常用的波束形成包括线性约束最小方差(linearly constraint minimum variance,LCMV)、主场分量合成和合成孔径磁场(synthetic aperture magnetometry,SAM)等[31]。在某些情况下如听觉刺激中,由于刺激信号基本同步地传入到大脑的左右半球,存在左右两侧距离较远的区域发生相位耦合的神经电活动的可能,使用传统的波束形成方法会产生很大的定位误差。近些年来,双源波束形成或者多约束条件波束形成等的发展使得在这些神经活动的源定位中也可以应用波束形成方法[32]。

1.4 脑磁图中噪声造成的伪影

由于脑磁图的 SQUID 探测器对磁场的变化及其敏感性,所以在脑磁图实验中需要非常小心地排除测量结果中的噪声干扰,这些干扰在脑内信号源重建过程中会产生伪影。下面简要分析 MEG 测量结果中噪声的来源。

1.4.1 环境噪声

来自实验环境的常见噪声包括静电干扰、50/60 Hz 交流噪声及刺激设备输入的噪声等。静电噪声来自被试身体和衣物摩擦引发的静电,这些静电不仅会干扰脑磁图的数据记录,大量静电累积的放电还有可能对设备造成损坏。通过使用防静电地板、保持磁屏蔽室内一定的湿度和尽量避免被试穿着化纤衣服等方法,可以避免静电噪声的影响。50 Hz 交流噪声来自交流电系统,可以通过对脑磁图的供电系统进行隔离和稳压、避免谐波噪声和对记录的脑磁图数据使用50/60 Hz 滤波器等方法,来尽量减少交流噪声的影响。对于刺激设备的输入线路,尽量使用光纤等不产生电磁噪声的通信方式。对于需要使用电缆输入的,做好电缆本身的屏蔽并在波导管处做好电缆与屏蔽室的绝缘处理可以让刺激设备对脑磁图数据的影响降到最低。对于电刺激设备,要注意在电极和皮肤处做好导电胶的敷设,防止接触不良产生的干扰。

1.4.2 人体的生理噪声

在脑磁图实验中常见的噪声源很多来自被试人员本身。这其中又分为被试人员身上金属物体的噪声和被试人员本身的生理学噪声。由于脑磁图设备对于磁场的敏感性,被试人员身上金属物体的移除相比于 MRI 实验要求更高,包括含有金属的眼影和睫毛膏在内的化妆成分都会在脑磁图信号中造成显著的干扰,在实验开始前让被试人员更换实验服装,移除所有的首饰并卸妆是十分重要的。

肌肉的电活动产生的磁场变化也会对脑磁图造成影响,解决这一问题的方法是尽量让被试人员处于舒适和放松的位置,避免肌肉紧张。尤其是对于头部附近的肌肉,在整个实验过程中应尽量避免咀嚼和吞咽等动作。对于心跳引起的磁场变化,由于其特征明确且稳定,现代的脑磁图设备大多可以自动去除心电活动产生的干扰信号。

此外还有一类非常难以避免却又常见的干扰信号来自眼动,包括眨眼和眼球转动等。除了在实验过程中要求被试人员尽可能地避免不必要的眼球转动以及通过眼动检测去除部分数据外,在数据的分析和信号源重建中,需要特别注意要对眼动的干扰导致在眼部出现的电活动信号源伪影进行识别和去除。

1.5 脑磁图的应用领域及发展前景

由于脑磁图仪的测量结果具有高时间分辨率和相对准确的空间定位信息,这使得其在临床应用、神经科学和心理学研究中都有着广泛的应用。

1.5.1 临床应用

脑磁图在临床最广泛的应用是用于对癫痫病的诊断及癫痫病灶的术前定位。癫痫病的主要生理特征是在病灶处由高出平均水平的大脉冲放电事件引起的神经系统保护性反应,使得患者发生神经系统在短时间内停止工作等一系列的生理和病理反应。由于相较于脑电活动,脑磁图具备更好的时间分辨率及更小的定位误差,所以应用脑磁图对于原发和继发性癫痫的病灶定位和手术指导有着明显的优势。尤其对于原发性癫痫,由于其没有脑部组织的结构变化,器质性病变或代谢异常难以用传统的脑成像方法如 CT/MRI 等对病灶进行精确测量和定位,使得脑磁图成为指导这类癫痫手术、确定病灶位置及边界的重要测量手段,最后的定位仍然需要和 MRI 数据融合配准后确定。除此之外,在神经外科手术术前功能区定位、脑外伤后大脑的功能恢复评估和精神病的诊断等领域,脑磁图也有一定程度的临床使用。

1.5.2 神经科学与心理学研究领域的应用

由于脑磁图具备无创且具有高时间分辨率地记录脑内神经电活动的能力，其在神经科学与心理学研究领域为研究者们提供了前所未有的观察手段，拥有其他功能成像及神经电生理技术手段无法替代的优势。在视觉、听觉、体感等刺激诱发的脑内神经电磁活动精细时间过程、认知过程及相关的学习与记忆研究领域中，脑磁图获得了广泛的应用。此外将脑磁图信号与 MRI 解剖影像信息配准融合可形成具有功能信息的解剖学定位图像；脑磁图还可以与 fMRI 相结合来深入揭示脑内神经电活动与血氧代谢相关脑功能图像之间的深层关系。尤其在听觉领域，由于脑磁图的实验环境为静音状态，相比于在实验过程中会产生巨大背景噪声（大于 100 dB）的 MRI 设备，脑磁图可以在没有噪声干扰的情况下更好地研究听觉及与听觉相关的认知过程。

1.5.3 脑磁图的发展前景

由脑磁图技术直接对脑内神经电活动进行无创记录而引起的磁场分布信息具有远超其他技术手段的采样速率和信号重建精度，在脑磁图记录的数据中包含着大量和脑内神经活动及相关的大脑神经系统有关的信息。在脑磁图技术发展的早期，由于受限于电子和计算机技术，脑磁图往往只包含数个或几十个通道，主要数据重建方法为偶极子模型等简单方法。而现代的脑磁图设备，往往包含 200 个以上的数据采集通道，最高采样速率在 3 000 Hz 以上，并且常常和相同通道数的 EEG 同时测量，这大大提高了数据的信噪比和动态范围。随着计算机技术的发展，最小模估计（MNE）和波束形成等基于能量分析、空间滤波器和概率图等需要大量运算的算法在脑磁图的数据处理中得到了广泛的发展和应用。这些不基于复杂预先假设的拥有更好空间分辨率的数据处理算法的应用和进一步发展，为研究脑内精细神经电活动过程、长距离脑区之间的联系、视听觉神经系统活动时的信息处理等神经科学和心理学问题提供了崭新的技术手段。相关算法在需要更高空间分辨率的癫痫和神经功能区定位方面，如帕金森综合征、阿尔茨海默病等的早期诊断和亚型划分上也正有着越来越深入的研究和临床应用。随着技术的发展，脑磁图将成为人类更深层次地认识神经活动及解决神经相关疾病所使用的越来越重要的技术手段。

参考文献

[1] 包尚联. 脑功能成像物理学[M]. 郑州：郑州大学出版社，2006.

［2］ 包尚联，高嵩. 现代医学影像物理学进展［M］. 北京：北京大学出版社，2014.

［3］ Brooks M J. Functional imaging an introduction to magnetoencephalography (MEG)［C］//Lecture given at University of Nottingham，2008.

［4］ Swinney K R，Wikswo J P. A calculation of the magnetic field of a nerve action potential［J］. Biophysical Journal，1980，32(2)：719－731.

［5］ Lorente de No R. Analysis of the distribution of the action currents of nerve in volume conductors［J］. Studies from the Rockefeller institute for medical research. Reprints. Rockefeller Institute for Medical Research，1947，132：384－482.

［6］ Wikswo J P Jr. Cellular action currents［M］//Williamson S J，Romani G L，Kaufman L，et al. Biomagnetism. New York：Springer，1983：173－207.

［7］ Lorente de No R. Action potential of the motoneurons of the hypoglossus nucleus ［J］. Journal of cellular and comparative physiology，1947，29(3)：207－287.

［8］ Niedermeyer E，da Silva F H L. Electroencephalography：Basic principles，clinical applications，and related fields［M］. Philadelphia：Lippincott Williams & Wilkins，2005.

［9］ Cohen D，Hosaka H. Part II：magnetic field produced by a current dipole［J］. Journal of Electrocardiology，1976，9(4)：409－417.

［10］ Vrba J，Robinson S E，Fife A A. Toward noise-immune magnetoencephalography instrumentation［M］//Lu Z L，Kaufman L. Magnetic source imaging of the human brain. London：Psychology Press，2003：203－216.

［11］ Baule G，McFee R. Detection of the magnetic field of the heart［J］. American Heart Journal，1963，66：95－96.

［12］ Cohen D. Magnetoencephalography：evidence of magnetic fields produced by alpha-rhythm currents［J］. Science，1968，161(3843)：784－786.

［13］ Cohen D，Edelsack E A，Zimmerman J E. Magnetocardiograms taken inside a shielded room with a superconducting point contact magnetometer［J］. Applied Physics Letters，1970，16(7)：278－280.

［14］ Josephson B D. Possible new effects in superconductive tunnelling［J］. Physics Letters，1962，1(7)：251－253.

［15］ Erné S N，Hahlbohm H D，Scheer H J，et al. The Berlin magnetically shielded room (BMSR)，Section B：Performances［M］//Erné S N，Hahlbohm H D，Lübbig H. Biomagnetism. Berlin：Walter de Gruyter，1981：79－88.

［16］ Vrba J，Fife A A，Burbank M B，et al. Spatial discrimination in SQUID gradiometers and 3rd order gradiometer performance［J］. Canadian Journal of Physics，2011，60(7)：1060－1073.

［17］ Vrba J，Robinson S E. Signal processing in magnetoencephalography［J］. Methods，

2001，25(2)：249 - 271.

[18] Adjamian P，Barnes G R，Hillebrand A，et al. Co-registration of magnetoencephalography with magnetic resonance imaging using bite-bar-based fiducials and surface-matching [J]. Clinical Neurophysiology，2004，115(3)：691 - 698.

[19] de Munck J C，Verbunt J P A，Van't Ent D，et al. The use of an MEG device as 3D digitizer and motion monitoring system[J]. Physics in Medicine and Biology，2001，46(8)：2041 - 2052.

[20] Sarvas J. Basic mathematical and electromagnetic concepts of the biomagnetic inverse problem[J]. Physics in Medicine and Biology，1987，32(1)：11 - 22.

[21] Huang M X，Mosher J C，Leahy R M. A sensor-weighted overlapping-sphere head model and exhaustive head model comparison for MEG[J]. Physics in Medicine and Biology，1999，44(2)：423 - 440.

[22] Miller C E，Henriquez C S. Finite element analysis of bioelectric phenomena[J]. Critical Reviews in Biomedical Engineering，1990，18(3)：207 - 233.

[23] Hämäläinen M，Ilmoniemi R. Interpreting measured magnetic fields of the brain：estimates of current distributions：TKK - F - A559[R]. Finland：Low Temperature Laboratory，Helsinki University of Technology，1984：32.

[24] Dale A M，Sereno M I. Improved localization of cortical activity by combining EEG and MEG with MRI cortical surface reconstruction：A linear approach[J]. Journal of Cognitive Neuroscience，1993，5(2)：162 - 176.

[25] Matsuura K，Okabe Y. Selective minimum-norm solution of the biomagnetic inverse problem[J]. IEEE Trans Biomed Eng，1995，42(6)：608 - 615.

[26] Pascual-Marqui R D. Standardized low-resolution brain electromagnetic tomography (sLORETA)：technical details[J]. Methods Find Exp Clin Pharmacol，2002，24 (Suppl. D)：5 - 12.

[27] Van Veen B D，van Drongelen W，Yuchtman M，et al. Localization of brain electrical activity via linearly constrained minimum variance spatial filtering [J]. IEEE Transaction on Biomedical Engineering，1997，44(9)：867 - 880.

[28] Brookes M J，Gibson A M，Hall S D，et al. GLM-beamformer method demonstrates stationary field，alpha ERD and gamma ERS co-localisation with fMRI BOLD response in visual cortex[J]. NeuroImage，2005，26(1)：302 - 308.

[29] Barnes G R，Hillebrand A. Statistical flattening of MEG beamformer images[J]. Human Brain Mapping，2003，18(1)：1 - 12.

[30] Barnes G R，Hillebrand A，Fawcett I P，et al. Realistic spatial sampling for MEG beamformer images[J]. Human Brain Mapping，2004，23(2)：120 - 127.

[31] Robinson S E，Vrba J. Functional neuroimaging by synthetic aperture magnetometry

(SAM) [M]//Yoshimoto T, Kotani M, Kuriki S, et al. Recent advances in biomagnetism. Sendai: Tohoku University Press, 1999: 302 – 305.

[32] Diwakar M, Huang M X, Srinivasan R, et al. Dual-Core Beamformer for obtaining highly correlated neuronal networks in MEG [J]. NeuroImage, 2001, 54(1): 253 – 263.

2

神经磁共振影像

李雪松　张　喆　张　会　高家红　郭　华

李雪松，北京理工大学计算机学院，电子邮箱：lixuesong@bit.edu.cn
张喆，首都医科大学附属北京天坛医院，电子邮箱：emailzhangzhe@163.com
张会，复旦大学类脑智能科学与技术研究院，电子邮箱：hui_zhang@fudan.edu.cn
高家红，北京大学医学物理和工程北京市重点实验室，电子邮箱：jgao@pku.edu.cn
郭华，清华大学医学院生物医学工程系生物医学影像研究中心，电子邮箱：hua.guo@gmail.com

2.1 磁共振的理论基础

本章从磁共振(nuclear magnetic resonance，NMR)的基本理论基础开始，逐步介绍磁共振成像的概念和基本原理。

2.1.1 磁共振的基本原理

磁共振现象产生的基础是基于原子核本身存在的一个净磁矩。一般来讲，原子核都是由对外显示电中性的中子和带正电荷的质子所组成的。由于电荷的不均匀分布，中子也能像质子一样自旋产生磁矩或者磁偶极矩。而那些相对原子质量为奇数或者原子序数为奇数的原子核(称为自旋子)，最终能够产生一个表现为净磁矩的角动量。因此，磁共振现象不仅存在于氢原子中，还存在于其他的奇数个质子或中子的原子中，但是由于氢原子以水分子的形式在人体中有较高的丰度，医用临床磁共振在大部分情况下都是对氢原子进行成像。

从经典力学的角度来讲，当自身产生磁矩的自旋子被放入一个外加磁场时，它会开始绕着这个外加的磁场方向进行进动，如图 2-1 所示，其进动的频率与所施加的主磁场的大小成正比，即为拉莫尔(Larmor)定律，表示为

$$\omega = \gamma \boldsymbol{B}_0 \qquad (2-1)$$

式中，γ 表示原子核的磁旋比；$\boldsymbol{B}_0$ 表示施加的主磁场；ω 表示拉莫尔进动频率。

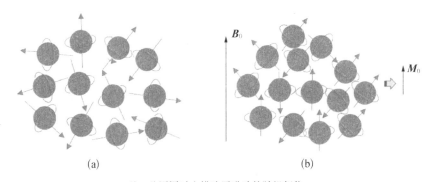

(a) (b)

注：此图同时也描述了进动的随机相位。

图 2-1 磁偶极子的物理极化现象

(a) 在无外加磁场的情况下，磁偶极子的磁矩方向呈现随机分布状态 (b) 存在主磁场 $\boldsymbol{B}_0$，在最终完全磁化的情况下，磁偶极子集会在宏观上整体呈现与主磁场 $\boldsymbol{B}_0$ 平行的磁化矢量 $\boldsymbol{M}_0$

对于含有大量磁矩自旋子的成像物质而言，在自然状态下，这些自旋子的磁矩方向是随机的，能级处于简并状态，在宏观上整体不显示任何净磁矩。而置于外加的磁场之后，所有的自旋子会随机地以顺磁场和逆磁场方向这两种状态进行进动，能量分裂为对应的低能级和高能级状态。如图 2-1 所示，当施加的外磁场的强度达到一定程度且无外加电磁波的情况下，根据玻尔兹曼(Boltzmann)分布定理，处在高低能级的原子核的数目就会达到热力学平衡，即处于被完全磁化状态。这在一般的生物组织中大概需要经过几秒的过程，在宏观上整体对外有一个与主磁场 $\boldsymbol{B}_0$ 平行的净磁化矢量 $\boldsymbol{M}_0$。

2.1.2　Bloch 量化方程

为了更加准确和直观地描述磁化矢量在主磁场存在情况下的变化状态，需要引入 Bloch 量化方程。若设 $\boldsymbol{M}_0 = (M_x, M_y, M_z)$ 为所有磁偶极子在主磁场 $\boldsymbol{B}_0$ 作用下产生的净磁化矢量，而 $\boldsymbol{B}$ 则表示施加的外加磁场，则净磁化矢量 $\boldsymbol{M}_0$ 在外加磁场 $\boldsymbol{B}$ 中的变化情况可以表示为

$$\frac{\mathrm{d}\boldsymbol{M}_0}{\mathrm{d}t} = \gamma \boldsymbol{M}_0 \times \boldsymbol{B} - \frac{M_x \boldsymbol{i} + M_y \boldsymbol{j}}{T_2} - \frac{(M_z - M_{z0})\boldsymbol{k}}{T_1} \tag{2-2}$$

式中，$\boldsymbol{i}$，$\boldsymbol{j}$，$\boldsymbol{k}$ 表示空间坐标系下沿着 x、y 和 z 方向的单位方向向量；M_{z0} 表示净磁化矢量 $\boldsymbol{M}_0$ 在热平衡状态下沿着主磁场 z 方向的分量强度；γ 表示原子核的旋磁比，对于 $^1\mathrm{H}$ 原子核来讲，$\gamma = 2\pi \times 42.58(\mathrm{MHz/T})$；而 T_1 和 T_2 分别表示磁化矢量沿着纵向 z 方向和在水平面内的弛豫时间。这里的 Bloch 量化方程并未考虑复杂的梯度情况的施加，例如扩散梯度的施加；而外加磁场 $\boldsymbol{B}$ 不仅包括主磁场 $\boldsymbol{B}_0$，还包括施加的射频场 $\boldsymbol{B}_1$ 和编码的梯度场 $\boldsymbol{G}$。弛豫时间的概念和成像意义等将在后续章节介绍。

2.2　磁共振成像的条件基础

基于磁共振的基础理论，要想进行磁共振成像还需要几个必要的条件，包括主磁场 $\boldsymbol{B}_0$，负责激发和接收信号的射频场 $\boldsymbol{B}_1$ 以及进行空间位置编码的梯度场 $\boldsymbol{G}$。

2.2.1　主磁场 $\boldsymbol{B}_0$ 和射频场 $\boldsymbol{B}_1$

前面已经提到过，如果我们将具有磁偶极子的物质放入外加主磁场 $\boldsymbol{B}_0$ 中一定

时间之后就会发生完全磁化,宏观上形成一个大小为 M_0、方向平行于 B_0 的净磁化矢量。此时如果施加一个与主磁场垂直的交变磁场(或者称射频场 B_1),当这个射频场的频率与磁偶极子的进动频率一致的时候,磁偶极子在与主磁场垂直的平面上的进动方向将开始趋于同向,发生相位相干。而当所有的磁偶极子的进动相位完全一致的时候,就会产生原子核的磁共振现象。一旦发生相位相干,净磁化矢量将从 M_0 偏离 z 轴,并围绕着 z 轴以共振频率进行进动,同时在垂直面存在有一个水平分量 M_{xy},如图 2-2 所示。与此同时,这些磁偶极子因大量吸收了同频率射频场的能量,会向外辐射出能量,这种能量就是磁共振成像的信号来源。此射频场 B_1 是由搭载等频率的射频脉冲(RF pulse)产生的,产生相位相干(即共振)的这种作用称为激发,而磁化矢量偏离 z 轴的角度称为翻转角(flip angle),记作 α,并服从式(2-3)。

$$\alpha = \int_0^{\tau_p} \gamma \boldsymbol{B}_1^e(t)\mathrm{d}t \qquad (2-3)$$

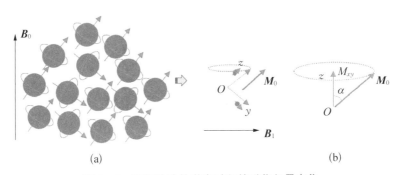

图 2-2　射频脉冲的激发过程的磁化矢量变化

(a) 施加射频场后偶极子的相位发生相干　(b) 射频场 B_1 作用下发生相干的同时,净磁化矢量会产生一个角度为 α 的相对于 B_0 场的翻转角

2.2.2　射频信号接收

经过主磁场 B_0 磁化和射频场 B_1 激发,将产生磁化矢量 M,其进动频率与拉莫尔频率和激发射频脉冲的载波频率相等,并开始以偏转角为 α 的方向绕着 z 轴进行进动。与此同时,磁化矢量的幅值、方向和大小(M_z 和 $M_{x'y'}$ 的矢量和)也不断发生着变化,在 z 方向和 xy 平面的分量的变化分别服从以下公式

$$\begin{cases} \dfrac{\mathrm{d}M_{z'}}{\mathrm{d}t} = -\dfrac{M_{z'} - M_{z_0}}{T_1} \\ \dfrac{\mathrm{d}M_{x'y'}}{\mathrm{d}t} = \dfrac{M_{x'y'}}{T_2} \end{cases} \Rightarrow \begin{cases} M_{z'}(t) = M_{z_0}(1 - \mathrm{e}^{-t/T_1}) + M_{z'}(0_+)\mathrm{e}^{-t/T_1} \\ M_{x'y'}(t) = M_{x'y'}(0_+)\mathrm{e}^{-t/T_2} \end{cases} \tag{2-4}$$

$$\begin{cases} M_{z'}(T_1) \cong 63\% M_{z_0} \\ M_{x'y'}(T_2) \cong 37\% M_{x'y'}(0_+) \end{cases} \tag{2-5}$$

式中，T_1 和 T_2 分别表示磁化矢量的纵向和横向弛豫时间常数，即幅值变化量为原来 37% 的时间。通常在生物组织内 T_1 要比 T_2 大很多，且 T_1 和 T_2 的大小随着主磁场的变化而变化；$M_{z'}$ 和 $M_{x'y'}$ 表示旋转坐标系下的 z 方向和 xy 平面内的磁化矢量的分量；M_{z_0} 表示净磁化矢量 $\boldsymbol{M}_0$ 在 z 方向上的初始值。

根据法拉第电磁感应定律（Faraday's law of electroma gentic induction），在 $M_{x'y'}$ 衰减为噪声水平之前，交变磁场将会产生对应的电信号，而在与主磁场 $\boldsymbol{B}_0$ 方向垂直的 xy 平面内放置接收线圈就可以检测到对应的有效信号，即为磁共振成像信号的源信号，其数学表达式结合磁化矢量、磁通量和电压，可以描述为

$$V(t) = -\frac{\partial(t)}{\partial t} = -\frac{\partial}{\partial t} \int_{\text{object}} \boldsymbol{B}(t) \cdot \boldsymbol{M}(\boldsymbol{r}, t)\mathrm{d}\boldsymbol{r} \tag{2-6}$$

之后经过相位敏感（phase-sensitive detection，PSD）检测，进行频率调制和滤波，就能得到磁信号，记作 $s(t)$

$$s(t) = \int_{\text{object}} M_{xy}(\boldsymbol{r}, 0)\mathrm{e}^{-i\varnothing(\boldsymbol{r}, t)}\mathrm{d}\boldsymbol{r} \tag{2-7}$$

式中，下角标 object 表示磁共振成像的三维空间；ω_0 表示物体所在主磁场 $\boldsymbol{B}_0$ 对应的拉莫尔频率；$\varnothing(\boldsymbol{r}, t)$ 表示随空间和时间变化所累积的相位，这里是对 $w_0 t + \varnothing(\boldsymbol{r}, t)$ 进行频率解调之后的形式，具体描述形式可以通过第 2.2.3 节的空间位置编码来表达。

2.2.3　梯度场 G 及空间位置编码

在磁偶极子受激并开始向外辐射能量之前，如果能对其产生的净磁化矢量进行成像物质的空间相位编码，那么最终向外辐射的信号中也就会包含所成像物质不同位置的信息，从而进行二维的空间成像。

　　而空间位置编码的基础是梯度场的引入。简单来讲，梯度场 $\boldsymbol{G}=(G_x，G_y，G_z)$ 表示在空间坐标系下(实际用的是以旋转频率为拉莫尔频率的旋转坐标系)的三个方向的不同分量(见图 2-3)，其分别称为选层梯度、相位编码梯度和频率编码梯度，对应于磁共振成像中的选层、相位累积和频率编码。梯度场是在主磁场 $\boldsymbol{B}_0$ 和激发场 $\boldsymbol{B}_1$ 基础上额外添加的随空间位置变化的场，方向平行于坐标轴，单位为 mT/m。如图 2-3 所示，在不同空间位置由于磁场的不同而产生不同的进动频率，最终在时间维上累积出不同的相位，以此产生不同的成像信号。

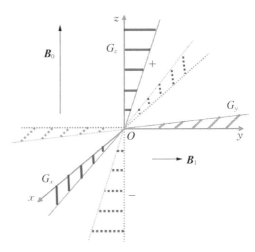

注：$\boldsymbol{G}$ 为正值，用实线表示，"+"表示磁场幅度增加；$\boldsymbol{G}$ 为负值，用虚线表示，"−"表示磁场幅度减小。

图 2-3　梯度场 $\boldsymbol{G}$ 示意图

　　选层梯度主要是找出和激发脉冲的频率相等的空间位置，即在主磁场平行的 z 方向选出我们想要成像的层面 z_i；而相位和频率编码则是主要在 xy 平面上具体描述出每个位置 $\boldsymbol{r}=(x，y_i，z_i)$ 和最终成像信号 $s(t)$ 之间的关系，其具体的表达式为

$$\emptyset(\boldsymbol{r}，t)=\int_0^t \omega_s(\boldsymbol{r}，\tau)\mathrm{d}\tau \tag{2-8}$$

式中，$\omega_s(\boldsymbol{r}，\tau)$ 表示在不同空间位置上对应的不同进动频率，在此是相对于旋转坐标系(旋转频率为拉莫尔频率)的相对值。成像信号 $s(t)$ 对应的公式也可以改写为

$$s(t)=\int_{\text{object}} M_{xy}(\boldsymbol{r}，0)\mathrm{e}^{-i\emptyset(\boldsymbol{r}，t)}\mathrm{d}\boldsymbol{r} \tag{2-9}$$

　　梯度场 $\boldsymbol{G}(t)$ 和 $\boldsymbol{B}_1(t)$ 统称为梯度脉冲序列。在临床实际使用过程中，会根据具体的成像技术及应用的不同进行优化设计，包括 $\boldsymbol{G}(t)$ 和 $\boldsymbol{B}_1(t)$ 的波形以及 $\boldsymbol{B}_1(t)$ 的载波频率等的优化，最终产生最优的激发、编码等效果。最后，我们采集到的成像信号 $s(t)$ 再通过傅里叶变换(Fourier transform)来进行变化就可以得到我们最终想要显示出来的图像。

2.3 脑功能成像原理

2.3.1 磁共振脑成像的意义

磁共振因其多参数对比度成像、无创性和无辐射在临床应用上得到了快速的发展和广泛的应用。软组织对比度成像是磁共振成像的优势,如磁共振心脏成像、血管成像和脑成像,根据不同的组织和成像目标可以扫描不同对比度信号,如 T_1 像、T_2 像、扩散加权成像、脑血流灌注成像和脑功能成像等。例如在扩散加权成像中,不需要注射任何化学追踪剂就可以重建出脑的纤维连接情况,可以用于脑血管栓塞的早期诊断和肿瘤的早期发现等。而脑血流灌注成像则可以通过流入组织血液的自旋状态的改变测量出脑血流量。脑功能成像(fMRI)不需要注射放射性同位素,根据脑活动过程中氧合血红蛋白增加及脱氧血红蛋白浓度的变化即可测量出脑功能活动的信号。

2.3.2 磁共振脑功能成像

脑功能的测量有多种方式,包括直接的电极记录,如脑电图(electroence-phalography,EEG)、脑磁图(MEG)和皮层脑电图(electrocorticogram,ECoG)技术,或者间接记录脑细胞活动代谢状态的成像,如正电子发射断层成像技术(positron emission tomography,PET)、单光子发射计算机断层成像技术(single-photon emission computed tomography,SPECT)、磁共振波谱成像(magnetic resonance spectroscopy,MRS)和基于血氧水平依赖(BOLD)fMRI等。直接的电极记录具有更高的时间分辨率,但相对空间分辨率较低,有些只能记录皮层信号,空间精度有限,ECoG 技术可以直接记录病灶脑区活动,具有很好的时间空间分辨率,但需要开颅记录,只适用于特定的情况;PET 成像可以较好地区分大脑的代谢情况,但分辨率较低,同时还会有一定的辐射。而基于血氧水平依赖(BOLD)的脑功能成像则具有较好的空间分辨率和可接受的时间分辨率(约 2 秒全脑采集),自 1990 年 Ogawa[1] 发现以来,该成像技术已经广泛应用于脑科学等研究领域。

2.3.3 脑功能成像

BOLD 信号的原理大致如下:当大脑中的神经活动增强时,其耗氧量会增加,进而引发局部血流上升。但局部血流上升的幅度通常大于消耗量,导致局部脑区氧合血红蛋白增加,而脱氧血红蛋白浓度降低,使得磁共振呈现对比信号,导致脱氧血红蛋白(Hb)和氧合血红蛋白(HbO₂)比率发生改变,如图2-4所示。

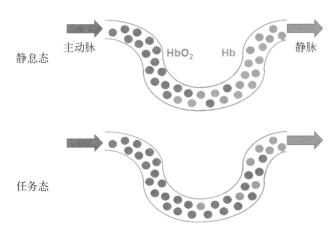

图2-4 大脑静息态和任务态之间氧合血红蛋白和脱氧血红蛋白之间的比率变化图[2]

氧合血红蛋白表现为抗磁性,而脱氧血红蛋白则表现为顺磁性,因此它们表现出的 T_2^* 的衰减曲线是不一样的[1],如图2-5所示。

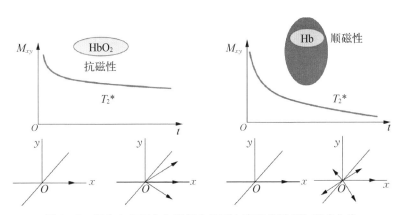

图2-5 氧合血红蛋白和脱氧血红蛋白表现出的 T_2^* 衰减曲线

因为任务态大脑的变化导致氧合血红蛋白和脱氧血红蛋白的比率发生变化,导致总体的磁化率发生改变,直接造成局部场不均匀,使得 T_2^* 信号改变。信号的对比度可以通过大脑激活状态和非激活状态的 T_2^* 衰减曲线对比得出。

图 2‐6 表示了大脑在激活和非激活状态下微观血管组织的 T_2^* 的衰减曲线以及合适的回波采集时间,在 3T 磁共振采集中,回波时间 TE 大约在 35 ms 左右对比度相对较好。

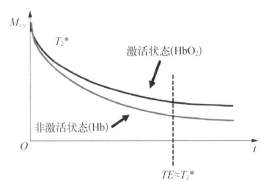

注：虚线的位置表示合适的回波信号起始采集时间,此时信号的对比度最好。

图 2‐6 大脑在激活和非激活状态下微观血管组织的 T_2^* 衰减曲线以及合适的回波采集时间

Lee 等人采用光控基因遗传学的方法,通过光控基因激活运动皮层神经元,然后观测 BOLD 信号,研究发现神经元的活动会导致 fMRI 信号的呈现[3],在一定程度上加强了 fMRI 信号与神经活动相关的这种假设。

2.4 脑功能成像的加速采集和重建

脑成像的加速采集既包括时间加速,又包括空间加速,或者是时间空间结合加速。时间加速可以缩短全脑的采集时间,对于动态信号则可以提高采集的时间分辨率;空间加速在保持全脑采集时间相对不变的情况下,可以提高空间分辨率。在实际采集过程中时间和空间的加速是需要权衡的,需要根据具体的目标而定。例如对于 fMRI 的加速采集而言,提高时间分辨率可以进一步观察 fMRI 信号的延迟状态,重建更加精确的脑节点之间的功能连接关系,或者提高 fMRI 的统计分析的准确性。高分辨率成像能更好地研究视觉区的柱状结构、分层结构、海马区不同功能区划分以及运动区的手指激活等。下面将具体介绍脑成像加速的几个方面。

1. 并行重建

目前加速采集的经典算法仍然是 GRAPPA 和 SENSE。SENSE 是基于图像域的图像重建,而 GRAPPA 是基于 k 空间域的图像重建。在动态时序图像上又有了 $k-t$ 加速,如 $k-t$ BLAST 方法基于时间空间信息的相关性进行降采恢复信号[4]。基于并行重建的还有 TRACER 方法,TRACER 方法假设运动图像的运动是缓慢变化的,前一帧的解的位置有利于后一帧在其周围快速寻找到合适的解。在并行重建求解中,将第 n 帧迭代求解的值通过与 $n-1$ 帧相比变化最小为约束项求解[5]。

2. 压缩感知

压缩感知的原理是如果数据是稀疏的,或者在某一变换域是稀疏的,那么应用 CS 就可以用较少的采样数据恢复出原始信号。如图 2-7 所示为稀疏信号的降采恢复过程。因为原始的信号是稀疏的,所以在进行 k 空间变换之后再进行 8 倍降采抽样,包括随机降采抽样和均匀降采抽样。根据奈奎斯特采样定律,抽样之后对 k 空间数据进行逆傅里叶变换恢复原始信号时会产生伪影,但均匀降采恢复的信号会产生交叠的伪影。而随机降采抽样的信号则可以较好地保留原始信号的关键部分,然后根据阈值选择和点扩散函数的噪声处理反复迭代即可较好地恢复原始信号。

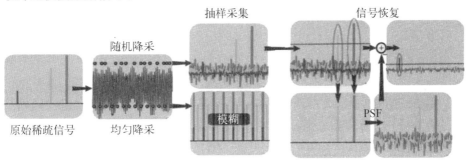

图 2-7 稀疏信号的降采恢复过程[6]

压缩感知若想成功应用于 MR,则需要 MR 图像有一个较好的采集策略。实际上压缩感知能成功应用于 MR 成像有两个关键因素:① MR 的 k 空间域本身具有稀疏的特性;② MR 的 k 空间采集轨迹可以接近压缩感知理论所要求的不相干采集。如果能让每一个动态图像的采集策略尽可能地随机,那么就能通过压缩感知重建的方法去除噪声等一些伪影,得到更高的图像重建质量。所以在 CS 应用中需要尽可能地保证每一个采集的轨迹随机,比如随机降采笛卡尔坐标系下的采样点、径向采集、等密度螺旋轨迹采集、变密度螺旋轨迹采集等能够更好地保证采样的随机性,不同采集轨迹及对应的点扩散函数如图 2-8 所示。

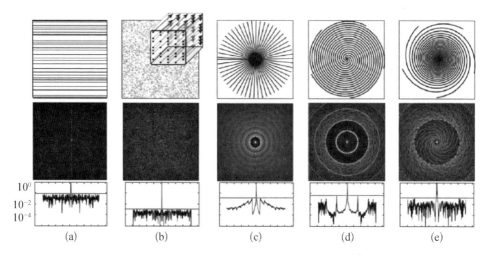

图 2-8   不同采集轨迹及对应的点扩散函数[6]

(a) 一维随机降采笛卡尔坐标系下的采集轨迹   (b) 二维随机降采笛卡尔坐标系下的采集轨迹
(c) 径向采集轨迹   (d) 等密度螺旋采集轨迹   (e) 变密度螺旋采集轨迹

压缩感知在 MR 采集上应用的基本理论为[7]

$$最小化 \parallel \psi m \parallel_1 \text{ 使得 } \parallel F_u m - y \parallel_2 < \varepsilon \tag{2-10}$$

式中，m 表示重建的图像；y 表示 k 空间数据；F_u 包括图像的傅里叶变换和 k 空间的降采；ψ 表示图像变换的稀疏域。

稀疏域的变换是 CS 信号恢复的一个重要方面，变换后的数据越稀疏，则恢复的效果越好。总体上来说 MR 图像在变换域相比原始图像更稀疏。如何较好地找到对应数据稀疏变换是目前研究的一个重要方面，可以用点扩散函数进行测量 $\mathrm{TPSF}(i,j) = (\psi^* F_s^* F_s \psi)(i,j)$，然后通过计算 $\max_{i \neq j} |\mathrm{TPSF}(i,j)|$ 来计算变换域的相干程度，不同采样轨迹通过点扩散函数计算的相干性如图 2-8 所示，这里不多论述，具体可参见相关文献[6,7]。fMRI 中常用的方法有小波变换、全变分变换和时间方向的傅里叶变换等。CS 求解方法也是 CS 应用的一个关键部分，目前常用的是非线性共轭梯度求解[7]。

上述讨论的都是 MR 对单帧图像的采集应用，实际上对于动态成像如肝脏动态电影成像和脑功能成像等，上述的采集方法还可以进行帧与帧之间的不相干采集，然后应用 CS 理论进行图像恢复，如径向的黄金角旋转采集、黄金角变密度螺旋轨迹采集等。下面将介绍这些采集方法与并行重建相结合及通过压缩感知理论进行图像重建，如图 2-8 中图(c)径向采集轨迹，图(d)和图(e)螺旋采集轨迹等。

3. 并行重建与压缩感知结合

目前在动态成像领域将并行重建与压缩感知相结合的技术也有着广泛的研究，例如用于肝脏成像的黄金角径向稀疏采集 GRASP[8]、低秩＋稀疏约束采集[9]、k-t FOUCSS 方法采集[10]、k-t FASTER 法[11] 及 PICCS[12] 法等都得到较为成功的应用。

GRASP 方法是将图像分解为 SENSE 约束项和基于时间全变分域（temporal total-variation）的压缩感知重建技术，该方法的采集和重建流程如图 2-9 所示。

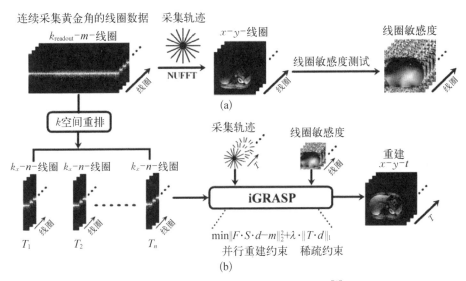

图 2-9　**GRASP 方法的采集和重建流程**[8]

GRASP 方法是基于辐条形式的 k 空间采集轨迹，每条辐条的采集都有一个黄金角度的旋转。这样任意抽取若干根辐条的 k 空间数据（需要满足奈奎斯特采样定律）通过 NUFFT 都可以重建出满采集的图像，进而计算对应的线圈敏感度信息图（coil sensitivities maps）。在数据的降采恢复上，对已经采集到的全部时间序列的 k 空间按照时间分组，每组对应一帧图像，具体每组抽取多少根辐条取决于期望重建的时间分辨率、设置的降采倍数及图像恢复的信噪比等。然后通过时间方向差分的 L_1 范数约束、SENSE 的图像及 k 空间的关系进行求解。这种方法在动态对比度增强图像和腹部成像上都有比较高的成像质量。图 2-9 中 T 表示时间维度的差分变换；m 表示 k 空间数据；d 表示重建的图像；S 表示线圈敏感度信息；F 表示 NUFFT 操作。

低秩＋稀疏约束（low-rank plus sparse，L＋S）的重建方法的核心思想是将时间运动的图像分解为背景图像 L（或结构信息）和动态信息 S（高频运动信

息），在动态信息上加入差分稀疏域作为约束

$$\min \| L \|_* + \| S \|_1 \qquad\qquad (2-11)$$

这里用核范数或者奇异值相加最小等方式来约束 L，而 S 则用 L_1 范数约束保证其稀疏性。最终的图像则是两者的相加，即

$$M = L + S \qquad\qquad (2-12)$$

这种方法在心脏的动态成像中取得了较好的效果。

k-t FOCUSS 方法同样将图像分为预测图像（预先采集的满采集图像或者高质量的图像）和带有残差小量的图像。一般来说残差小量相对比较稀疏，用 L_1 范数约束残差小量的图像，然后使用 FOCUSS[13] 求解，同样在心脏中得到了比较好的重建图像。

但由于 fMRI 信号比较微弱，只有背景信号的 5% 左右，因此如果借助动态成像原理，使其应用在 fMRI 信号加速采集上就会面临信号损失的问题。目前已经有一些方法在 fMRI 上得以应用，比如 k-t FASTER 方法则是将时间方向的 k 空间数据 k-t 进行 SVD 分解，然后采用低秩求解约束，同时结合矩阵补偿原理直接恢复信号，避免 PCA 的降维导致的信号丢失，目前能达到 4 倍左右的加速效果[11]。

除此之外，在 fMRI 上的 PICCS 方法通过背景图像的先验信息和空间维度的 TV 变换也取得了很好的恢复效果，实现了仿真实验的 8 倍加速。

4. 多层同时激发等其他加速采集技术

全脑 fMRI 成像多伴随较长的采集时间，为提高数据采集效率，提高 fMRI 时间分辨率，传统 2D 激发技术常与多层同时激发（multi-band/simultaneous multi-slice）技术结合[14]。多层同时激发技术首先通过对射频脉冲进行调制，实现多层信号同时激发，然后利用多通道线圈敏感度分布信息通过并行成像重建解混叠恢复每层图像[15]，这样能有效地减少 fMRI 的最小 TR，提高扫描效率。多层同时激发技术除了会受到与线圈敏感度分布相关的 g 因子的影响以外，不会像传统的 SENSE/GRAPPA 方法那样出现 SNR 随加速倍数而降低的问题。

多层同时激发技术不受限于采集方式，笛卡尔坐标系的平面回波成像（echo-planar imaging, EPI）、快速自旋回波（turbo spin-echo, TSE）以及非笛卡尔坐标系的螺旋轨迹（spiral）采集均可使用[16,17]。在基于多层同时激发的成像中，为了进一步减小 g 因子对图像的影响，有研究提出并行成像控制混叠（controlled aliasing in parallel imaging results in higer acceleration, CAIPIRINHA, 又简称 CAIPI）技术[18]，在同时激发的不同层之间引入视野偏移，以便充分利用线圈敏

感度信息。Blipped-CAIPI[19]技术作为 CAIPI 在 EPI 中的具体实现,已经广泛应用于多层同时激发 fMRI 和后文涉及的扩散磁共振扫描中[20]。在 fMRI 成像应用中,Feinberg 等人在 3T 平台上将 TR 时间可以由传统的 2.5 s 缩短到 400 ms—800 ms[21],提高了扫描效率和时间分辨率。

在 fMRI 的应用中,传统螺旋轨迹采集(spiral-out)结合内旋螺旋采集(spiral-in)可以进一步提高 fMRI 的信噪比及其空间分辨率,内旋螺旋轨迹也能进一步地缩短采集时间。在如图 2-10 所示的螺旋轨迹的采集策略中,为了保证信号的质量,采集时间一般从回波时间(TE)开始作为 k 空间中心点,然后逐渐向外旋转,这样从发射 RF 射频到 TE 之间会有一段时间的浪费。而在这个过程中加入内旋螺旋采集(见图 2-10 中的虚线轨迹),可以在不影响时间分辨率的情况下采集更多的采样点。最近也有研究将多层同时激发应用在螺旋轨迹采集上,进一步提高扫描效率。多层激发可以通过发射一次 RF 射频,实现几个层面的 k 空间采集,大多数情况下为了保证图像质量,通常从 k 空间中心逐步外旋采集,从而可以实现在层内和层间两个方向进行加速。图 2-11(a)为层间不降采和层内降采 5 倍($R_z=1$, $R_{xy}=5$)的情况,图(b)为层间降采 5/3 倍,层内 x - y 平面降采 3 倍($R_z=5/3$, $R_{xy}=3$)的情况[23]。

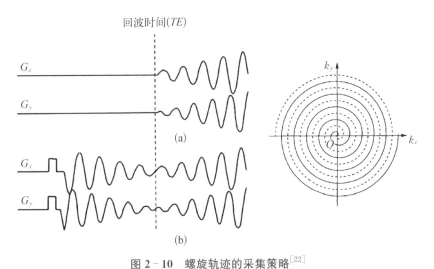

回波时间(TE)

(a)

(b)

图 2-10 螺旋轨迹的采集策略[22]

(a) 螺旋轨迹采集　(b) 传统螺旋轨迹采集结合内旋螺旋采集

除了上述两种技术,回波平移技术(echo shift)也被用于加速 fMRI 的采集,其基本原理是将回波移位到下一次或者发射几次 RF 射频之后采集,可以使得重复时间 TR 小于回波时间 TE[24,25],进而达到缩短采集的目的。

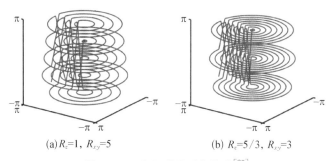

(a)$R_z=1$, $R_{xy}=5$ (b) $R_z=5/3$, $R_{xy}=3$

图 2 - 11　多层激发采集轨迹[23]

回波平移技术的主要目的是维持 TE 不变,但使实际的 TR 缩短,即在采集本次回波信号之前,提前发射好下一次的 RF 射频,图 2 - 12 所示为回波平移技术激发补偿时序图,图中绿色梯度部分是散相和回聚梯度,一次散相和一次回聚使得下一次的射频激发不受影响,而黑色虚线框部分的加和梯度为零,则不对回波信号的采集造成影响。因而达到 TE 不变、TR 变短,有效地提高了采集时间的分辨率。当然,理论上讲可以多次激发前移而缩短采集时间,但要根据具体情况而定。

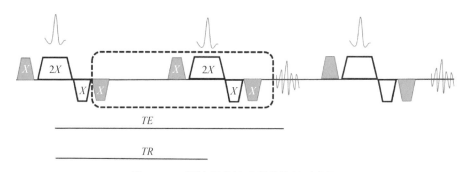

图 2 - 12　回波平移技术激发补偿时序图

Boyacioglu 等人则将多层激发(MB)和回波平移技术结合在一起,提出了一种新的 fMRI 成像的方法(MESH)[26],相比之前单纯用 MB 加速采集的方法比,提高了 2～3 倍。

以上这些技术结合了并行重建、压缩感知及其他重建方法,能进一步提高 fMRI 的采集速度,空间分辨率或是提高 SNR。

2.5　磁共振扩散成像的基本原理

磁共振扩散成像(diffusion magnetic resonance imaging,dMRI,又称弥散

成像)技术用于人体扫描最早可以追溯到 20 世纪 80 年代[27]。此后磁共振扩散成像逐步发展完善，已经成为磁共振技术中不可缺少的一部分。磁共振扩散成像的主要驱动力在于对组织内微观的、水分子扩散物理过程的探寻，水分子的扩散运动状态成为组织微观细节和结构的探针，同时也反映出组织是否处于健康或疾病等状态。磁共振扩散加权成像（diffusion-weighted imaging，DWI）的主要临床应用是神经疾病，尤其是急性缺血性脑卒中。扩散张量成像（diffusion tensor imaging，DTI）等技术能够提供白质纤维束的结构和大脑连接的信息，这奠定了磁共振扩散成像在白质疾病研究中的地位。无损的、个体化的实现大脑白质的结构连接使得磁共振扩散成像成为神经科学研究领域的一项重要技术。除了对脑结构的探索，这项技术在研究大脑精神疾病和功能性疾病方面也充满潜力。

1. 分子扩散现象

分子扩散现象指的是分子随机的位移热运动，又称布朗运动（Brownian motion）。这种运动源于分子自身所携带的热能，其物理过程被爱因斯坦这样描述[28]：在无限制的均一介质中，在给定的时间间隔 T_d 内，分子的位移服从高斯分布。如图 2‒13 所示，可以看出 40 ms 扩散时间下分子位移分布呈高斯形态，扩散系数 D 越大，位移分布的范围越广。

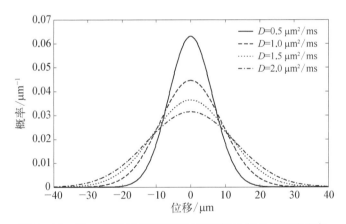

图 2‒13　40 ms 扩散时间下不同扩散系数 D 的分子位移分布

分子随机地在空间中分布，分布的位置距离可以用扩散系数（diffusion coefficient）D 来描述；扩散系数与分子大小、质量、温度以及介质的性质（如黏性）有关。沿着一个方向扩散的均方距离可以表示为

$$\langle X^2 \rangle = 2DT_d \tag{2‒13}$$

式中，D 为扩散系数；T_d 为扩散时间。例如，在 37℃ 条件下，自由水的扩散系数

约为 3.1×10^{-3} mm^2/s。

但是在实际情况下生物组织内的扩散与自由水的扩散情况不同,水分子会与周围微观结构如细胞膜或大分子发生碰撞、阻碍运动、沿边缘运动等微观现象,位移分布也不再呈现高斯分布的状态。一般来讲,短时间的扩散现象反映出局部内在的黏性,而长时间扩散(如在磁共振扩散成像中常用的扩散时间)反映出组织内部具有阻止水分子运动的障碍物的特性[29]。

磁共振扩散成像正是利用水分子扩散的现象,将水分子作为组织信息获取的探针,得到组织微米级的结构信息,远高于磁共振通常的毫米级图像采集分辨率。这种对于扩散现象无损的、活体的观察,使得磁共振扩散成像成为研究组织精细结构和神经纤维构造以及与之相关的疾病和脑科学的重要手段。

2. 如何获取磁共振扩散图像

磁共振扩散成像探测了分子的扩散,是现今唯一一种可以活体无创检测组织扩散过程的技术。早在 20 世纪 60—70 年代,Carr 和 Purcell[30]、Hahn[31]、Stejskal 和 Tanner[32] 就在离体的生物样本上实现了扩散性质的测量,当时还是通过磁共振技术(NMR)而非成像技术来观测信号的性质。随着磁共振成像技术的发展,在 20 世纪 80 年代中期磁共振扩散成像才真正得以实现并被报道,最早的人脑扩散图像是由 Le Bihan 在 1985 年得到并在其 1986 年的文章中发表[27],该文章中还定义了表观扩散系数(apparent diffusion coefficient,ADC)以及 b 值(b factor/b value)等磁共振扩散成像中的重要参数。

几乎所有的磁共振成像序列都能够通过加入梯度场设计成对扩散敏感的扫描序列,而扫描序列本身的编码梯度场很小,一般无法引起明显的扩散敏感度,需要通过施加较大的额外扩散准备梯度,使得成像对于扩散现象具有足够的敏感性。所以磁共振扩散成像的主要组成部分为扩散准备部分和信号读出部分(脂肪信号抑制等其他准备部分这里不做讨论)。

3. 磁共振扩散成像的扩散准备

1965 年,Stejskal 和 Tanner[32] 在自旋回波序列[31]基础上提出了脉冲梯度自旋回波序列(pulsed gradient spin-echo,PGSE),这成为之后研究者进行磁共振扩散成像研究的基础。图 2 - 14 所示为使用方形梯度和梯形梯度的磁共振扩散成像序列,利用梯度信息清楚地定义了扩散编码时间(梯度长 δ)、扩散时间(梯度间隔 Δ)、梯度场大小(G)和爬升时间(ξ),利用信号的衰减探测组织的扩散程度。

具体来讲,在位置 x_1 的微粒由第 1 个梯度引入的相位为 $\varphi_1 = -qx_1$,其中 $q = \gamma\delta G$,δ 和 G 分别是梯度施加的持续时间和幅度大小,γ 为旋磁比

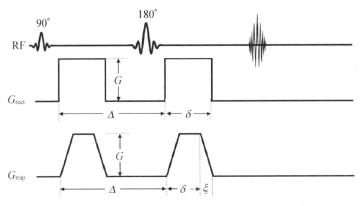

图 2-14 使用方形梯度和梯形梯度的磁共振扩散成像序列

(gyromagnetic ratio,对于 ^{1}H,$\gamma = 42.577$ MHz/T);类似地,如果该微粒在第 2 个梯度时位置在 x_2,那么其引入的相位为 $\varphi_2 = -qx_2$,由于 $180°$ 重聚焦射频脉冲的存在,这个粒子最终积累的相位变化为 $\varphi_2 - \varphi_1 = -q(x_2 - x_1)$。当粒子保持静止时,即 $x_2 = x_1$,相位的积累将会消失,所有自旋磁化矢量的信号将保持(不考虑 T_2 衰减);如果粒子出现了扩散运动,即 $x_2 \neq x_1$,不同的粒子运动方向随机,最终所有自旋磁化矢量的总信号会因为相位的随机分布而造成抵消衰减,从这个衰减值可以得出组织的扩散特征。

定义这个衰减的系数为 $E(q)$,$E(q) = S(q)/S_0$,其中 $S(q)$ 和 S_0 分别为施加和不施加对应扩散梯度的信号幅度,则衰减系数与组织扩散信息的关系为

$$E(q) = \int P(x_1, x_2, \Delta) e^{-iq(x_2 - x_1)} \mathrm{d}x_2 \mathrm{d}x_1 \qquad (2-14)$$

式中,$P(x_1, x_2, \Delta)$ 为扩散传播子,表示 x_1 处的粒子在经历时间 Δ 以后到达 x_2 处的概率,令 $x = x_2 - x_1$,则表达式可以简化为

$$E(q) = \int P(x, \Delta) e^{-iq(x)} \mathrm{d}x \qquad (2-15)$$

当自由扩散时,传播子 $P(x, \Delta)$ 服从高斯分布,磁共振信号衰减可以通过计算得到

$$E = e^{-q^2 D(\Delta - \delta/3)} = e^{-b(q)D} \qquad (2-16)$$

扩散成像中定义了与扩散准备梯度相关的参数 b 值

$$E = S(b)/S_0 = e^{-bD} \qquad (2-17)$$

而式(2-16)的计算往往针对扩散梯度施加时间很短的情况,在现在常用的磁共振扩散成像扫描中,对于磁共振扩散准备部分,其 b 值计算方法为

$$b = \gamma^2 \int \left[\int_0^t G(t') \mathrm{d}t' \right]^2 \mathrm{d}t \qquad (2-18)$$

例如,图 2-17 中的方形扩散梯度的扩散准备部分的 b 值用式(2-18)计算出的 b_{rect} 为

$$b_{rect} = \gamma^2 G^2 \delta^2 (\Delta - \delta/3) \qquad (2-19)$$

而在实际扫描过程中,梯度的爬升率不能无限高,即实际梯度一般为梯形,如图 2-17 所示,定义梯形梯度的爬升时间为 ξ,那么对于梯形的扩散梯度的 b 值 b_{trap} 为

$$b_{trap} = \gamma^2 G^2 \left[\delta^2 (\Delta - \delta/3) + \xi^3/30 - \delta \xi^2/6 \right] \qquad (2-20)$$

由式(2-20)可以看出增大扩散梯度的强度 G、增加扩散编码时间 δ 和扩散时间 Δ 都可以提高扩散梯度的 b 值,其中增加扩散梯度的强度和扩散编码时间对 b 值的提高更为有效。b 值的提高可以增加信号的衰减,提高对扩散现象探测的灵敏度。实验中知道了与 b 值有关的信号衰减 $E(b)$,可以通过式(2-16)求出表观扩散系数 ADC[27]

$$ADC = -\ln \left[S(b_1)/S(b_0) \right] / (b_1 - b_0) \qquad (2-21)$$

式中,$S(b_1)/S(b_0)$ 为 b_1 的扩散信号强度与 b_0 的信号扩散强度之比,由于求出的扩散系数反映了体素内所有的不相干运动,而不只是扩散的成分,所以称为"表观扩散系数"。ADC 值可以通过 2 个以上的 b 值扫描求出,当 b 值数量大于 2 时,通常使用最小二乘法计算 ADC。

组织内扩散存在着各向异性的性质,为了能够定量分析扩散的各向异性,磁共振扩散张量成像的概念被提出[33],通过施加不同方向的扩散梯度,来研究组织的各向异性性质。扩散张量成像的模型为

$$E = S(b)/S_0 = \mathrm{e}^{-b\mathbf{g}^\top \mathbf{D}\mathbf{g}} \qquad (2-22)$$

式中,$\mathbf{g}$ 为扩散梯度方向向量;$\mathbf{D}$ 为 3×3 的对称扩散张量矩阵,只有 6 个自由参数

$$\mathbf{g} = \begin{bmatrix} g_x \\ g_y \\ g_z \end{bmatrix}, \quad \mathbf{D} = \begin{bmatrix} D_{xx} & D_{xy} & D_{xz} \\ D_{yx} & D_{yy} & D_{yz} \\ D_{zx} & D_{zy} & D_{zz} \end{bmatrix} \qquad (2-23)$$

$$\boldsymbol{g}^{\mathrm{T}}\boldsymbol{D}\boldsymbol{g} = g_x^2 D_{xx} + g_y^2 D_{yy} + g_z^2 D_{zz} + 2g_x g_y D_{xy} + 2g_x g_z D_{xz} + 2g_y g_z D_{yz}$$

$$(2-24)$$

可以通过施加 6 次以上不同的扩散梯度方向 $\boldsymbol{g}$，利用式(2-22)和式 (2-24)通过最小二乘拟合估计张量 D。对于求得的张量 D，通常采用特征值分析的方法，求得矩阵 $\boldsymbol{D}$ 的特征值 λ_1、λ_2、$\lambda_3(\lambda_1 > \lambda_2 > \lambda_3)$ 及对应的特征向量 $\boldsymbol{v}_1$、$\boldsymbol{v}_2$、$\boldsymbol{v}_3$，可以从扩散椭球的模型来反映每一个体素的扩散性质，其中椭球的 3 个轴的方向由特征向量来决定，3 个轴的长短由特征值来决定，最长的轴(对应于特征值 λ_1)是扩散的主方向(对应于特征值 λ_1 的特征向量 $\boldsymbol{v}_1$)，如图 2-15 所示。在均匀介质中扩散椭球为均匀的球形[见图 2-15(a)]，而在扩散各向异性的情况下，扩散椭球变为长形或者扁形[见图 2-15(b)]，其中张量的特征值 λ 和特征向量确定了椭球的轴长和方向。

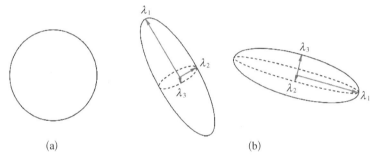

图 2-15 扩散张量椭球模型

(a) 均匀介质中呈均匀球形 (b) 扩散各向异性情况下呈长形或扁形

张量的特征值分析还定义了扩散张量成像中的一些其他参数，例如各向异性分数(fractional anisotropy，FA)和平均扩散系数 MD(mean diffusivity)

$$FA = \sqrt{\frac{1}{2}} \frac{\sqrt{(\lambda_1 - \lambda_2)^2 + (\lambda_2 - \lambda_3)^2 + (\lambda_3 - \lambda_1)^2}}{\sqrt{\lambda_1^2 + \lambda_2^2 + \lambda_3^2}} \qquad (2-25)$$

$$MD = \frac{D_{xx} + D_{yy} + D_{zz}}{3} = \frac{\lambda_1 + \lambda_2 + \lambda_3}{3} \qquad (2-26)$$

式中，FA 表示体素内扩散各向异性的程度，取值为 0~1，取值越高说明各向异性成图越高；MD 表示组织的总体平均的扩散能力。通常还可以将主扩散向量的方向(对应特征向量 $\boldsymbol{v}_1$)通过颜色编码显示出彩色 FA 图(color-coded FA， cFA),更形象地展示扩散的各向异性。如图 2-16 所示,可以计算每一个体素的张量信息,进而计算出扩散张量模型相关的参数测量计算和神经纤维束追踪,例如 cFA、MD 等,图(b)中不同的颜色编码了不同的扩散方向,绿色表示前后方向,红色表示左右方向,蓝色表示头足方向。

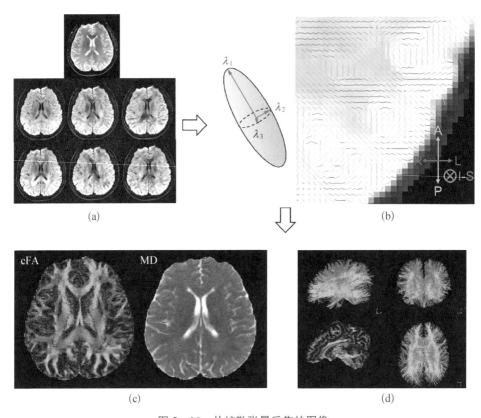

图 2-16 从扩散张量采集的图像

(a) 扩散图像采集 (b) 扩散张量计算 (c) 张量参数计算 (d) 神经纤维束追踪

虽然在组织内不是严格的自由扩散,现在诸多研究仍然利用自由扩散和高斯扩散分布模型进行计算;在非自由扩散的情形下,需要通过式(2-15)对 $E(q)$ 傅里叶变换估计出扩散传播子 $P(x,\Delta)$ 来确定组织的扩散性质,这种成像方式称为磁共振扩散 q 空间成像或者扩散谱成像,基于 q 空间的一些扩散理论,对研究单体素中多纤维模型、非自由扩散模型等具有重要意义。

除了 Stejskal 和 Tanner[32] 提出的 PGSE 的扩散准备方式外,常见的扩散准备方式包括受激回波(stimulated-echo, STE)[34,35] 扩散准备和震荡梯度自旋回波(oscillating gradient spin-echo, OGSE)[36]。受激回波的扩散准备由于采用了受激回波的采集方式,通过加入混合时间 T_M(mixing time)延长了扩散时间 Δ,有利于研究长扩散时间的组织扩散性质,尤其是受限的扩散运动。而 OGSE 扩散准备采用多个扩散梯度减小扩散编码时间,有利于研究短扩散时间的组织扩散性质。其他的一些扩散常见的准备梯度包括双重聚焦自旋回波(twice refocused spin-echo, TRSE)[37]对涡流场影响不敏感,一阶或者二阶运动补偿的扩散准备梯度[38]对运动剧烈的成像部位如心脏扩散成像有重要意义。

4. 磁共振扩散成像的信号读出

在扩散准备部分完成之后,需要用成像序列将信号读出并通过接收线圈接收采集的数据,用于最终的图像重建。多种磁共振数据读出的方法都可以用于扩散成像的数据读出,包括平面回波成像(echo-planar imaging, EPI)[39,40],快速自旋回波(turbo spin-echo, TSE,又称 fast spin-echo, FSE)[41],螺旋成像(spiral)[42]以及螺旋桨成像(periodically rotated overlapping parallel lines with enhanced reconstruction, PROPELLER)[43]。

磁共振平面回波成像技术于 1977 年被 Mansfield 提出[39],随着磁共振硬件的不断发展更新,平面回波成像技术可以在几十毫秒之内得到一幅图像,成为磁共振扩散成像、功能磁共振成像和磁共振灌注成像中不可缺少的技术。

单次激发平面回波(SS-EPI)扩散成像的序列和对应的 k 空间轨迹如图 2-17 所示,平面回波成像技术与传统磁共振成像技术最大的差别在于信号的读出和相位编码梯度的施加方式:在三角形相位编码梯度的伴随下,每一个梯度回波读出都编码在 k 空间不同的相位编码位置,并且在一个自由感应衰减或者自旋回波的信号包络之下,多个正反交错的回波读出可以填充部分甚至整个 k 空间。平面回波成像通过梯度回波链进行信号读出,而不是自旋回波链,因

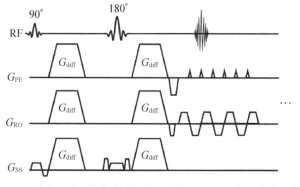
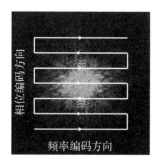

图 2-17 单次激发平面回波(SS-EPI)扩散成像序列示意图和对应的 k 空间轨迹

此加快了成像速度。在临床和神经科学研究广泛使用的扩散成像中，平面回波成像通常使用单次激发形式，即一次激发梯度回波链填满整个 k 空间，这样做的一个原因是在重建中可直接使用图像幅度信息，避免了相位不一致的问题；另一个原因是单次激发平面回波成像速度快，相对扫描对象的运动不敏感，也为研究多方向扩散性质提供了可能性。

但是单次激发平面回波扩散成像也面临着诸多问题，以沿着相位编码方向的伪影为主。系统的不完美性（例如涡流、伴随磁场、系统群延迟不一致等）会引入奈奎斯特伪影[44]；更重要的是，由于平面回波成像在一次激发时会采集多条相位编码数据，所以在相位编码方向上的带宽会明显减小，使得平面回波成像在相位编码方向的偏共振伪影非常敏感，例如由主磁场 $\boldsymbol{B}_0$ 不均匀性产生的图像漂移，空气组织交界面磁敏感度剧烈变化产生的图像形变与信号丢失，脂肪伪影等化学位移伪影；此外，由于梯度回波是遵循 T_2^* 衰减，会由于信号衰减过快产生图像的模糊。

为了减少平面回波中的偏共振伪影和图像模糊，最简单的办法就是加快 k 空间沿着相位编码采集方向跨越的速度，加大相位编码方向的带宽，现在主要的方法有：使用多次激发方式代替单次激发方式来成像，常见的多次激发平面回波成像序列包括交错采集平面回波成像（interleaved EPI，iEPI）[45] 以及分块读出平面回波成像（readout-segmented EPI，RS‑EPI）[46]；或者使用并行成像的方法减少相位编码的条数。并行成像方法[47,48]与单次激发平面回波相结合，已经被临床扩散成像所广泛认可；但是当成像的分辨率要求较高、要求对偏共振伪影不敏感的时候，由于并行成像加速能力有限，多次激发平面回波成像成为扩散成像的首选。

单次激发平面回波扩散成像所遇到的偏共振伪影和图像模糊可以被多次激发技术大大减少，如图 2‑18 所示，如今扩散成像采集的诸多研究均聚焦在多次激发平面回波成像的序列与重建方面。此外，图像形变等伪影可以使用相位分布图（field map）采集[49]和正反向相位（轴位采集常用 $A\text{-}P$，$P\text{-}A$）编码采集[50]等方法校正，形变伪影校正是扩散成像后处理中的重要步骤。

磁共振扩散成像能够得到生物组织内水分子沿各个方向的扩散系数，利用扩散张量模型计算不同方向的不同扩散系数得到每个体素的扩散主方向，能够用于神经纤维束追踪，如图 2‑16 中图(d)。后续又有学者提出一些新的模型算法，如多张量（multi-tensor）模型[51]，扩散谱成像（diffusion spectrum imaging，DSI）[52]，Q-Ball 成像[53]，球面反卷积（spherical deconvolution）算法[54]等，试图解决单体素内多纤维的等问题。

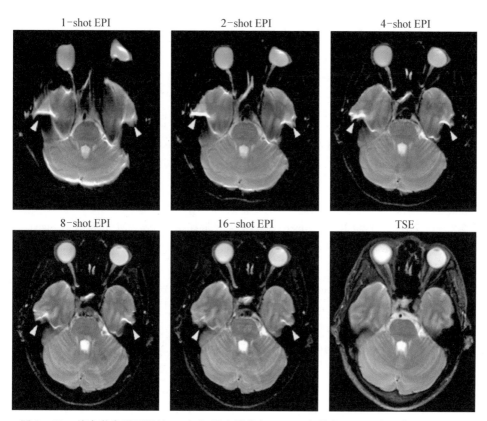

图 2‑18　单次激发平面回波 T_2 加权颅底图像与 2～16 次激发平面回波图像(EPI)对比，以及快速自旋回波(TSE)参考图(3T 平台,70 cm 成像孔径)

利用这些参数模型计算出的张量参数或者非参数模型计算出的纤维方向分布函数(fiber orientation distribution function,fODF),可以进一步计算纤维束示踪,神经纤维束追踪的常见方法包括确定性(deterministic)追踪[55-57]和概率性(probabilistic)追踪[58-60],确定性追踪基于现有神经纤维方向的最佳估计,而概率性追踪考虑到追踪的不确定性从而可以评估连接的概率或可靠性。通过磁共振扩散成像和纤维束追踪算法,可以得到人脑白质绝大多数的联络纤维(association fibers),联合纤维(commissural fibers)和投射纤维(projection fibers)。磁共振扩散具有非侵入和不需要造影剂等优点,可以进行活体在体的白质纤维结构研究,在疾病研究和神经科学领域引起了极大关注和深入的发掘讨论,并且对于白质神经疾病研究具有广阔前景。

综上所述,磁共振扩散成像是唯一一种可以研究活体人脑白质结构的无创方法,这使其成为脑科学研究的重要工具。本章介绍了扩散成像相关的背景知识，从分子扩散的物理现象入手，介绍如何通过磁共振来探测组织的扩散信息；针对磁共振扩散成像的特点，从序列的扩散准备和信号读出两方面介绍了磁共振扩散成像的技术特点，为后续基于扩散磁共振技术进行人脑研究打下了基础。

参考文献

[1] Ogawa S, Lee T M, Kay A R, et al. Brain magnetic resonance imaging with contrast dependent on blood oxygenation[J]. Proceedings of the National Academy of Sciences of the United States of America, 1990, 87(24): 9868 - 9872.

[2] Glover G H. Overview of functional magnetic resonance imaging[J]. Neurosurgery Clinics of North America, 2011, 22(2): 133 - 139.

[3] Lee J H, Durand R, Gradinaru V, et al. Global and local fMRI signals driven by neurons defined optogenetically by type and wiring[J]. Nature, 2010, 465(7299): 788 - 792.

[4] Tsao J, Boesiger P, Pruessmann K P. k-t BLAST and k-t SENSE: Dynamic MRI with high frame rate exploiting spatiotemporal correlations[J]. Magnetic Resonance in Medicine, 2003, 50(5): 1031 - 1042.

[5] Xu B, Spincemaille P, Chen G, et al. Fast 3D contrast enhanced MRI of the liver using temporal resolution acceleration with constrained evolution reconstruction [J]. Magnetic Resonance in Medicine, 2013, 69(2): 370 - 381.

[6] Lustig M, Donoho D L, Santos J M, et al. Compressed sensing MRI[J]. IEEE Signal Processing Magazine, 2008, 25(2): 72 - 82.

[7] Lustig M, Donoho D, Pauly J M. Sparse MRI: The application of compressed sensing for rapid MR imaging[J]. Magnetic Resonance in Medicine, 2007, 58(6): 1182 - 1195.

[8] Feng L, Grimm R, Block K T, et al. Golden-angle radial sparse parallel MRI: combination of compressed sensing, parallel imaging, and golden-angle radial sampling for fast and flexible dynamic volumetric MRI[J]. Magnetic Resonance in Medicine, 2014, 72(3): 707 - 717.

[9] Otazo R, Candes E, Sodickson D K. Low-rank plus sparse matrix decomposition for accelerated dynamic MRI with separation of background and dynamic components [J]. Magnetic Resonance in Medicine, 2015, 73(3): 1125 - 1136.

[10] Jung H, Sung K, Nayak K S, et al. k-t FOCUSS: A general compressed sensing framework for high resolution dynamic MRI[J]. Magnetic Resonance in Medicine, 2009, 61(1): 103 - 116.

[11] Chiew M, Smith S M, Koopmans P J, et al. k-t FASTER: Acceleration of functional MRI data acquisition using low rank constraints[J]. Magnetic Resonance in Medicine,

2015, 74(2): 353 - 364.

[12] Chavarrias C, Abascal J F, Montesinos P, et al. Exploitation of temporal redundancy in compressed sensing reconstruction of fMRI studies with a prior-based algorithm (PICCS)[J]. Medical Physics, 2015, 42(7): 3814.

[13] Gorodnitsky I F, Rao B D. Sparse signal reconstruction from limited data using FOCUSS: A re-weighted minimum norm algorithm[J]. Ieee Transactions on Signal Processing, 1997, 45(3): 600 - 616.

[14] Moeller S, Yacoub E, Olman C A, et al. Multiband multi-slice GE-EPI at 7 tesla, with 16-fold acceleration using partial parallel imaging with application to high spatial and temporal whole-brain fMRI[J]. Magnetic Resonance in Medicine, 2010, 63(5): 1144 - 1153.

[15] Larkman D J, Hajnal J V, Herlihy A H, et al. Use of multicoil arrays for separation of signal from multiple slices simultaneously excited [J]. J Magn Reson Imaging, 2001, 13(2): 313 - 317.

[16] Zahneisen B, Poser B A, Ernst T, et al. Simultaneous multi-slice fMRI using spiral trajectories [J]. Neuroimage, 2014, 92: 8 - 18.

[17] Feinberg D A, Setsompop K. Ultra-fast MRI of the human brain with simultaneous multi-slice imaging [J]. J Magn Reson, 2013, 229: 90 - 100.

[18] Breuer F A, Blaimer M, Mueller M F, et al. Controlled aliasing in volumetric parallel imaging (2D CAIPIRINHA) [J]. Magnetic Resonance in Medicine, 2006, 55(3): 549 - 556.

[19] Setsompop K, Gagoski B A, Polimeni J R, et al. Blipped-controlled aliasing in parallel imaging for simultaneous multislice echo planar imaging with reduced g-factor penalty [J]. Magnetic Resonance in Medicine, 2012, 67(5): 1210 - 1224.

[20] Todd N, Moeller S, Auerbach E J, et al. Evaluation of 2D multiband EPI imaging for high-resolution, whole-brain, task-based fMRI studies at 3T: Sensitivity and slice leakage artifacts [J]. NeuroImage, 2016, 124: 32 - 42.

[21] Feinberg D A, Moeller S, Smith S M, et al. Multiplexed echo planar imaging for sub-second whole brain FMRI and fast diffusion imaging [J]. PLoS One, 2010, 5(12): e15710.

[22] Glover G H. Spiral imaging in fMRI[J]. Neuroimage, 2012, 62(2): 706 - 712.

[23] Zahneisen B, Poser B A, Ernst T, et al. Simultaneous Multi-Slice fMRI using spiral trajectories[J]. Neuroimage, 2014, 92: 8 - 18.

[24] Golay X, Pruessmann K P, Weiger M, et al. PRESTO-SENSE: An ultrafast whole-brain fMRI technique[J]. Magnetic Resonance in Medicine, 2000, 43(6): 779 - 786.

[25] Van Gelderen P, Duyn J H, Ramsey N F, et al. The PRESTO technique for fMRI

[J]. Neuroimage, 2012, 62(2): 676 - 681.

[26] Boyacioglu R, Schulz J, Norris D G. Multiband echo-shifted echo planar imaging [J]. Magnetic Resonance in Medicine, 2017, 77(5): 1981 - 1986.

[27] Le Bihan D, Breton E, Lallemand D, et al. MR imaging of intravoxel incoherent motions: Application to diffusion and perfusion in neurologic disorders[J]. Radiology, 1986, 161(2): 401 - 407.

[28] Einstein A. The theory of the Brownian movement[J]. Ann der Physik, 1905, 17: 549.

[29] Le Bihan D, Johansen-Berg H. Diffusion MRI at 25: Exploring brain tissue structure and function[J]. Neuroimage, 2012, 61(2): 324 - 341.

[30] Carr H Y, Purcell E M. Effects of diffusion on free precession in nuclear magnetic resonance experiments[J]. Physical Review, 1954;94: 630 - 638.

[31] Hahn E L. Spin echoes[J]. Physical Review, 1950, 77: 746 - 746.

[32] Stejskal E O, Tanner J E. Spin diffusion measurements: Spin echoes in the presence of a time-dependent field gradient [J]. Journal of Chemical Physics, 1965, 42 (1): 288 - 292.

[33] Basser P J, Mattiello J, Le Bihan D. Estimation of the effective self-diffusion tensor from the NMR spin echo[J]. Journal of Magnetic Resonance Series B, 1994, 103(3): 247 - 254.

[34] Merboldt K D, Hänicke W, Bruhn H, et al. Diffusion imaging of the human brain in vivo using high-speed steam MRI[J]. Magnetic Resonance in Medicine, 1992, 23(1): 179 - 192.

[35] Baron C A, Beaulieu C. Oscillating gradient spin-echo (OGSE) diffusion tensor imaging of the human brain[J]. Magnetic Resonance in Medicine, 2014, 72(3): 726 - 736.

[36] Schachter M, Does M, Anderson A, et al. Measurements of restricted diffusion using an oscillating gradient spin-echo sequence[J]. Journal of Magnetic Resonance, 2000, 147(2): 232 - 237.

[37] Reese T G, Heid O, Weisskoff R M, et al. Reduction of eddy-current-induced distortion in diffusion MRI using a twice-refocused spin echo[J]. Magnetic Resonance in Medicine, 2003, 49(1): 177 - 182.

[38] Aliotta E, Wu H H, Ennis D B. Convex optimized diffusion encoding (code) gradient waveforms for minimum echo time and bulk motion-compensated diffusion-weighted MRI[J]. Magnetic Resonance in Medicine, 2017, 77(2): 717 - 729.

[39] Mansfield P. Multi-planar image formation using NMR spin echoes[J]. Journal of Physics C: Solid State Physics, 1977, 10(3): L55.

[40] Stehling M K, Turner R, Mansfield P. Echo-planar imaging: Magnetic resonance imaging in a fraction of a second[J]. Science, 1991, 254(5028): 43-50.

[41] Hennig J, Nauerth A, Friedburg H. Rare imaging: A fast imaging method for clinical MR[J]. Magnetic resonance in medicine, 1986, 3(6): 823-833.

[42] Meyer C H, Hu B S, Nishimura D G, et al. Fast spiral coronary artery imaging [J]. Magnetic Resonance in Medicine, 1992, 28(2): 202-213.

[43] Pipe J G. Motion correction with propeller MRI: Application to head motion and free-breathing cardiac imaging [J]. Magnetic Resonance in Medicine, 1999, 42 (5): 963-969.

[44] Bruder H, Fischer H, Reinfelder H E, et al. Image reconstruction for echo planar imaging with nonequidistant k-space sampling[J]. Magnetic Resonance in Medicine, 1992, 23(2): 311-323.

[45] Butts K, Riederer S J, Ehman R L, et al. Interleaved echo planar imaging on a standard MRI system[J]. Magnetic Resonance in Medicine, 1994;31(1): 67-72.

[46] Porter D A, Heidemann R M. High resolution diffusion-weighted imaging using readout-segmented echo-planar imaging, parallel imaging and a two-dimensional navigator-based reacquisition[J]. Magnetic Resonance in Medicine, 2009, 62 (2): 468-475.

[47] Pruessmann K P, Weiger M, Scheidegger M B, et al. Sense: Sensitivity encoding for fast MRI[J]. Magnetic Resonance in Medicine, 1999, 42(5): 952-962.

[48] Griswold M A, Jakob P M, Heidemann R M, et al. Generalized autocalibrating partially parallel acquisitions (grappa) [J]. Magnetic Resonance in Medicine, 2002, 47(6): 1202-1210.

[49] Jezzard P, Balaban R S. Correction for geometric distortion in echo planar images from B0 field variations[J]. Magnetic resonance in medicine, 1995, 34(1): 65-73.

[50] J. L. R. Andersson, S. Skare, J. Ashburner. How to correct susceptibility distortions in spin-echo echo-planar images: application to diffusion tensor imaging [J]. NeuroImage, 2003, 20(2) : 870-888.

[51] Behrens T E J, Woolrich M W, Jenkinson M, et al. Characterization and propagation of uncertainty in diffusion-weighted MR imaging[J]. Magnetic Resonance in Medicine, 2003, 50(5): 1077-1088.

[52] Wedeen V J, Wang R P, Schmahmann J D, et al. Diffusion spectrum magnetic resonance imaging (DSI) tractography of crossing fibers[J]. Neuroimage, 2008, 41(4): 1267-1277.

[53] Tuch D S. Q-ball imaging[J]. Magnetic Resonance in Medicine, 2004, 52 (6): 1358-1372.

[54] Tournier J D, Calamante F, Gadian D G, et al. Direct estimation of the fiber orientation density function from diffusion-weighted MRI data using spherical deconvolution[J]. Neuroimage, 2004, 23(3): 1176 - 1185.

[55] Mori S, Crain B J, Chacko V P, et al. Three-dimensional tracking of axonal projections in the brain by magnetic resonance imaging[J]. Annals of Neurology, 1999, 45(2): 265 - 269.

[56] Basser P J, Pajevic S, Pierpaoli C, et al. In vivo fiber tractography using DT-MRI data [J]. Magnetic Resonance in Medicine, 2000, 44(4): 625 - 632.

[57] Basser P J. Fiber-tractography via diffusion tensor MRI (-MRI)[C]//In Proceedings of the 6th Annual Meeting ISMRM. Sydney: ISMRM, 1998: 1226.

[58] Morris D M, Embleton K V, Parker G J M. Probabilistic fibre tracking: Differentiation of connections from chance events[J]. Neuroimage, 2008, 42(4): 1329 - 1339.

[59] Parker G J M, Alexander D C. Probabilistic Monte Carlo based mapping of cerebral connections utilising whole-brain crossing fibre information[J]. Information Processing in Medical Imaging, Proceedings, 2003, 2732: 684 - 695.

[60] lJones D K. Tractography gone wild: Probabilistic fibre tracking using the wild bootstrap with diffusion tensor MRI[J]. IEEE Transactions on Medical Imaging, 2008, 27(9): 1268 - 1274.

3

正电子发射断层成像

单保慈

单保慈,中国科学院高能物理研究所核技术应用研究中心,电子邮箱:shanbc@ihep.ac.cn

3.1 正电子发射断层成像概述

正电子发射断层成像(positron emission tomograph，PET)属于核医学成像技术中的一种，是目前最先进的核医学成像技术，也是一种可以进行定量分析的活体分子影像技术。它可以在活体状态下原位、在体、定量地对生物体进行检测[1]，它将发射正电子的放射性同位素标记到某种化合物上作为示踪剂(也称为显像剂或放射性药物)，注入生物体内的示踪剂参与生物体的某个生理或生化过程，示踪剂所携带的放射性同位素发生衰变产生正电子，与体内广泛存在的电子发生湮灭(annihilation)反应，生成一对能量相同(511 keV)但方向相反的 γ 光子(γ 射线)，γ 光子穿过生物体后被体外的 PET 探测器探测到。如果在同一时刻探测到一对能量为 511 keV 但方向相反的光子，则称为一个符合事例。将探测到的符合事例信号通过图像重建，就得到正电子在生物体内分布的断层图像，该图像也是示踪剂在生物体内的分布图像。由于示踪剂参与生物体内的生理或生化过程，所以 PET 图像反映的是与示踪剂相关的某个生理或生化过程的信息，该信息可以供临床诊断及科研使用。从上述描述可以看出，示踪剂是 PET 成像的基本条件之一，PET 成像的另一个基本条件是 PET 扫描仪本身。

3.2 PET 成像的基础及设备构成

3.2.1 PET 成像的物理基础

PET 成像的核心是可以发射正电子的放射性核素。这些不稳定的核素富含质子，在发生衰变时原子核中一个"多余"的质子转变为一个中子、一个中微子和一个正电子，从而使其本身达到稳定状态。中微子和正电子从衰变过程中获得能量而飞出核外，正电子在穿过周围物质的过程中会发生多次散射，每次散射都会改变其运动方向并损失一部分动能，当其接近或达到静止状态后，与周围一个电子结合产生湮灭反应。正电子从发射到湮灭所穿行的距离称为正电子射程，一般为毫米级别，其范围差异取决于正电子的能量，不同核素产生的正电子的能量范围也各不相同。从正电子发射的位置到正负电子湮灭点的垂直距离即为 PET 系统空间分辨率的最小物理极限值，通常为 1～4 mm。正负电子湮灭反应遵循能量和动量守恒定律,它们将转换成一对具有 511 keV 能量、约呈 180°反向运动的光子,这对光子就构成了 PET 成像的物理基础[2]。

PET 通过探测正负电子湮灭所产生的两个 γ 光子来确定正电子湮灭时的位置。接收到这两个光子的两个探测器单元之间的连线称为符合响应线(line of response, LOR),代表反方向飞行的光子对所在的直线,湮灭事例的位置必定在这条直线上。用两个探测器单元间的连线来确定湮灭地点的方法称为电子准直。因此,PET 探测器不需要 γ 相机或单光子探测器中的机械准直器。PET 系统一般使用环形探测器,能够探测到反向 180°的光子对。由于光子对是同时发射的,几乎同时到达两个探测器单元,只有在很短的时间窗内接收到的一对光子才是有效光子,我们称这种探测方式为符合探测。环形探测器可以探测到不同角度的符合事例,经过一定的扫描时间后,收集到大量的符合事例,所有 LOR 线上的符合事例构成 PET 的投影数据,利用这些投影数据就可以重建出反映生物体内示踪剂分布的三维图像。

3.2.2　PET 常用的核素与显像剂

应用于 PET 成像的放射性同位素通常是生理活动所需的基本元素的同位素,常用的包括 ^{15}O、^{13}N、^{11}C、^{18}F、^{68}Ge 和 ^{64}Cu 等,这些放射性同位素通常由加速器或反应堆产生。碳(C)、氮(N)、氧(O)、氢(H)是人体组织重要的组成元素,也是各种生物活性物质的组成元素。因此,用 ^{11}C、^{13}N 和 ^{15}O 等正电子核素标记人体的生物物质(如氨基酸、脂肪和葡萄糖等)可以进行相应的生物代谢过程研究,反映出相关生理活动的改变。由于这类标记药物的代谢途径与天然代谢物质完全相同,不会影响生物体的生理和生化过程,这使得 ^{11}C、^{13}N 和 ^{15}O 等正电子核素成为合适的 PET 显像剂标记用放射性核素。另外一种常用于 PET 成像的正电子同位素为 ^{18}F,它的化学特性与 H 有相似之处,它可以取代 HO 基标记脱氧葡萄糖成为 $^{18}F-FDG$。

^{18}F-氟代脱氧葡萄糖($^{18}F-FDG$)是目前在临床和科研工作中最常用的一种放射性示踪剂,可用于葡萄糖代谢的研究,通过检测局部组织的葡萄糖代谢反映其功能变化;^{15}O 标记的水($^{15}O-H_2O$)用于心肌和脑的血流灌注成像,这种方法目前被公认为血流测量的"金标准";$^{13}N-NH_3$ 常用于心肌和脑灌注成像;^{11}C-氟马西尼($^{11}C-flumazenil$)(氟马西尼是一种苯二氮䓬类受体拮抗剂)可以逆转苯二氮䓬类药物的中枢神经系统镇静作用,用于神经受体研究;^{11}C-甲基螺哌隆(MSP)与脑内多巴胺 D_2 受体有高度亲和力,用于检测与多巴胺 D_2 受体有关的神经系统疾病研究;$^{11}C-raclopride$ 是多巴胺 D_2 受体显像剂,

对中枢神经多巴胺 D_2 受体具有高度的选择性和亲和力,可以在分子水平检测多巴胺 D_2 受体的分布、密度及其变化情况;$^{11}C - \beta - CFT$ 是多巴胺转运蛋白(dopamine transporter,DAT)显像剂;$^{11}C - PIB$ 和 $^{18}F - AV45$ 是 Aβ 斑块显像剂,用于阿尔茨海默病的 Aβ 在体显像;$^{18}F - AV1451$ 是 Tau 蛋白特异性显像剂,用于阿尔茨海默病及其他与 Tau 蛋白有关疾病的在体显像。

3.2.3　PET 的组成与探测原理

　　PET 主要由探测器环、电子学系统(包括模拟与数字电子线路、符合线路)、主机柜(软件系统)、控制系统和扫描床等组成[3]。

　　探测器是 PET 的核心。当前 PET 系统的探测器大多为固体闪烁体探测器,由闪烁晶体和光电倍增管(photomultiplier tube,PMT)组成。PET 探测器一般用多个闪烁晶体单元组成探测器模块,每个模块都配有一个或多个光电倍增管。将多个探测器模块排列成环形构成探测器环,多个环形成一个圆筒形探测器。γ 射线作用于闪烁晶体后产生闪烁光,光电倍增管将光信号转化成电信号并进行放大。常用的固体闪烁体有碘化钠晶体(NaI)、锗酸铋晶体(BGO)、硅酸镥晶体(LSO)、硅酸钇镥闪烁晶体(LYSO)、硅酸钆晶体(GSO)等。一些新型闪烁晶体也正在被研究中。

　　选择闪烁晶体时需要重点考虑以下指标。

　　(1)闪烁晶体对 511 keV 光子的阻止本领(stopping power):它决定着 PET 系统的探测效率。

　　(2)闪烁光衰减时间:它决定着测量系统的时间分辨率。

　　(3)每千电子伏能量 γ 光子产生的光输出量(光产额):它决定着 PET 系统的测量灵敏度。

　　(4)闪烁晶体的能量分辨率:它决定着 PET 系统的能量分辨率。

　　光电倍增管用来将入射到探测器晶体的 γ 射线与晶体物质发生反应后产生的低能光子转化为电信号。光电倍增管的一端为光电阴极,中间为多级倍增电极,另一端为阳极的真空玻璃管。光电阴极一般为铯锑合金,在吸收光能量后可以释放电子。光电倍增管阴极和阳极之间有约 1 000 V 的高压,每两个倍增电极之间的电压递增约 100 V。从阴极产生的电子流被阴极和第一倍增电极之间的电场加速并作用于第一倍增极,从而产生更多的电子。然后再由倍增电极之间的电场加速到下一级倍增电极,每个电子在加速到下一级倍增电极时都可以产生更多的电子,以此实现电子的倍增过程,最后在阳极产生较大的电子流。从阳极引出的电信号被输送到前端放大器进行放大。

由 PMT 输出的电信号送入电子学系统进行放大、数字化和符合判选。虽然光电倍增管已经对信号进行了大约 10^6 倍的放大，但探测器输出的信号仍然很小，还需要对信号进行放大，但又不能引入高的噪声。为了实现这一目标，可在主放大器前面加上前置放大器。前置放大器通常安装在紧贴探测器的地方或者直接作为输出的一部分将主放大器之前产生的噪声降到最低。主放大器可以最大限度地对信号进行放大和成形（通过电流放大或电压放大），而不过分放大噪声。放大器最重要的性能指标包括增益、带宽、线性度、动态范围、电压转换速率、上升时间、振铃、过冲、稳定性和噪声等。

经过放大的电信号直接输入模拟-数字转换器（ADC），提取探测事例的模拟和数字信号。模拟信号主要用来提取能量信息，而数字信号用来提取空间和时间信息。能量信息主要用于排除那些高于或者低于所设定能量范围的信号，这些信号一般是由脉冲堆积或散射光子形成，必须予以剔除。在 PET 系统中，有两个非常重要的信息，一是时间信息，因为只有同一个湮灭事例发出的两个 γ 光子对成像才是有意义的，因此需要对探测到的每个 γ 光子进行准确定时，以确定两个 γ 光子是否来自同一个湮灭事例；二是位置信息，根据位置信息可以确定 γ 光子入射到哪个晶体单元，将同时探测到的 2 个 γ 光子的晶体单元进行连线，可以确定湮灭事例的位置必定在这条直线上，即 LOR。经过一定的扫描时间后，每一条 LOR 上都会有很多湮灭事例，所有 LOR 上的符合事例构成 PET 的投影数据，利用这些投影数据就可以重建出内示踪剂在生物体分布的三维图像，该图像反映生物体与示踪剂相关的功能情况。

主机柜由一台或几台计算机组成，是 PET 的软件核心，它的主要功能是数据采集、数据存储、数据校正和图像重建，以及图像显示与分析。下面将详细介绍 PET 软件系统的功能。

3.3　PET 系统的数据采集、数据校正和图像重建

软件系统主要负责对硬件系统探测到的信息进行采集和存储，再经过必要的数据校正后进行图像重建，将间接、抽象的数据转换成直观、具体的图像，这是 PET 系统在整个影像链中衔接设备与医生的重要环节。

3.3.1　PET 系统的数据采集与数据组织形式

PET 成像中一次正负电子湮没产生两个光子，这两个光子分别被探测器探

测到,并且其时间间隔满足一定要求的会被记录下来,称为一个事例。数据采集过程就是对这些事例信息进行采集和存储的过程[2],在获得这样大量的事例后即可通过图像重建获得能够反映示踪剂分布的图像。

从理论上来讲,正负电子湮灭产生的 γ 光子可能沿空间的任何方向传播。在早期的 PET 系统中,由于电子学和计算机系统性能的限制,系统处理不了所有的湮灭事例,为此会在不同的探测器环之间加入铅或钨等重金属制成的隔板,只允许同一个环或相邻环内的晶体单元发生符合即采用二维采集模式,如图 3-1(a)所示。这种采集方式减轻了电子学系统的压力,但也牺牲了倾角较大的数据,造成探测灵敏度低、成像时间长、图像信噪比差等问题。随着探测器性能的进步以及电子学处理速度的提高,现代 PET 系统普遍采用三维采集模式,如图 3-1(b)所示,可以大大提高探测灵敏度,降低示踪剂的注射剂量,缩短扫描时间,相应的图像重建方法也由二维转向三维。PET 系统采集到的大量数据需要按照一定的形式组织起来进行存储,PET 数据的组织形式主要有两种,即 list mode 和 sinogram。

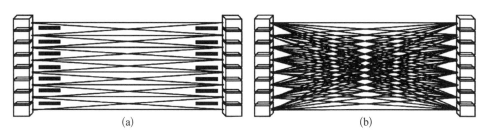

图 3-1　二维采集与三维采集模式示意

(a) 二维采集　(b) 三维采集

list mode 数据组织形式是最直接的 PET 数据组织形式,它按照时间顺序依次将每个符合事例相对应的两个 γ 光子信息记录下来,这些信息包括光子能量(能量信息)、入射晶体条编号(位置信息)、入射时间(时间信息)等。这种组织形式的好处是保留了符合事例的全部信息,其缺点是需要占用大量的存储空间。如图 3-2 所示为 list mode 数据组织形式的示意图,其中包含了两个光子的能量、位置以及入射到晶体条的时间信息。

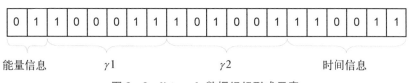

图 3-2　list mode 数据组织形式示意

在 PET 发展的早期,由于计算机存储空间和处理能力的限制,直接将 list mode 数据存储下来是件很困难的事情,并且与之配套的数据校正和图像重建方法也不完善。于是人们将 PET 数据组织成 sinogram 形式,具体做法是:以 LOR 为单位对湮灭事例进行存储,对每一条 LOR 进行编号,每探测到一个符合事例就按照其所在的 LOR 编号将相应的矩阵元素加 1,这样获得的是在每个 LOR 上探测到的所有事例个数,数据存储所需的空间大大降低。对 LOR 进行编号的规则是:所有的 LOR 以直角坐标系下的 r、θ 为索引,排列成矩阵形式,其中 θ 为 LOR 的垂线与平面内 x 轴的夹角,r 为 LOR 与坐标原点之间的距离,按照这一规则,每条 LOR 都有唯一的一对(r、θ)与其对应,这就是现在采用最为广泛的 sinogram 形式。图 3-3 展示了在直角坐标系下由 32 个探测器组成

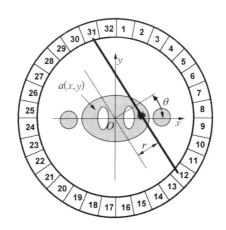

图 3-3　由 32 个探测器组成的单层环形 PET 系统的 sinogram 数据组织形式

的单层环形 PET 系统的 sinogram 数据组织形式。这种形式之所以被称为 sinogram，是因为一个点源的 sinogram 以图像形式显示出来与正弦曲线很像，所以称为 sinogram。

3.3.2　PET 的数据校正

前面所讲的数据都是在理想情况下采集到的数据，但是 PET 实际采集到的数据往往与实际情况存在一定的差别，因此在图像重建前需要对采集到的数据进行校正[2]。

1. 偶然符合校正

在讲述 PET 探测原理时，要求同时探测到两个 γ 光子才认为这两个 γ 光子是来自同一个湮灭事例。考虑到两个光子到探测器的距离不同，以及探测器与电子学的响应时间不同等因素，在对湮没事例进行符合判选时，往往需要设置一定宽度的符合时间窗，当两个光子的时间间隔小于这一时间窗的宽度时则认为这两个光子是被同时探测到的。但是，同时被探测到的两个 γ 光子不一定来自同一个湮灭事例。当两个湮灭事例产生的光子被同时探测到时也会被误认为是由同一个湮灭事例所产生的（见图 3 - 4），这种符合称为偶然符合，它得到的是错误的湮灭事例信息，如果不加以剔除会增加图像噪声、降低对比度，并且偶然符合在采集到的事例中所占比例较大，特别是在三维采集模式时比例更高。通常在数据校正中

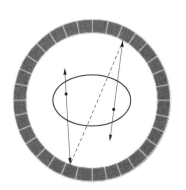

图 3 - 4　偶然符合示意

的第一步需要去除的就是偶然符合。常用的偶然符合校正方法包括背景减除法、单计数率法和延迟符合法，具体的校正方法可以参考相关文献。

2. 均匀性校正

由于每个晶体单元的光产额、光电倍增管的放大增益、探测器结构以及探测器对放射源所张立体角各不相同，这造成了同样活度放射源在不同的探测器上得到的计数率也各不相同，这样势必会造成图像均匀性差，最终会影响定量分析结果。因此通常情况下需要在图像重建之前对探测效率的不一致性进行校正，这一校正过程称为探测效率归一化校正，相应的校正系数称为探测效率归一化校正因子。

从直观上理解，如果探测器接受同一强度的辐射，则每个 LOR 上获得的计数即反映了其探测效率。通过与所有 LOR 上的计数平均值相比较，即可获得各探测器对应的归一化校正因子。实际上探测效率的不一致性涉及多个物理过

程,最终的归一化校正因子可以表示为

$$\eta_{uivj} = \varepsilon_{ui}\varepsilon_{vj}b_{ui}^{\text{tr}}b_{vj}^{\text{tr}}b_u^{\text{ax}}b_v^{\text{ax}}g_{uivj}^{\text{tr}}g_{uv}^{\text{ax}}$$

式中,i、j 表示晶体条的索引;u、v 表示探测器环数的索引;ε 表示探测器本征效率因子,用于校正晶体条响应的不均匀、光电倍增管增益的波动等对探测效率的影响;b^{tr} 是横断面 Block 因子,在 Block 结构的探测器中,晶体条的探测效率与其在 Block 中的相对位置有关,该因子即为消除这一影响;b^{ax} 是轴向 Block 因子,对轴向 Block 内探测效率不一致进行校正;g^{tr} 是横向几何校正因子,消除径向位置不同时由于 LOR 与探测器表面入射倾角不同造成的探测效率不一致;g^{ax} 是轴向几何校正因子。获取各个物理过程对应的校正因子较为复杂,实际操作时往往采用将几个因子组合成一个因子的策略,最后将各因子相乘得到归一化校正因子。

3. 死时间校正

PET 系统接收到一个事例后,电子学系统需要一定的时间来处理和记录这一事例,在这一时间段内系统无法有效记录别的事例,会造成事例丢失、计数率下降,这称为死时间效应。

死时间效应可以通过实验测量的死时间校正曲线进行校正。该方法通过对一系列已知活度的放射源进行扫描(实际操作中为活度递减),获得实际测量到的计数率,将实验测量到的计数率和理想的计数率做比较,获得一组校正系数,通过对死时间校正系数进行插值和外推,获得死时间校正系数曲线,对实际测量到的计数进行校正。

4. 深度效应校正

γ 光子入射到晶体表面后需要在晶体中运行一段距离才能沉积全部能量,也就是说信号产生的位置不是晶体表面的位置,由于无法确定信号在晶体条中产生的确切位置,在进行信号定位时只能用该晶体条的表面进行定位,如果 γ 光子斜入射到晶体条上,将会造成 LOR 定位的误差,这种效应称为深度效应(depth of interaction, DOI),它会影响空间分辨率和图像对比度。由于 PET 系统多为环状结构,偏离 FOV 中心位置越远,DOI 越严重,主要表现为越远离中心的图像分辨率越差。

DOI 的解决方法主要分为两大类:一类是硬件方法,主要用来构建具有作用深度信息读出能力的探测器,如多层晶体探测器、双端读出探测器等;另一类是软件方法,主要基于 PET 系统的点扩展函数(point spread function, PSF)设计重建算法,通过获取 FOV 内不同位置的 PSF,并用于图像重建,以降低 DOI。

5. 散射校正

在理想情况下,正负电子湮灭所产生的两个 γ 光子在到达探测器前是直线传播的。但是,当 γ 光子在被检测对象体内传播时,其中的一个或者两个 γ 光子可能与组织中的原子发生碰撞而被散射,γ 光子的能量和传播方向发生改变(见图 3 - 5)。这时记录到的符合事例形成的 LOR 已经偏离了正电子湮灭所在的位置,如果不予以剔除,在重建时会造成分辨率和对比度的下降,给后续的定量计算工作带来较大误差。

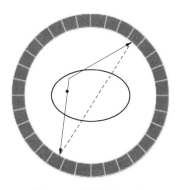

图 3 - 5　散射原理示意

剔除散射光子主要依据能量变化。从理论上来讲,把 511 keV 以外的 γ 光子剔除即可去除散射光子。由于探测器的能量分辨能力有限,一般在 511 keV 处取一个能量范围(称为主能窗),在该主能窗范围内的 γ 光子即认为是没有经过散射的 γ 光子,这样可以把能量明显偏离 511 keV 的光子剔除掉。但能量位于主能窗内的散射光子无法被剔除,为了解决这一问题,以前常用多能窗法,它的主要思想是利用辅助能窗的计数来估计主能窗内的散射计数。具体做法是在主能窗以外再设置一个或几个辅助能窗,这些辅助能窗内的 γ 光子被全部认为是散射光子,利用辅助能窗内的散射光子分布来估计主能窗内的散射光子。这种方法计算简单,但校正精度不太高。现在最常用的散射校正方法是单次散射模拟校正(single scatter simulation, SSS)算法,该方法利用微分散射截面公式和散射能量公式建立散射模型,计算一对湮没光子中只有一个发生康普顿散射的概率。SSS 算法得到的散射分布具有个体适应性,具有较高的校正精度。它的缺点是计算复杂度大、运算要求高。

6. 衰减校正

正负电子湮灭产生的 γ 光子在到达探测器之前要和组织中的原子发生作用,除了上面提到的 γ 光子可能被散射以外,也可能被吸收,从而造成 γ 光子无法被全部探测到,这种现象称为衰减。光子穿过的路径直接决定了光子被探测到的概率,在被检测对象体积较大、组织结构较复杂时衰减的影响将非常严重,图像重建之前必须进行校正。由于符合探测中光子被探测到的概率是由两个光子在介质中穿过的路径之和来决定的,也就是说同一条 LOR 上的衰减效应都是一样的,这就为我们进行衰减校正提供了便利条件,这也是 PET 的衰减校正方法比单光子发射计算机断层成像(singlephoton emission computed tomography, SPECT)简单的根本原因。

衰减校正可通过直接计算法或通过实验测量来实现。直接计算法假设衰减介质由几种物质组成,例如骨骼、肌肉、脂肪等,先将图像重建出来,通过图像分割方法在初步重建的图像中将不同组成部分分割出来,分别赋以预知的衰减系数,然后再沿着不同的 LOR 正投影,获得该 LOR 相应的衰减系数。实验测量是利用体外放射源的透射扫描获得相应 LOR 上的衰减系数。早期的透射扫描所用的放射源为正电子源,这种方法的优点是所得的衰减系数就是 511 keV 的 γ 光子的衰减系数,其缺点是透射扫描的时间比较长。在 PET‐CT 出现之后,由于 CT 图像本身就是透射图像,因此在 PET‐CT 系统中普遍采用 CT 数据进行衰减校正。该方法的优点是 CT 扫描速度快,且不需要专门的透射源,其缺点是 CT 中 X 射线的能量分布是连续的,且能量范围和 PET 中的 γ 光子能量不同,在进行衰减系数计算时需要进行统一标定,同时还需要考虑 X 射线在穿过衰减介质时的射束硬化问题。

　　7. 运动伪影校正

　　在 PET 成像中由于扫描时间较长,患者难免发生移动,某些器官也会发生运动和形变(如心脏、肺等)。在运动现象比较严重时会造成小的病灶变模糊而漏诊或造成病灶解剖定位错误。PET 成像中和运动有关的伪影主要来自两个方面,一个是扫描过程中的运动,另一个是由于运动造成的发射成像数据和衰减校正数据不匹配。

　　对于具有一定周期性的运动,如心跳或呼吸运动,可以采用附加的运动监控系统(心电图、呼吸监控带等)对心脏和呼吸运动过程进行监控,根据监控系统信号将采集到的每个周期的数据按照时间划分成不同的相位,将不同相位的数据分别提取出来进行重建,这样即可降低器官运动的影响。这种采集方式称为门控采集。由于门控采集每个相位中包含的数据量较少,重建图像信噪比差,如果想要得到和非门控采集等效的信噪比,数据采集时间势必大大延长,或者增加药物的活度。为了解决这一问题,将不同相位的图像配准后合并,或者将运动信息融入重建过程中,可以取得较好的效果。运动伪影校正现在已经成为一个重要的研究课题,但对这一问题进一步深入的讨论已经超出了本书的范围,感兴趣的读者可以参阅本领域的相关文献。

3.3.3　PET 的图像重建

　　根据图像重建所依据的物理和数学模型的不同,可将 PET 图像重建分为解析重建和迭代重建[4]。解析重建可理解为由函数的积分值求得被积分函数,相应的投影和反投影过程可用 Radon 变换与反变换表示。解析重建速度快、效率高,只需对全部数据操作一次即可完成重建,早期的 PET 一般采用这种方法。但由于其模型过于简化,在探测器结构复杂、数据信噪比不高的情况下难以取得很好的图像质量;迭代重建对图像和采集到的数据建立离散化模型,将图像空间中的像素和数据空间的 LOR 通过系统响应矩阵连接起来,在系统矩阵中可以较为准确地对成像过程中的物理因素进行建模,因此可以获得较高的图像质量,目前已经成为 PET 系统通用的重建方式。

1. 解析重建

1) Radon 变换与反变换

对于 PET 系统采集到的数据,一条 LOR 探测到的湮灭事例可以看作是 LOR 穿过区域内的湮灭事例的积分值,不同角度的 LOR 上的数据,对应着不同角度的线积分。通过对这样一组数据在不同角度进行反投影,我们可以得到一个粗略的放射性药物的分布图像。

以上过程在数学上可以用 Radon 变换与反变换来描述。Radon 变换是由奥地利数学家 Radon 在 1917 年提出的。Radon 指出一个二维分布函数可以通过在无穷密集角度下对该二维分布函数的积分值经过 Radon 反变换获得,并且 Radon 反变换求得的解是唯一的。这一理论是解析法图像重建的理论基础。

应用最为广泛的解析重建法是滤波反投影法(filtered back projection,FBP),该方法是 Radon 反变换的数学描述,不同的是 FBP 中为了消除反投影过程中产生的伪影加入了斜坡滤波。为了计算方便,FBP 重建一般在频率域中进行,将每个角度的投影数据和滤波函数做一维傅里叶变换,并在频率域相乘,然后再通过傅里叶逆变换转化到空间域,进行反投影。由于探测到的数据都是有噪声的,这些噪声在不同频率的强度几乎是相等的,而实际信号则有一定的带宽,这样斜坡滤波器的作用除了消除反投影的伪影之外还放大了噪声,这时就需要加入一定的窗函数在频率域对滤波进行约束。

2) 中心切片定理

滤波反投影算法的另外一个重要的数学基础是中心切片定理(the central slice theorem),其内容为投影 $p_\phi(x_r)$ 的一维傅里叶变换等于 $f(x, y)$ 的二维傅里叶变换 $[F(\omega_1, \omega_2) = F(\rho, \phi)]$ 的一个切片。切片与 ω_1 轴相交成 β 角,且通过坐标原点,即

$$F_1[p_\phi(x_r)] = F(\rho, \phi) \mid \phi \text{ 固定}$$

式中,F_1 表示傅里叶变换。

从中心切片定理(又称投影定理)可以了解使用傅里叶变换方法重建图像的

思路,也就是在不同的角度下取得足够多的投影函数数据,并做它们的傅里叶变换。那么,变换后的数据就将充满整个(ω_1, ω_2)平面,当频域函数$F(\omega_1, \omega_2)$的全部值都得到后,将其做一次傅里叶逆变换就能得到原始的密度函数$f(x, y)$,即所要重建的图像,这就是傅里叶变换方法。此法需要作一次一维傅里叶变换,一次二维插值和一次傅里叶逆变换,运算量很大,所以较少被采用。

3) 滤波反投影重建(FBP)算法

为了减少傅里叶变换次数且消除星状伪影,研究人员发展了滤波反投影算法。此重建算法推导如下。

由二维傅里叶反变换表达式

$$f(x, y) = \int_{-\infty}^{\infty} \int_{-\infty}^{\infty} F(\omega_1, \omega_2) e^{2\pi j(\omega_1 x + \omega_2 y)} \, \mathrm{d}\omega_1 \mathrm{d}\omega_2$$

令$\omega_1 = \rho\cos\phi$,$\omega_2 = \rho\sin\phi$,可得

$$f(x, y) = \int_0^{2\pi} \int_0^{\infty} F(\rho, \phi) e^{2\pi j\rho(x\cos\phi + y\sin\phi)} \rho \mathrm{d}\rho \mathrm{d}\phi$$

此积分可分为两部分,ϕ为$0° \sim 180°$和$180° \sim 360°$,

$$f(x, y) = \int_0^{\pi} \int_0^{\infty} F(\rho, \phi) e^{j2\pi\rho(x\cos\phi + y\sin\phi)} \rho \mathrm{d}\rho \mathrm{d}\phi$$
$$+ \int_0^{\pi} \int_0^{\infty} F(\rho, \phi + \pi) e^{j2\pi\rho[x\cos(\phi+\pi) + y\sin(\phi+\pi)]} \rho \mathrm{d}\rho \mathrm{d}\phi$$

对实函数$f(x, y)$,其傅里叶变换函数在频域的二维平面中具有对称性,即$F(\rho, \phi) = F(-\rho, \phi + \pi)$,于是可得

$$f(x, y) = \int_0^{\pi} \int_{-\infty}^{\infty} F(\rho, \phi) e^{2\pi j\rho(x\cos\phi + y\sin\phi)} \mid \rho \mid \mathrm{d}\rho \mathrm{d}\phi$$

由中心切片定理,$F_1[p_\phi(x_r)] = F(\rho, \phi) \mid \phi$ 固定 $= P_\phi(\rho)$,所以

$$f(x, y) = \int_0^{\pi} \int_{-\infty}^{\infty} P_\phi(\rho) e^{2\pi j\rho(x\cos\phi + y\sin\phi)} \mid \rho \mid \mathrm{d}\rho \mathrm{d}\phi$$
$$= \int_0^{\pi} \mathrm{d}\phi \int_{-\infty}^{\infty} \left[\int_{-\infty}^{\infty} P_\phi(\rho) \mid \rho \mid e^{2\pi j\rho x_r} \mathrm{d}\rho \right] \delta(x\cos\phi + y\sin\phi - x_r) \mathrm{d}x_r$$
$$= \int_0^{\pi} \mathrm{d}\phi \int_{-\infty}^{\infty} P'_\phi(x_r) \delta(x\cos\phi + y\sin\phi - x_r) \mathrm{d}x_r$$

式中,$P'_\phi(x_r) = \int_{-\infty}^{\infty} F_\phi(\rho) \mid \rho \mid e^{2\pi j\rho x_r} \mathrm{d}\rho$。

可见将投影函数$p_\phi(x_r)$修正为$p'_\phi(x_r)$,然后再作反投影,就能得到不失

真的原密度函数 $f(x, y)$，此即滤波反投影重建（filter backup projection，FBP）图像的算法。

由上式可得 FBP 算法的计算步骤：

（1）对所有投影数据作 x_r 方向的一维傅里叶变换。

（2）其结果乘以 $|\rho|$ 进行滤波，然后作一维傅里叶反变换，得到滤波后的投影。

（3）滤波后的投影作反投影，得到 $f(x, y)$。

此算法只需两次一维傅里叶变换和一次反投影，运算量大大减小。

2. 迭代重建

迭代重建又分为代数迭代法和统计迭代法，代数迭代法包括 ART、MART、SMART 等，统计迭代法包括 MLEM、OSEM、MAP 等。其中在 PET 成像中以 MLEM 及其变形 OSEM 应用最为广泛。需要注意的是迭代重建算法的选择及其参数优化过程与应用场景有很大关系，PET 成像选择 MLEM 和 OSEM 并不意味着这两种算法一定优于其他方法。

1）统计模型与似然函数

PET 成像检测的目标（即重建的对象）是示踪剂在被检测对象体内的分布，对这些药物分布的检测是通过探测放射性示踪原子的衰变来获得的，这时我们测量到的示踪药物的分布就不仅与被检测对象的代谢状况有关，还与衰变过程特性以及探测器系统的响应有关。

单个原子是否发生衰变符合二项式分布，对于大量的原子，其衰变则是服从 Poisson 分布。在理想情况下，每次衰变是否能被探测以及被哪个探测器探测到取决于发生衰变时原子与探测器的相对关系，而与其他原子所在位置、是否发生衰变以及其他探测器的位置无关。我们假设每次湮灭发射出来的 γ 射线最多被一个探测器探测到，同时不同的探测器对同样的 γ 射线产生的响应都是相同的，这时可以认为探测器的响应函数是空间位移不变函数。

假设 $s_i(X)$ 表示位于 X 的示踪原子发射出的光子被探测器 i 探测到的概率，那么系统整体对被检测对象的响应即可表示为

$$s(X) = \sum_{i=1}^{n_d} s_i(X)$$

式中，n_d 表示系统包含的探测器的数目，那么在一个时间段内某一个探测器探测到的衰变数目可表示为

$$Y_i = \int s_i(X)\lambda(X)\mathrm{d}X$$

式中，$\lambda(X) = \mu_N \int_{t_2}^{t_1} \frac{1}{\mu_T} e^{-t/\mu_T} p_t(X) \mathrm{d}t$；$\mu_N$ 为在时间段内发生衰变的粒子数目；μ_T 为放射性核素的半衰期；$p_t(X)$ 为在时刻 t 示踪原子的概率分布函数。

在确定了图像空间的表示方式之后，PET 系统获得的投影数据即满足

$$y_i \sim \left\{ \sum_j^{N_j} a_{i,j} x_j + r_i \right\}, \ j = 1, \ 2, \ \cdots, \ N_j$$

式中，y_i 表示第 i 条 LOR 探测到的计数；$a_{i,j}$ 为系统矩阵元素，表示第 i 条 LOR 对第 j 个像素的系统响应，也可理解为第 j 个像素发射出的光子被第 i 条 LOR 探测到的概率；r_i 表示第 i 条 LOR 中的噪声，可包括偶然符合、电子学热噪声、背景辐射等，其中热噪声和背景辐射为均匀分布的本底，此处略去不考虑。根据前文所述，每条 LOR 探测到的计数服从 Poisson 分布，它包括真实事例和偶然符合事例。一般情况下偶然符合事例也符合 Poisson 分布

$$y_i^{\mathrm{prompt}} \sim Poisson\{[Ax]_i + r_i\}, \ i = 1, \ 2, \ \cdots, \ n_d$$

$$y_i^{\mathrm{delay}} \sim Poisson\{r_i\}$$

如果将偶然符合从全部符合事例中减去，即可得到真实符合计数。这时有

$$y_i = y_i^{\mathrm{prompt}} - y_i^{\mathrm{delay}} \sim Poisson\{[Ax]_i + r_i\} - r_i$$

$$E[y_i] = [Ax]_i$$

$$Var\{y_i\} = [Ax]_i + 2r_i$$

通过将全部符合计数减去偶然符合计数而获得的真实符合计数已经不再符合 Poisson 分布，相应的似然函数也跟着发生了变化。Fessler 和 Bouman 等人提出用高斯模型来对偶然符合校正后的数据进行描述，表示为

$$y_i \sim N([Ax]_i, \ \sigma_i^2), \ \sigma_i^2 = \max(y_i + 2r_i, \ \sigma_{\min}^2)$$

似然函数相应地变为

$$\Pr\{y \mid x\} = \prod \frac{1}{\sqrt{2\pi}\sigma_i} \exp\left(- \frac{(y_i - [Ax]_i)^2}{2\sigma_i^2}\right)$$

Yavuz 和 Fessler 等人提出了 Shift-Poisson 模型，该方法对偶然符合校正后

的数据进行补偿,补偿后的数据符合 Poisson 分布,形式表示为

$$[y_i + 2\hat{r}_i] \sim Poisson\{[Ax]_i + 2\hat{r}_i\}$$

2）评价函数

迭代重建与解析重建不同,它不是一次就得到重建图像,而是通过多次迭代使其逐步逼近真实的解。在迭代过程中每一次迭代所得到的结果都是真实图像的一个估计解,根据估计解与真实解的接近程度来决定是否停止迭代以及下次迭代的修改方向。评价估计解与真实解的接近程度在数学上可以用一个函数来表示,称为评价函数。如果没有约束条件,那么评价函数即为目标函数(如MLEM 重建法中的似然函数)。如果有约束条件,那么评价函数变成目标函数和约束函数的综合(如 MAP 重建法中的后验概率似然函数)。在图像重建中评价函数包含的相应两个部分分别反映的是重建结果和实际测量结果之间的匹配程度以及重建图像内部的连续程度。构建合适的评价函数是迭代法重建中的第一步,也是一个重建算法与其他重建算法的本质区别。

当我们在一定的先验知识条件下对重建图像进行一定的约束时,相应的概率分布函数具有了后验概率分布的形式

$$p(x \mid y) = \frac{p(y \mid x)p(x)}{p(y)}$$

同样地,目标函数变成了后验概率似然函数,似然函数最大化也就变成了后验概率最大化。MAP 算法就是基于这样的模型发展起来的,除了要满足估计图像的投影不断地逼近实际测量投影外,还需要满足被检测对象在空间分布上有一定的连续性这一要求,并对测量数据中的误差起到一定的约束作用。如何确保重建图像在器官内部保持连续和足够的平滑,同时又能最大限度地保持器官边界的不连续性是这一方法的关键,通常采用 Gibbs 能函数、Huber 函数、高斯-马尔可夫场、临域内均方差等方法对重建图像一定区域内的均匀性和平滑性进行约束。近年来随着 PET/CT、PET/MRI 等双功能成像仪器的发展,人们也逐渐采用结构图像提供先验信息,既保证了重建图像在特定区域内的平滑又最大限度地保留了边界。

3）优化方法

在选定了评价函数后,即可选择合适的算法逐步逼近评价函数。在逼近的过程中,从一次迭代到下一次迭代所采用的方法和策略是区分不同迭代优化方法的关键。一个好的优化算法应该具备以下特性。

（1）鲁棒性。算法对同类问题的不同情况以及对不同的初始值选取都具有

良好的收敛性。

（2）有效性。在算法执行过程中能够较快地收敛于真实值而不过多地消耗计算资源，包括存储资源。

（3）精确性。算法能够在一定精度条件下唯一收敛于真实值，同时对于计算过程中的截断误差、舍取误差等不敏感。

一般迭代算法的基本步骤如下：

（1）给定初始点 $x^{(0)}$。

（2）按某一规则构造搜索方向 $d^{(k)}$。

（3）确定步长 α_k（对某些算法 $\alpha_k = 1$）。

（4）取下一个迭代点 $x^{(k+1)} = x^{(k)} + \alpha_k d^{(k)}$。

（5）判断 $x^{(k+1)}$ 是否满足某种终止准则，若满足，停止迭代过程；否则 $k \rightarrow k + 1$，转步骤（2）。

常用的优化方法包括牛顿迭代法、梯度下降法等。牛顿迭代法收敛速度快，但计算量和存储量较大，不适合求解大型方程组；梯度下降法则对大规模的方程组比较有效。

4）止步规则与子集的选择

在迭代图像重建中，图像质量在一定范围内随迭代次数的增加而逐渐变好。不划分子集时迭代重建收敛速度比划分子集要慢得多。在图像质量接近的情况下，不划分子集需要迭代的次数大致相当于划分子集后的迭代次数与子集个数的乘积。随着子集个数的增加，每个子集内包含的数据量逐渐减少。在有噪声的情况下，子集个数过多会造成在一个子集内噪声信息对图像的更新占据主导地位，因此子集个数的选择需要结合临床数据的统计性来考虑。通常在数据噪声比较大时，子集个数相对要少，以确保每个子集内的数据信息在图像更新中占主导地位。

当投影数据包含噪声时，随着迭代次数的增加，重建结果和含有噪声的数据的匹配程度也越来越高，在迭代次数不太大时，重建图像和真实图像之间的误差逐渐减小。但当迭代次数超过一定的范围后重建图像与真实图像的误差反而会逐渐增加，因此在实际有噪声场景下，往往会通过及时的停止迭代来获得一个比较满意的图像。这个停止迭代的条件即是通常所讲的止步规则。

3. TOF - PET 重建

飞行时间 PET（time-of-flight PET，TOF - PET）与传统 PET 最大的区别在于它能够根据两个 γ 光子飞行到两个探测器的时间差，来确定湮没反应发生在 LOR 上的大致位置。由于传统 PET 无法预知湮没反应发生的位置，因而在反投影时只能将每条 LOR 对应的事例等权重的分配到该 LOR 经过的所有位置,而 TOF-PET 则能够确定湮没反应发生在 LOR 上的大致范围,在反投影时按照不同的权重(一般来说是高斯分布)对 LOR 上的计数来进行分配。

从理论上来说,只要时间信息足够精确,TOF-PET 就可以根据 γ 光子入射到探测器的时间差来确定湮没反应发生的准确位置,不需要图像重建即可获得放射性分布的图像。然而目前探测器的时间分辨率还不够高,仍然需要通过图像重建来获得放射性分布的图像。尽管如此,相比传统 PET 而言,TOF-PET 仍然具有巨大的优势。在传统 PET 中,由于要将数据等权重地反投影到整条 LOR 线上,数据中包含的噪声也会被等权重地投影到整条 LOR 上,而 TOF-PET 由于将反投影限定在一定范围内,数据中的噪声也被反投影到一定的范围。因此,TOF-PET 可以显著提高图像信噪比以及对比度恢复系数,从而提高小病灶的检出率。同时,TOF-PET 可以在保持图像质量不变的条件下,降低示踪剂的注射剂量和减少采集时间。正是由于这些优势,TOF-PET 在临床上具有更重要的应用价值,并获得了广泛的应用。

早期人们曾经尝试采用解析重建(如改进的 FBP)的方法对 TOF-PET 数据进行重建,但获得的效果难以体现 TOF 带来的优势。直至 1990 年 Politte D 提出了基于 list mode 数据格式的 TOF 重建算法这一概念,并于 2004 年由 Corinne J Groiselle 等人将 TOF 信息引入到基于 list mode 数据的三维迭代重建中。

在进行 TOF 重建时,准确利用时间分辨率是问题的关键。湮灭位置可通过以下表达式来确定

$$\Delta x = \frac{c}{2} \Delta t$$

式中,Δx 为湮没点偏离 LOR 中心的距离;Δt 为两个 γ 光子的飞行时间差;c 为光速。在时间分辨率为 50 ps 时,湮没点的定位精度大约为 7.5 mm,但是目前的 PET 硬件技术还无法达到这个水平,只能达到 300~500 ps,因此定位精度最高也只能达到 5 cm 左右,无法直接获得放射性分布的图像,只能通过图像重建来实现。当被检测物体的直径大于时间分辨率的不确定范围时,在基于 list mode 数据的图像重建中,每一个淹没事例的反投影范围不用遍及整条 LOR,只限定在时间分辨率的不确定范围即可,引入的噪声也不是整条 LOR 的噪声,而是时间分辨率不确定范围之内的噪声,因此会提高重建图像的信噪比以及对比度。理论上来说,对信噪比的改善表示为

$$f = \sqrt{\frac{D}{\Delta x}} = \sqrt{\frac{2D}{c\,\Delta t}}$$

式中，D 为被检测物体的直径；Δt 为时间分辨率。与传统的重建方法相比，被测物体的直径越大，TOF 重建对信噪比的改善效果越明显。需要注意的一点是TOF 重建只能提高信噪比，不能提高空间分辨率。

与传统 PET 的基于 sinogram 的图像重建方式不同，TOF‐PET 基于 list mode 数据对每个事例的数据进行重建。图像重建与数据校正是两个紧密关联的过程，因此在 TOF‐PET 中也必须将数据校正和图像重建有机结合。传统PET 的数据校正方法是基于 sinogram 的数据形式，在基于 list mode 数据的TOF‐PET 中将不再适用。图 3‐6 是将数据校正和图像重建融于一体的TOF‐PET 数据处理流程。关于 TOF‐PET 的更具体的技术本书不做深入讨论，读者可参阅其他文献。

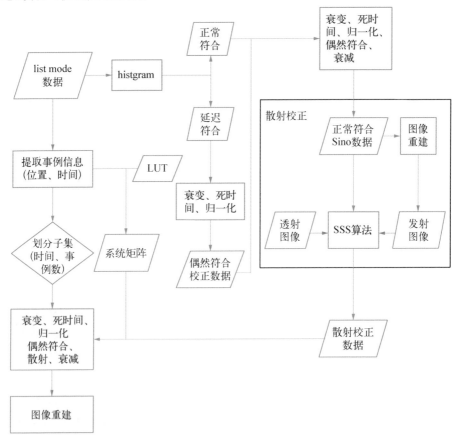

图 3‐6　将数据校正和图像重建融于一体的 TOF‐PET 数据处理流程

3.4 PET 在脑成像中的应用

3.4.1 血脑屏障检测

血脑屏障(blood brain barrier, BBB)是指脑毛细血管壁与神经胶质细胞形成的血液与脑细胞之间的屏障和由脉络丛形成的血液和脑脊液之间的屏障,这些屏障能够选择性地通过某些物质,同时也能阻止某些物质。血脑屏障可阻碍许多物质进入脑组织,可以起到保护脑组织免受来自血液中具有潜在毒性的物质的损害。血脑屏障会由于某些疾病而受到破坏,因此可以通过检测某些在正常情况下不能通过血脑屏障的物质的通过率的变化来考察其完整性以及与之相关的疾病。正电子核素^{68}Ga 标记的 EDTA 在正常生理状态下由于其相对分子质量太大而不能通过血脑屏障,但在脑肿瘤或者血脑屏障受到药物破坏后,其脑内的摄入量会明显增加。通过^{68}Ga - EDTA 的 PET 脑成像并测量其摄入值可以反映大脑血脑屏障的状态[5]。

3.4.2 脑血流成像

由于脑消耗的能量很大,又无能源物质的贮备,其能量来源主要依赖血液供应。因此,脑对血液供应的依赖性很强,在脑部发生病变或在脑区功能发生变化时,相关脑区的脑血流量(cerebral blood flow, CBF)会发生明显变化,因此可以用 PET 测量脑血流以观测脑功能的变化。用^{15}O 标记的 H_2O 作为示踪剂(^{15}O - H_2O)可以进行 PET 脑血流成像,目前该技术被公认为进行在体脑血流测量的金标准[6]。因为^{15}O 的半衰期很短,大约为 2 min,因此在一定时间内可以重复测量在不同状态下的脑血流,以反映大脑相关脑区在不同状态下的活动变化。PET 脑血流成像技术在 fMRI 技术出现之前经常被用来进行语言和视觉相关任务的神经科学研究,也被应用于脑外科治疗前的规划、术后恢复监测,以及对运动性失语、中风恢复效果的评估等。在 fMRI 技术出现之后,由于其费用高、操作复杂、有放射性辐射等原因,已经很少被使用。

3.4.3 氧代谢成像

脑的氧代谢率(cerebral metabolic rate of oxygen, $CMRO_2$)是反映脑功能的一个重要参数,与脑血流量类似,可反映局部脑组织的活动变化。当神经元活动增加时,局部氧代谢率增加。氧代谢率可以使用 ^{15}O 标记的氧气作为显像剂,通过连续吸入或间断吸入进行测量,氧代谢成像目前多用于脑组织损伤以及与氧代谢率有关的一些研究。比如在脑血管病研究中,由于脑血管梗塞使得血液供应量减少,受累脑组织得到的氧供严重受损,氧代谢严重低下,可以通过氧代谢率检测脑组织的受损程度。由于 ^{15}O 的半衰期只有 2 min,使用起来不太方便,因此这项技术目前在临床和基础研究中都不常被使用。

3.4.4 葡萄糖代谢成像

葡萄糖是脑组织的主要能量来源。葡萄糖通过胰岛素依赖的 GLUT1 载体蛋白转运到脑内,GLUT1 载体在脑毛细血管内皮细胞、脉络膜细胞、室管膜细胞及神经胶质细胞上都有广泛表达。通过检测葡萄糖代谢可以反映局部脑组织的功能状态。^{18}F 标记的 2 - 氟 - 2 - 脱氧 - D - 葡萄糖($[^{18}$F]FDG)是检测局部葡萄糖代谢率(CMRglc)最常用的 PET 成像示踪剂[7]。

作为一种葡萄糖类似物,$[^{18}$F]FDG 将通过与葡萄糖转运相同的途径进入细胞内。在细胞内,$[^{18}$F]FDG 被磷酸化,所形成的 $[^{18}$F]FDG - 6 - 磷酸将不会发生糖酵解,在细胞内无法继续代谢,而 $[^{18}$F]FDG - 6 - 磷酸又不能穿过细胞膜到细胞外,它会滞留在细胞内。因此,$[^{18}$F]FDG 的分布情况能够很好地反映细胞对葡萄糖的摄取和磷酸化的情况。$[^{18}$F]FDG 发生放射性衰变之后,其中的 ^{18}F 将衰变为 ^{18}O。当从环境中获取一个 H^+ 之后,$[^{18}$F]FDG 的衰变产物就变成了葡萄糖 - 6 - 磷酸,该衰变产物通常可以按照普通葡萄糖的方式进行代谢,而其 $2'$ 位上的标记则变为无害的非放射性"重氧"。葡萄糖代谢成像已广泛应用于肿瘤、神经系统疾病以及其他与葡萄糖代谢有关疾病的临床诊断和基础研究之中。

由于 $[^{18}$F]FDG 与葡萄糖通过相同的转运途径进入细胞内,因此在患有高血糖症的个体中,大脑对 FDG 的摄取降低,导致 PET 成像时信噪比降低,在对这些个体进行 $[^{18}$F]FDG - PET 成像时需要控制其血糖水平。但在脑部有肿瘤的情况下,即便存在高血糖症,肿瘤部位的葡萄糖代谢率仍然是升高的,但灰质和白质的对比度相对正常血糖水平会变差。为了获得较好的信噪比和灰质白质对比度,临床上应用葡萄糖代谢率 PET 成像通常要求在正常血糖水平下进行。

另外,在脑功能研究时,由于局部葡萄糖代谢率与脑功能密切相关,视觉、听觉以及其他刺激也会引起局部葡萄糖代谢率升高,因此需要尽量降低视觉、听觉等与实验任务无关的刺激的影响。应用葡萄糖代谢率 PET 成像评价局部脑功能的主要缺点在于 FDG 相对较长的摄取期,大约需要至少 20 min 的吸收与代谢期,局部脑区才能完成与任务有关的 FDG 积累,无关脑区的 FDG 被清除掉,经过这样长的摄取期再进行成像,对于许多在较短期间就能执行完的脑功能任务并不适用。因此,FDG - PET 成像一般用于对疾病状态的检测,很少用于激活任务实验。

3.4.5　神经递质及受体 PET 成像

1. 神经递质和受体

神经递质(neurotransmitter)是在突触信息传递中担当"信使"的特定化学物质,是神经系统信息传递的重要组成部分。神经递质由突触前膜释放后与相应的突触后膜受体结合,产生突触去极化电位或超极化电位,导致突触后神经元兴奋性升高或降低,完成神经冲动的传递。在神经系统中陆续发现了多种神经递质,可以分别与不同的受体特异结合。受体是一类存在于胞膜或胞内的特殊蛋白质,能与神经递质特异结合进而激活细胞内一系列生物化学反应,使细胞对外界刺激产生相应的效应。

脑内神经递质分为 4 类,目前发现的共 50 多种,即单胺类、氨基酸类、肽类和其他类。单胺类神经递质是最先被发现的一类,包括多巴胺(DA)、去甲肾上腺素(NE)、肾上腺素(E)、5-羟色胺(5 - HT)(也称血清素);氨基酸类神经递质包括 γ-氨基丁酸(GABA)、甘氨酸、谷氨酸、组胺、乙酰胆碱(Ach);肽类神经递质包括内源性阿片肽、P 物质、神经加压素、胆囊收缩素(CCK)、生长抑素、血管升压素和缩宫素、神经肽 Y;其他神经递质包括核苷酸类、花生酸碱、阿南德酰胺等。本节只介绍一些应用比较多的神经递质的 PET 成像情况。

受体成像是 PET 的优势领域之一。如果说脑功能成像方面的激活实验,如脑血流和氧代谢等,都已经被 fMRI 所取代的话,那么在神经递质脑成像方面 PET 具有绝对优势,主要体现在① PET 采用的放射性核素能够很容易地被标记在神经递质或配体上,从而成为示踪剂;② PET 成像的灵敏度比 MRI 高 1×10^6 倍,它可以在活体上无创地对受体进行原位成像。通过静脉注射可以和某种受体特异性结合的显像剂一并进行 PET 成像,可以使参与相关神经活动和病理过程的受体可视化,通过数据分析可以得到每个区域的受体的密度,并可对配体与受体的结合力进行评价,确定神经递质的作用位点及作用机制。受体的 PET 成像是一个综合概念,它不仅包括受体成像,也包括神经递质的合成、代谢和转运等过程的 PET 成像[8]。

2. 多巴胺能受体系统的 PET 成像

多巴胺能神经递质在许多脑功能中发挥着重要作用,特别是对运动协调功能和奖赏系统是必不可少的。中脑黑质是脑内多巴胺能神经递质合成的主要核团,并将多巴胺能神经递质输送到纹状体和其他脑区。黑质纹状体系统功能低下会导致帕金森病(Parkinson disease, PD)。多巴胺神经元也是奖赏系统的重要组成部分,在药物成瘾中发挥重要作用。在纹状体中的多巴胺受体主要是 D_2 受体,在中脑边缘投射和中脑皮质投射系统中主要是 D_1 和 D_3 型受体,在调控认知功能和情感中发挥重要作用。已有多种多巴胺示踪剂应用于科研及临床 PET 成像,分别从突触前、突触后以及代谢过程研究多巴胺能神经递质与相关疾病的关系。

1) 多巴胺前体和拟似物显像

^{18}F - FDOPA(3,4 - dihydroxy - 6 $-^{18}$F - fluoro - l - phenylalanine)是一种应用比较广泛的多巴胺受体系统 PET 显像剂。FDOPA 可以通过血脑屏障转运进入神经细胞内,经过芳香族氨基酸脱羧酶(AADC)脱羧后转变为 ^{18}F - 多巴胺,储存于神经元胞体的多巴胺囊泡中。其代谢过程与多巴胺神经递质类似,由单胺氧化酶(MAO)和儿茶酚胺氧位甲基移位酶(COMT)酶解,代谢产物离开脑组织的速度缓慢,在脑内的积蓄时间可达 90 min,用于 PET 扫描成像。AADC 是多巴胺能神经递质合成过程中的关键酶,当患者患上帕金森病时,其多巴胺能神经元内的脱羧酶活动性会显著降低,以 FDOPA 作为示踪剂的 PET 成像在一定程度上可以反映 AADC 的活性程度。FDOPA 摄取不只特别地存在于多巴胺能细胞内,在含有去甲肾上腺素和五羟色胺神经元浓度较高的区域也有摄取,在应用 FDOPA 进行 PET 成像时,应该注意区分。

2) 多巴胺转运体成像

多巴胺转运体(DAT)是一种位于多巴胺神经元突触前膜上的多巴胺转运蛋白,其功能是将释放至突触间隙的多余的多巴胺通过主动转运再摄取回突触前,以保证突触的正常生理功能,可用于评价突触前的多巴胺能神经纤维末梢的功能状态。精神兴奋剂可卡因或哌甲酯(利他林)可以与 DAT 结合。因此,对利用正电子核素对可卡因进行标记,作为多巴胺转运体的 PET 成像(简称 DAT - PET)显像剂,用于检测多巴胺能神经元突触前膜的功能。临床上 DAT - PET 成像多用于研究药物成瘾或帕金森综合征等与多巴胺能神经元病变有关的疾病。

用 ^{11}C 或 ^{18}F 标记的可卡因可以用于 DAT - PET 成像,但其与 DAT 结合的特异性不高。^{11}C 标记的哌甲酯(利他林)与 DAT 的结合力与可卡因相似,其引起的突触间隙多巴胺升高水平也类似,但其代谢动力学比可卡因要慢,用于药物成瘾研究的潜力相对较差。^{11}C 标记的诺米芬辛(nomifensine)曾是主要应用于帕金森病 DAT 成像的显像剂,但由于其与 DAT 的结合力和特异性都较差,对其关注度日益降低。目前,应用最广泛的 DAT-PET 显像剂是 ^{11}C-甲基-N-2β-甲基酯-3β-(4-F-苯基)托烷[2β-carbomethoxy-3β-(4-fluorophenyl) tropane,^{11}C-CFT]。

3) D$_1$ 受体成像

^{11}C 标记的贝那普利 ^{11}C-SCH23390 是第一种应用于多巴胺 D$_1$ 受体 PET 成像的示踪剂,是 D$_1$ 受体的竞争性拮抗剂,主要用于精神安定类药物和 D$_1$ 受体结合力与 D$_2$ 受体结合力比较的竞争性研究中,可用于帕金森综合征研究。^{11}C-NNC112 是近几年开发出来的一种用于 D$_1$ 受体 PET 成像的新显像剂,其脑中分布与已知 D$_1$ 受体脑内的区域分布具有较好的一致性,是一种理想的 D$_1$ 受体 PET 显像剂。此外,类似显像剂如 ^{11}C-NNC 756、^{11}C-NNC 687、^{11}C-SCH39166 也已作为 D$_1$ 受体的 PET 显像剂,用来评估中枢神经系统 D$_1$ 受体的结合势和结合率。

4) D$_2$ 受体成像

最先应用的多巴胺 D$_2$ 受体成像的示踪剂是螺环哌丁苯的衍生物,如 ^{11}C 或 ^{18}F 标记的 N-甲基螺环哌啶酮(NMSP)和 ^{18}F 标记的乙基螺环哌啶酮(FESP)。这些示踪剂与脑内多巴胺 D$_2$ 受体结合力很强,与广泛存在的 5-HT$_2$ 受体也呈现一定结合力。由于与 D$_2$ 受体的结合力极高,呈现不可逆性,其他 D$_2$ 受体的配体很难将上述示踪剂从 D$_2$ 受体上取代下来。但被试个体给予丁酰苯预处理则可以降低示踪剂与 D$_2$ 受体的结合力。在非饱和状态下,上述示踪剂与 D$_2$ 受体的结合程度不仅可以反映其与 D$_2$ 受体的结合能力,还依赖于到达组织的局部血流量,反映出组织的血供情况。

^{11}C 标记的雷氯必利(raclopride,RAC)与 D$_2$ 受体结合力中等,易于从受体分离,且不与 5-HT 受体结合。应用 RAC 成像发现,D$_2$ 受体也存在于大脑新皮质中,但浓度极低。RAC 成像已经广泛应用于 D$_2$ 受体的 PET 成像研究。奈莫必利是另一种苯甲酰胺类化合物,与 RAC 有类似的代谢动力学,^{11}C 标记后可用于人脑 D$_2$ 受体研究,但其与 D$_2$ 受体的结合并非完全特异性,还可与 σ 受体结合。

由于 ^{11}C 较短的半衰期,使得由其标记的示踪剂在使用时受到诸多限制。使用半衰期较长的放射性同位素来标记显像剂可以克服这种缺点,如使用 ^{18}F 标记的苯甲酰胺类化合物。^{18}F-fallypride 具有良好的特异性/非特异性结合比,其衍生物 ^{18}F-desmethoxyfallypride (DMFP)在纹状体与 D$_2$ 受体的结合率与在小

脑中与 D_2 受体的结合率之比为 3∶1,具有较好的特异性结合率,已经用于临床及基础科学研究中。

3. 胆碱能系统的 PET 成像

神经递质乙酰胆碱(acetylcholine, Ach)主要存在于周围神经系统中,在中枢神经系统中也存在胆碱能神经元及其通路,并与学习和记忆等认知功能有关。Ach 是神经系统重要的神经递质,使用合适的示踪剂进行 PET 成像可以反映其分布、活性和代谢等状况,对其功能及与某些疾病的关系进行研究。

1) 乙酰胆碱 M 型受体(mAChR)成像

M 型受体是脑中主要的 Ach 受体类型,存在于突触后膜。目前已有多种示踪剂应用于灵长类动物,如 N –^{11}C –甲基苯托品、^{11}C –二苯羟乙酸奎宁酯、^{11}C – α – tropanyl benzilate ([^{11}C]TRB)、^{11}C –莨菪碱、^{11}C – N – methyl – 4 – piperidyl benzilate (NMPB)。N – 2 –^{18}F – Pluoroethyll – a – piperidyl benzilate 因用^{18}F 标记,半衰期较^{11}C 长,可以用于较长时间的测量。到目前为止,NMPB 是成像特异性最好的示踪剂,可以特异性结合 M_4 亚型受体。

2) 乙酰胆碱 N 型受体(nAChR)成像

^{11}C 标记的烟碱是天然的乙酰胆碱 N 型受体示踪剂,但特异性较差,限制了在临床和研究中的应用。^{11}C 或^{18}F 标记的地棘蛙素(epibatidine)及其衍生物对 N 型乙酰胆碱具有良好的结合特异性,但由于其具有较强的毒性,在实际应用中也受到限制。(＋/－)– EXO – 2 –(2 –^{18}F – fluoro – 5 – pyridyl)– 7 – azabicyclo – [2.2.1] heptane 是一种^{18}F 标记的与 N 型 Ach 受体具有高亲和力的拮抗性示踪剂,是地棘蛙素相似物,其代谢动力学适于 PET 成像,在丘脑/下丘脑中有较高摄取率,在新皮层和海马中有中等摄取率,在小脑中的摄取率最低,与已知的 N 型 Ach 受体在脑内的密度分布相一致。2 –^{18}F – fluoro – A – 85380 是一种毒性较低的可用于 N 型 Ach 受体成像的潜在示踪剂,但其反应动力学太慢不适于人类的 PET 成像,用^{76}Br 标记的其相似物 A – 85380 可以克服这种缺点。

3) 乙酰胆碱酯酶(AchE)成像

当进入突触间隙的乙酰胆碱作用于突触后膜发挥生理作用后,就被胆碱酯酶水解成胆碱和乙酸,这样乙酰胆碱就会被破坏而失去作用(迅速分解是为了避免受体细胞膜持续去极化而造成的传导阻滞),这一过程称为失活。乙酰胆碱酯酶主要存在于胆碱能神经末梢的突触间隙,特别是在运动神经终板突触后膜的皱褶中聚集了较多乙酰胆碱。

解剖学研究显示大脑皮质中 AchE 的主要来源是胆碱能神经元及其轴突对此酶的表达,因此使用可以测定 AchE 活性的示踪剂,如^{11}C 标记的毒扁豆碱

(^{11}C - Physostigmine),进行 PET 成像可以反映皮质中胆碱能神经元病变的程度。N -^{11}C - methylpiperdin - 4 - yl propionate(PMP,MP$_4$P)是另外一种 AchE - PET 示踪剂,在大脑皮质中具有较高的摄取率,继而被 AchE 水解,因此可以用来测量局部 AchE 活性并进行 PET 成像。PMP 的衍生物 ^{11}C - labeled N - methyl - 4 - piperidyl - acetate (AMP,MP$_4$A)比 PMP 具有更高的被 AchE 水解特异性,更适用于进行大脑皮层局部 AchE 活性测定的 PET 成像。

除了使用 AchE 水解底物作为示踪剂外,还可使用能与 AchE 结合的化合物作为 PET 成像示踪剂,如 N - benzylpiperidine benzisoxazole,^{11}C - CP - 126998 及 ^{11}C - 多奈哌齐(donepezil)。

4. 5-羟色胺(5 - HT)系统的 PET 成像

5 - HT 是一种单胺类神经递质,其前体是色氨酸,5 - HT 系统广泛分布于脑内。5 - HT 能神经元主要集中在低位脑干的背内侧中缝核,其上行投射纤维的神经元位于中缝核上部(此处 5 - HT 含量最多),纤维投射到纹状体、丘脑、边缘前脑和大脑皮层;而下行投射部分的神经元位于中缝核下部,纤维下达至脊髓后角、侧角和前角。5 -羟色胺受体(5 - HTR)多而复杂,已知有 5 - HT$_1$—5 - HT$_7$ 等 7 种受体。5 - HT$_1$ 受体可分为 5 种亚型,5 - HT$_2$ 受体中分 3 种亚型,5 - HT$_5$ 受体中分 2 种亚型,目前至少发现了 16 种 5 - HT 受体亚型。在诸多的 5 -羟色胺受体中,5 - HT$_3$ 受体是离子通道型受体,其余大多数是 G -蛋白耦联受体。

在中枢神经系统中,5 - HT 参与了神经系统对许多功能的调控,如摄食、睡眠、性行为、冲动控制、心律调节及神经内分泌活动。中枢神经系统 5 - HT 含量及功能异常可能与精神病和偏头痛等多种疾病的发病有关。利用示踪剂对 5 - HT 代谢过程及其受体进行 PET 成像可以反映 5 - HT 的功能及与某些疾病的关系。

1) 5 - HT 前体成像

^{11}C -α-甲基-色氨酸(AMT)是体内 5 - HT 前体色氨酸的拟似物,可以用来进行在体 PET 成像,反映 5 - HT 的合成情况。AMT 可以转化为甲基-5 - HT,由于不能被单胺氧化酶降解而蓄积于 5 - HT 能神经元内,据此可以对其进行 PET 成像,显示 5 - HT 能神经元的分布情况。5 - HT 前体的 PET 图像显示壳核、尾状核、下丘脑和海马中有较高的示踪剂摄取率(提示较高的 5 - HT 合成能力)。在皮质区域,前额叶直回的测定值最高,依次为颞横回、前后扣带回皮质、颞中回、颞上回和颞下回、顶叶、枕叶。女性的测量值约高于男性 10%～20%。

β 位标记 ^{11}C 的 5-羟基-L-色氨酸(HTP)可用于 5-HT 合成中第二步酶反应的 PET 成像。动态示踪剂摄取研究显示 HTP 可在 5-HT 能神经元中产生不可逆聚集,提示可以利用 HTP-PET 考察 5-HT 的合成。

2) 5-HT 转运体(SERT)成像

SERT 与多巴胺转运体和去甲肾上腺素转运体(NET)属于同一族类转运蛋白,负责重摄取突触间隙的神经递质到突触前神经元。SERT 在抑郁症发病机制中发挥重要作用,许多抗抑郁药物通过阻断突触前膜对 5-HT 的重吸收以提高突触间隙 5-HT 水平,起到缓解抑郁症状的作用。利用 SERT-PET 成像可以反映突触间隙 5-HT 的重吸收水平,能够为了解抑郁症的发病机制及抗抑郁药物的研发提供证据。

^{11}C 标记的 McNS6S2 是第一种用于 SERT-PET 成像的示踪剂,它是 5-HT 重摄取抑制剂,可以与 SERT 结合,抑制 SERT 对 5-HT 的转运,是一种在体研究 5-HT 重摄取位点较好的示踪剂,已经用于狒狒等灵长类动物和人脑 5-HT 研究。^{18}F 标记的 McNS6S2 拟似物通过与其他抑制剂的比较实验,证明对大鼠 SERT-PET 成像具有较高的特异性,且比 ^{11}C 标记的示踪剂具有更快的代谢动力学,可在 120 min 内到达结合平衡点,更适用于进行 SERT-PET 成像研究。

3) 5-HT$_1$a 受体(5-HT$_1$aR)PET 成像

5-HT$_1$aR 在人脑内的海马、杏仁核、下丘脑及新皮质中密度较高。示踪剂 ^{11}C-WAY-100635 与 5-HT$_1$aR 具有高度亲和力,进行 PET 成像时可以很好地显示 5-HT$_1$aR 在人脑中的分布。已有研究应用 ^{11}C 标记的 WAY 族示踪剂对精神类药物与 5-HT 受体的结合力进行 PET 研究,为了解药物的作用机理及新药物的研发提供依据。^{18}F 标记的 WAY 族示踪剂也已应用于动物实验和临床研究。放射性核素标记的 WAY 及其衍生物在脑内的摄取率偏低,这使其应用受到了限制。

4) 5-HT$_2$a 受体(5-HT$_2$aR)成像

5-HT$_2$aR 存在于所有大脑新皮质区域,在海马、基底核和丘脑中浓度较低,在小脑和脑干中几乎无 5-HT$_2$aR。^{18}F 标记的阿坦色林(^{18}F-altanserin)是对 5-HT$_2$aR 最具选择性结合的拮抗剂类示踪剂,易于合成,已广泛应用于 5-HT$_2$aR 的 PET 成像研究。通过静脉推注 ^{18}F-altanserin 进行 PET 成像,示踪剂在 2 h 内与 5-HT 受体的特异性结合达到平衡,可以进行定量测定。

5. γ 氨基丁酸(GABA)系统的 PET 成像

GABA 是人体内最重要的抑制性神经递质,广泛分布于大脑皮质、海马、丘脑、基底神经节和小脑中,并对机体的多种功能具有调节作用。当人体内 GABA 缺乏时,会产生焦虑、不安、疲倦、忧虑等情绪。GABA 在一些因神经活动抑制而引起的病理心理中具有重要作用,与焦虑、躁狂等病理性精神症状的产生有密切关系。GABA 受体主要分为 3 类:GABA-A 受体、GABA-B 受体和 GABA-C 受体。其中 A 和 C 受体是离子通道型受体,偶联氯离子通道,被激活后可以使氯离子内流,从而导致细胞过极化;而 B 受体是代谢型受体,偶联 G 蛋白偶联受体,抑制腺苷酸环化酶,导致钾离子外流,也引起细胞过极化。每类受体由于亚基不同可分为不同亚型,如 GABA-A 受体可分为 GABA-A1—6 亚型;GABA-B 受体可分为 GABA-B1—3 亚型。GABA-A 受体是研究较多的受体类型,与焦虑症等精神疾病发病密切相关。GABA-A 受体活性位点可与 GABA 以及许多药物结合,其中与苯二氮䓬类(benzodiazepine,BDZ)药物结合的位点可用于 PET 成像。

1) 功能性 GABA 受体 BDZ 结合位点成像

^{11}C 标记的氟马西尼(^{11}C-flumazenil,FMZ)是应用最广泛的中枢 BDZ 结合位点 PET 成像的示踪剂,脑组织对 FMZ 有较高的摄取率。注射 ^{11}C-FMZ 后,很快随血流到达脑内被局部脑组织摄取并与 GAGA-A 受体结合,在脑内的分布可代表 GABA-A 受体在脑内分布。应用 ^{11}C-FMZ 对中枢 GABA-A 受体分布的研究结果显示,正常被试脑内不同脑区对 FMZ 的结合力有 1~10 倍的差异,这与以前非 PET 成像研究显示的脑内不同脑区的 GABA 受体特性相一致。枕叶内侧皮质对 FMZ 的结合力最高,其他大脑皮质、小脑、丘脑对 FMZ 的结合力依次下降,纹状体和脑桥对 FMZ 几乎没有结合能力。

^{11}C-RO-15-4513 是一种可与 GABA-α5 亚型受体特异性结合的示踪剂。应用 ^{11}C-RO-15-4513 进行 PET 成像显示,相对于 FMZ 成像,其摄取率在边缘系统中较高,特别是扣带回、海马和岛叶皮质,在枕叶皮质和小脑中摄取率较低。

2) 非功能性 GABA 受体 BDZ 结合位点成像

脑内非功能性 BDZ 受体主要存在于小神经胶质细胞和脑肿瘤细胞中。最常用的 PET 成像示踪剂为 ^{11}C-PK-11195(PK),用于小神经胶质细胞成像。PK 成像也用于急性感染病研究,在急性炎症病人血清中阿尔法酸性糖蛋白含量升高,PK 与这种糖蛋白有较高的特异性结合力。

6. 谷氨酸受体的 PET 成像

谷氨酸是皮质内主要的兴奋性神经递质。谷氨酸受体包括 NMDA 受体、AMPA 受体、红藻氨酸受体等多种突触后受体。这些受体是阳离子通道,能使带正电的离子,如 Na^+、K^+、Ca^{2+} 进入突触后细胞,导致去极化从而激发神经元。N-甲基-D-天冬氨酸(N-methyl-D-aspartic acid,NMDA)受体是离子型谷氨酸受体的一个亚型,在神经系统发育过程中发挥重要的生理作用,如调节神经元的存活、神经元的树突和轴突结构发育及参与突触可塑性的形成等。NMDA 对神经元回路的形成也起着关键的作用,是学习和记忆过程中一类至关重要的受体。谷氨酸代谢异常或传递异常与许多神经疾病密切相关。用于NMDA 受体 PET 成像的示踪剂目前尚未成熟应用于临床和科研,虽然已有多种示踪剂出现如 ^{11}C-MK801 及其衍生物、^{18}F-fluoroethyl-TCP、^{11}C-ketamine、^{18}F-memantine,但这些示踪剂与受体的结合特异性较低而使应用受到限制。

3.5　PET 脑成像的数据处理

　　PET 脑成像按其成像方式可以分为静态成像和动态成像。静态成像是指在注射显像剂以后,经过一定时长的吸收与代谢期,与任务或疾病状态有关的局部脑区完成显像剂的积累,同时无关脑区的显像剂被清除掉,然后进行 PET 扫描,获得一帧反映显像剂在脑中分布的断层图像。由于显像剂的吸收与代谢期主要集中在注射后的几分钟至十几分钟内,因此 PET 静态成像所获得的图像主要反映注射后这段时间的生物体功能,并且是平均值。因此,静态 PET成像一般用于对疾病状态的检测,很少用于激活任务实验。动态成像是指在注射显像剂以后马上开始 PET 扫描,并且要扫描多帧图像,目的是获得生物体各个局部组织的放射性浓度随时间变化的曲线。根据显像剂在生物体内吸收和代谢的规律,每一帧图像的扫描时间是不同的,在刚注射时每帧图像的扫描时间比较短,一般为几秒到几十秒,随着时间的延续,扫描时间越来越长,最后一帧图像基本就是一次静态成像。静态成像只能做到定性和半定量(相对定量)分析,动态成像可以做到绝对定量分析。静态成像与动态成像的数据处理方法也不相同[2]。下面分别介绍静态 PET 脑成像和动态 PET 脑成像的数据处理方法。

3.5.1　静态 PET 脑成像的数据处理

1. 常用数据处理平台

目前常用的数据处理平台包括 SPM、FSL、AFNI 等。其中 SPM(statistical

parametric mapping)是目前应用最为广泛的 PET 脑图像处理分析平台。在数据处理过程中主要分为两大步骤：数据预处理和统计分析。下面分别对这两个步骤进行介绍。

1）数据预处理

在得到图像数据后，首先需要进行数据的预处理。预处理的目的是将不同个体的图像统一到相同的标准空间中，以便后面的统计分析，同时提高图像的信噪比。因此，预处理的步骤包括标准化和空间平滑。

标准化就是将每个被试的图像统一变换到一个相同的空间，使其形状、大小以及每个解剖区域的位置都相同。标准化可以采用不同的策略和方法。其中一个标准化的策略是将每一个被试的 PET 图像与事先定义好的模板图像进行配准。由于被试脑结构存在差异，因此首先需要进行整体的仿射变换，使其形状和大小与模板相同。然后进行局部非线性校正，使其内部的解剖区域与模板一致。SPM8 以及之前的版本主要采取的就是这一策略。然而，需要注意的是，PET 图像的空间分辨率较差，因此在配准过程中误差可能会较大。另一种方法则是通过统一化分割，该方法根据每个像素的强度将脑图像中的像素分为 6 类成分，分别对应灰质、白质、脑脊液、颅骨、脑外组织和背景，然后将每种成分与组织概率图进行配准，实现对图像的标准化。这种方法不再使用标准脑模板，而是使用组织概率图。SPM12 采取的就是这个方法。

空间平滑就是将图像在空间上用一个光滑的函数（如高斯函数）与图像进行卷积。空间平滑可以提高信噪比，也使图像符合高斯随机场的要求，因为后续的统计分析是基于高斯随机场进行的。

2）统计分析

脑成像数据常用的分析方法按照分析尺度的不同分为两种：基于感兴趣区（region of interest，ROI）的分析（ROI - based analysis）和基于体素的分析（voxel-based analysis，VBA）。

基于 ROI 的分析指对某一特定解剖结构进行分析的方法，通过手动勾画或者基于地图集自动提取 ROI。这种方法的优点是可以避免配准不准确带来的误差，并且目的性比较明确。其缺点也非常明显：通常 ROI 是基于先验知识预先选取的，无法得到与实验设计因素或疾病相关的全部脑区。另外，在进行 ROI 操作时，通常是对 ROI 内的参数平均值进行分析，无法得到精细的信息，牺牲了图像的空间信息。

基于体系的分析则可以在全脑范围内得到与实验设计因素或疾病相关的全部脑区或像素，是目前最为流行的分析方法。其优点是在全脑水平上充分利用了图像的空间分辨率,同时使用"标准"的三维立体定位坐标来进行数据分析和结果定位报告,有助于对不同实验室和不同成像模态的结果进行比较。

SPM 软件是专门针对脑成像开发的基于体素的分析软件,它最早只针对 PET 图像,经过二十几年的不断发展和更新,现在既可以处理 PET 图像,又可以处理 SPECT、MRI、fMRI、EEG 和 MEG 数据。SPM 软件不是直接对每个像素的像素值进行统计分析,而是采用广义线性模型(general linear models, GLMs)对每个像素的数据进行建模,对模型的参数进行统计分析。

SPM 假设像素 k 上的实验数据 Y_i^k 是一些未知参数 $\beta_j^k (j=1, 2, \cdots, m)$ 的线性组合

$$Y_i^k = x_{i1}\beta_1^k + x_{i2}\beta_2^k + \cdots + x_{im}\beta_m^k + \varepsilon_i^k, \ i=1, 2, \cdots, n \qquad (3-1)$$

式中,m 是未知参数个数;n 是实验测量次数;x_{im} 是与任务或时间有关、但与具体脑区(像素)无关的已知参数,它组成的矩阵 $\boldsymbol{X}$ 被称为设计矩阵;ε_i^k 为像素 k 处的误差,这里假设它们之间是相互独立的,并服从均值为 0、标准差为 σ_k 的正态分布 $N(0, \sigma_k^2)$。式(3-1)写成矩阵形式为

$$\boldsymbol{Y}^k = \boldsymbol{X}\boldsymbol{\beta}^k + \boldsymbol{\varepsilon}^k \qquad (3-2)$$

式中,$\boldsymbol{Y}^k$ 是数据 Y_i^k 组成的列向量;$\boldsymbol{\beta}^k$ 是未知参数 β_j^k 组成的列向量;$\boldsymbol{\varepsilon}^k$ 是误差项 ε_i^k 组成的列向量。经过这样的变换后,针对 $\boldsymbol{Y}^k$ 做的统计分析转换为拟合 $\boldsymbol{\beta}^k$ 的值,再对其进行统计分析,参数 $\boldsymbol{\beta}^k$ 可以由设计矩阵 $\boldsymbol{X}$ 用最小二乘法拟合求得,其估计值为 $\boldsymbol{\beta}^k = (\boldsymbol{X}^\mathrm{T}\boldsymbol{X})^{-1}\boldsymbol{X}^\mathrm{T}\boldsymbol{Y}^k$,SPM 实际上就是对参数 $\boldsymbol{\beta}^k$ 进行统计检验,并将在统计上有显著性差异的像素点提取出来,得到统计参数图。

另外,在 SPM 软件中包含人脑的标准脑地图集,它与标准脑模板在空间上是配准的,因此,经过上述统计分析得到的统计参数图可以直接利用标准脑地图集进行准确的空间定位。

2. 小动物成像的数据处理

SPM 软件中只有人脑 MNI 空间①的多种模态的脑模板和组织概率图,因此利用 SPM 可以直接将人脑标准化到 MNI 空间中,并进行逐像素的统计分析和结果定位。然而由于 SPM 中缺少小动物的标准脑模板和组织概率图,而且也没有小动物的标准脑地图集。同时由于动物脑和人脑形状和大小的巨大差异,

---

① MNI 空间,指蒙特利尔神经病学研究所(Montreal Neurological Institute)定义的一个标准脑图谱空间。

基于体素水平的人脑逐像素统计分析方法并不能直接应用到动物脑图像的数据处理上。为了解决小动物的脑成像数据处理,本章作者所在实验室建立了大鼠、小鼠和树鼩等各种小动物的 PET 标准脑模板和数字地图集以及相应的处理方法。

3.5.2 动态 PET 脑成像的数据处理

对于静态 PET 脑成像,无论是采用 ROI 分析还是 VBM 分析方法,都只能得到与实验任务或疾病相关的脑区或像素,无法给出各个脑区的生理学参数,如局部脑血流、葡萄糖代谢率、受体密度等。对于动态 PET 脑成像,可以基于房室模型对显像剂在生物体内的代谢过程进行建模,然后通过模型辨识定量计算出生物体的相关生理或生化参数[9],该方法是一种定量计算方法,它可以基于 ROI 进行计算,也可以对体素逐个进行计算。

在生物体组织中,放射性示踪剂(如 FDG)的浓度是随时间变化的。对于生物体组织中的某一个区域或某个像素,放射性示踪剂的浓度随时间变化的曲线称为示踪剂在该区域或像素的时间活度曲线(time activity curve, TAC),该曲线也称为房室模型的输出函数曲线。动态 PET 成像得到的是示踪剂浓度的空间分布和时间变化,利用动态 PET 图像可以获得每一个区域或每个像素的TAC。

只有输出函数还不能拟合出模型的参数,还需要模型的输入函数,动脉血浆中示踪剂浓度的时间活度曲线即为其输入函数,通常由多次动脉抽血获得。通过多次动脉抽血输入函数方法的缺点在于需要进行多次动脉采血,而且还需要对采集的血样进行离心和放射性活度测量,被试者不容易接受,而且操作人员由于要处理血样并进行放射性测量也不愿采用。后来发展的参考组织输入函数方法通过一系列的参考组织模型来避免对血液采集的依赖。

在获得模型的输入和输出函数以后,即可对 PET 成像数据进行建模并利用某种模型辨识方法拟合出模型的参数。目前的 PET 成像建模与辨识技术主要分为两大类:模型驱动方法和数据驱动方法。两者的主要区别在于:前者需要预先设定一个模型,而后者可以从动态数据中直接获得该信息。本节内容先以 ^{15}O - H_2O 和 ^{18}F - FDG 为例介绍模型驱动方法中的单房室模型和三房室模型(两组织模型)及其求解过程,再以神经元受体成像为例介绍数据驱动方法和相应的求解过程。

1. ^{15}O - H_2O 房室模型

^{15}O 标记的水(^{15}O - H_2O)是一种较早应用于 PET 成像的示踪剂,其半衰

期较短,可通过静脉注射实现局部血流量的测量。我们可以根据 Kety-Schimidt 单房室模型对其在生物组织中的代谢过程进行建模,其微分方程为

$$\frac{\mathrm{d}Q(t)}{\mathrm{d}t} = FC(t) - \left(\frac{F}{V}\right)Q(t) - \lambda Q(t) \tag{3-3}$$

式中,$Q(t)$ 是 t 时刻房室内 $^{15}\mathrm{O}$ - $\mathrm{H_2O}$ 的量(没有进行衰变修正);F 是局部的灌注流量(mL/min · g);$C(t)$ 是血液中示踪剂的浓度;V 是局部分布体积(mL/g);λ 是 $^{15}\mathrm{O}$ 的放射性衰变常数(0.338 min^{-1})。

该模型的建立基于以下假设:① 组织房室接收到空间分布一致且随时间恒定的灌注,并进入恒定的分布体积;② 示踪剂在动脉中进行不间歇的灌注,静脉血与组织房室达成了理想的平衡,且在组织房室中得到了充分的混合;③ 100% 的组织是可以灌注的,动脉在脑组织中的比例是可以忽略的,且动脉的输入函数在全脑中是一致的。该模型没有对局部分布体积进行假设,因为该物理量可以与脑血流量同时计算获得。动脉输入函数 $C(t)$ 通过一系列的外周动脉采样获得。组织放射活度 $Q(t)$ 由 PET 数据得到。在式(3-3)中加入了衰变修正项之后,得到式(3-4),其中 $Q^* = Q\exp(\lambda t)$,$C^* = C\exp(\lambda t)$。

$$\frac{\mathrm{d}Q^*}{\mathrm{d}t} = FC^* - \left(\frac{F}{V}\right)Q^* \tag{3-4}$$

将式(3-3)和式(3-4)由时间 $t=0$ 积分到 $t=T$(T 为扫描的时间,通常为 8~10 min),得到了包含两个未知数的两个线性方程。于是,F 和 V 值将可以通过方程组求解得出

$$
\begin{aligned}
F &= \frac{\int Q^* \mathrm{d}t \left[\lambda \int Q\mathrm{d}t + Q(T)\right] - Q^*(T)\int Q\mathrm{d}t}{\int C\mathrm{d}t \int Q^* \mathrm{d}t - \int Q\mathrm{d}t \int C^* \mathrm{d}t} \\[2ex]
V &= \frac{\int Q^* \mathrm{d}t \left[\lambda \int Q\mathrm{d}t + Q(T)\right] - Q^*(T)\int Q\mathrm{d}t}{\int C^* \mathrm{d}t \left[\lambda \int Q\mathrm{d}t + Q(T)\right] - Q^*(T)\int C\mathrm{d}t}
\end{aligned}
\tag{3-5}
$$

2. $^{18}\mathrm{F}$ - FDG 三房室模型

Sokoloff 等人在研究鼠脑组织糖代谢的基础上建立了葡萄糖代谢的三室模型(three compartment model),根据该模型,FDG 在脑组织内的代谢过程如图 3-7 所示。

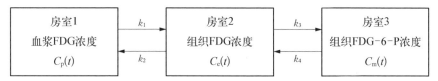

图 3-7 FDG 在脑组织内代谢的可逆三室模型

图中，k_1 表示 FDG 由血液穿过血脑屏障（BBB）进入脑组织的速率；k_2 表示 FDG 由脑组织返回血液中的速率；k_3 表示脑组织中的 FDG 在已糖磷酸激酶的催化下被磷酸化并成为 FDG-6-P 的速率；k_4 代表 FDG-6-P 在磷酸激酶催化下重新变成 FDG 的速率。参数 $k_1，\cdots，k_4$ 称为个体速率常数，量纲为时间量纲的倒数。

在脑、心肌和肿瘤细胞中，由于缺乏磷酸激酶，因此 FDG-6-P 变为 FDG 的速率极低，因此在采用三室模型时，如果扫描的时间不长，就可以忽略这个过程。在三室模型中，如果忽略 FDG-6-P 的逆磷酸化过程，即 $k_4=0$，则第 3 个房室称为不可逆房室，如图 3-8 所示。

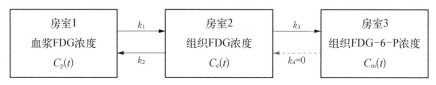

图 3-8 FDG 在体内代谢的不可逆三室模型

根据三室模型，可以写出微分方程组式（3-6）。

$$\frac{\mathrm{d}C_e(t)}{\mathrm{d}t} = k_1 C_p(t) - (k_2 + k_3)C_e(t) + k_4 C_m(t)$$

$$\frac{\mathrm{d}C_m(t)}{\mathrm{d}t} = k_3 C_e(t) - k_4 C_m(t)$$

$$(3-6)$$

初始条件为

$$C_p(0) = C_e(0) = C_m(0) = 0 \qquad (3-7)$$

对式（3-6）做 Laplace 变换，得

$$sL_e(s) = k_1 L_p(s) - (k_1 + k_2)L_e(s) + k_4 L_m(s)$$

$$sL_m(s) = k_3 L_e(s) - k_4 L_m(s)$$

$$(3-8)$$

s 是变换后的自变量，并将原变量的名称中 C 改为 L 表示其为 Laplace 变换，比如 $L_e(s)$ 表示 $C_e(t)$ 的 Laplace 变换。由式（3-8）得到

$$L_e(s) = \frac{k_1(s + k_4)}{s^2 + (k_2 + k_3 + k_4)s + k_2 k_4} L_p(s)$$

$$L_m(s) = \frac{k_1 k_3}{s^2 + (k_2 + k_3 + k_4)s + k_2 k_4} L_p(s)$$

$$(3 - 9)$$

记为

$$s^2 + (k_2 + k_3 + k_4)s + k_2 k_4 = (s + A_1)(s + A_2) \qquad (3 - 10)$$

式中

$$A_{1,2} = [k_2 + k_3 + k_4 \mp \sqrt{(k_2 + k_3 + k_4)^2 - 4k_2 k_4}]/2 \qquad (3 - 11)$$

可将式(3-9)写为

$$L_e(s) = \frac{k_1}{A_2 - A_1}\left(\frac{k_4 - A_1}{s + A_1} + \frac{A_2 - k_4}{s + A_2}\right) L_p(s)$$

$$L_m(s) = \frac{k_1 k_3}{A_2 - A_1}\left(\frac{1}{s + A_1} - \frac{1}{s + A_2}\right) L_p(s)$$

$$(3 - 12)$$

根据 Laplace 变换的卷积定理

$$L[f_1(t) \otimes f_2(t)] = L[f_1(t)]L[f_2(t)] \qquad (3 - 13)$$

其中符号 $\otimes$ 表示卷积,得到

$$f_1(t) \otimes f_2(t) = \int_0^t f_1(\tau) f_2(t - \tau)\mathrm{d}\tau \qquad (3 - 14)$$

对式(3-12)做逆向 Laplace 变换,可得到

$$C_e(t) = \frac{k_1}{A_2 - A_1}[(k_4 - A_1)\mathrm{e}^{-A_1 t} + (A_2 - k_4)\mathrm{e}^{-A_2 t}] \otimes C_p(t)$$

$$C_m(t) = \frac{k_1 k_3}{A_2 - A_1}(\mathrm{e}^{-A_1 t} - \mathrm{e}^{-A_2 t}) \otimes C_p(t)$$

$$(3 - 15)$$

虽然 $C_e(t)$ 和 $C_m(t)$ 在三室模型中处于不同的房室,但是在物理上它们都处于同一位置,因此,PET 图像中的放射性浓度应该是两者之和。将式 (3-15)中的两式相加后得到

$$C_i(t) = \frac{k_1}{A_2 - A_1}[(k_3 + k_4 - A_1)\mathrm{e}^{-A_1 t} + (A_2 - k_3 - k_4)\mathrm{e}^{-A_2 t}] \otimes C_p(t)$$

$$(3 - 16)$$

式中，$C_i(t)$组织中某一区域或像素处的放射性活度-时间曲线即为输出函数；$C_p(t)$是输入函数，它们分别由动态 PET 扫描和多次动脉抽血测量得到。在式（3-16）中除了这两个函数之外，还有 4 个 k 参数，利用最小二乘拟合即可估计出这 4 个 k 参数。葡萄糖代谢率 MR_{glu} 可由下式计算得出

$$MR_{glu} = \frac{C_g}{LC} K \qquad (3-17)$$

式中，$K = \dfrac{k_1 k_3}{k_2 + k_3}$；$C_g$ 表示血液中的葡萄糖浓度；LC 表示集总常数，反映葡萄糖和 FDG 的差异。

3. 数据驱动方法

上述两种方法称为模型驱动方法，该类方法需要事先假定房室的数目。与此相对应的数据驱动方法不需要对房室的数目进行假定，而是利用房室模型的共同特性对宏观参数进行估计。研究人员提出了多种数据驱动方法，这里只介绍其中的一种方法。

Gunn 等人提出了一种同时适用于血浆输入函数和参考组织输入函数模型的数据驱动参数图像估计方法（data-driven estimation of parametric images based on compartmental theory, DEPICT）。该方法可以从动态 PET 数据中对参数图像或局部参数进行估计，不需要预先假设示踪剂在体内的运输规律，而是从数据本身获得模型的信息并得到房室的数目。该理论只有一个前提条件：只有一种放射性化合物从动脉血液进入组织。以下将简要介绍 DEPICT 方法的数学表达，并分别给出血浆输入和参考组织输入函数模型的一般形式。

1）血浆输入模型

对于采用血浆输入函数的情况，描述示踪剂代谢过程可以表达为

$$C_T(t) = V_B C_B(t) + (1 - V_B) \sum_{i=1}^{n} \phi_i e^{-\theta_i t} \otimes C_P(t) \qquad (3-18)$$

式中，n 表示目标组织的房室的总数；"$\otimes$"表示卷积符号；V_B 表示血液所占的比重；C_T、C_P、C_B 分别表示组织、血浆、全血中的放射性浓度；$K_1 = \sum_{i=1}^{n} \phi_i$ 表示到达组织的总的示踪剂量。

可逆动力学 $\theta_i > 0$：对于表现出可逆动力学过程的房室模型，其分布量 V_D 由式（3-19）给出，并等同于脉冲响应函数（IRF）的积分

$$V_D = \sum_{i=1}^{n} \frac{\phi_i}{\theta_i} \qquad (3-19)$$

不可逆动力学 $\theta_{i \neq n} > 0$，$\theta_n = 0$：对于表现出不可逆动力学的房室模型，从血液中不可逆的摄取速度常数为

$$K_{\mathrm{I}} = \phi_n \tag{3-20}$$

在式（3-18）中，$C_{\mathrm{T}}(t)$ 由动态 PET 图像获得，$C_{\mathrm{B}}(t)$ 和 $C_{\mathrm{P}}(t)$ 通过动脉抽血获得，在获得这 3 个函数以后，式（3-18）中的参数可以利用最小二乘拟合获得。在拟合出这些参数后，即可计算分布容积 V_{D} 等具有生理学意义的参数。

2）参考组织输入模型

对于采用参考组织输入函数的情况，描述示踪剂代谢过程的可以表达为

$$C_{\mathrm{T}}(t) = \phi_0 C_{\mathrm{R}}(t) + \sum_{i=1}^{m+n-1} \phi_i \mathrm{e}^{-\theta_i t} \bigotimes C_{\mathrm{R}}(t) \tag{3-21}$$

式中，m 是参考组织的房室总数；n 是目标组织的房室总数；C_{T}、C_{R} 分别为目标组织、参考组织中的放射性浓度随时间的变化；ϕ_0 是示踪剂在目标组织和参考组织间的输运比例。

可逆动力学 $\theta_i > 0$：对于表现出可逆动力学的房室模型，其分布量 V_{D} 由式（3-22）给出，并等同于系统相应函数的积分

$$\frac{V_{\mathrm{D}}}{V_{\mathrm{D}}'} = \phi_0 + \sum_{i=1}^{m+n-1} \frac{\phi_i}{\theta_i} \tag{3-22}$$

不可逆动力学 $\theta_{i \neq n} > 0$，$\theta_n = 0$：对于参考组织模型中表现出不可逆动力学的目标组织和表现出可逆动力学的参考组织，血浆中不可逆的归一化摄取速度常数为

$$\frac{K_{\mathrm{I}}}{V_{\mathrm{D}}'} = \phi_{m+n-1} \tag{3-23}$$

在式（3-21）中，$C_{\mathrm{T}}(t)$ 和 $C_{\mathrm{R}}(t)$ 均可由动态 PET 图像获得，在获得这 2 个函数以后，式（3-21）中的参数可以利用最小二乘拟合获得。在拟合出这些参数后，即可计算分布容积 V_{D} 等具有生理学意义的参数。由于式（3-21）中没有 $C_{\mathrm{B}}(t)$ 和 $C_{\mathrm{P}}(t)$ 这两个需要通过动脉抽血获得的函数，因此该方法不需要多次动脉抽血。需要注意的是，该方法不能单独计算出 V_{D} 等具有生理学意义的参数，只能得到它与参考组织的比值，严格来讲，该方法只能算作相对定量方法。

4. 数据驱动方法在受体 PET 成像中的应用

受体是指细胞膜或细胞内能与某些化学物质进行特异性结合的生物分子。能与受体发生特异性结合并产生生物效应的物质称为激动剂，而只发生特异性

结合但不产生生物效应的化学物质成为拮抗剂，两者统称为配体。受体与配体的结合具有以下特性：① 特异性，特定的受体只与特定的配体相结合；② 饱和性，分布于细胞膜上的受体是有限的，因此能结合的配体数量也是有限的；③ 可逆性，配体与受体的结合是可逆的，但不同配体的离解常数是不同的。

在神经元受体研究中，受体与配体的结合势是一个重要的生理参数，它可以通过血浆模型或参考组织模型的宏观参数计算得出。在下面的分析中，BP 用来表示结合势（binding potential），利用 f_1 与 f_2 来代表血浆与组织所占的比例。对于参考组织输入模型，BP. f_2 是唯一可以计算的结合势；而对于血浆输入模型，结合势 BP. f_1 和 BP. f_2 都可以计算得到。结合势是受体的一个特异参数，既与受体的浓度有关，又与受体的亲和力有关。BP 可以通过式（3-24）计算得到，其中 B 是受体处的最大浓度，K_{DTracer} 是放射性配体的平衡离解常数。

$$BP = \frac{B}{K_{\text{DTracer}}\left(1 + \sum_i \dfrac{F_i}{K_{\text{D}_i}}\right)} \tag{3-24}$$

为了能够同时得到受体的浓度和亲和力，需要针对放射性配体的不同活度进行多次注射测量。表 3-1 给出了一些常用受体的结合参数以及由 IRF 一般形式给出的计算表达式。

表 3-1　常用受体的结合参数及由 IRF 一般形式给出的计算表达式

参　数	目　标	参　考	输　入	计　算
V_D	R	—	C_P	$\sum\limits_{i=1}^{n} \dfrac{\phi_i}{\theta_i}$
K_1	I	—	C_P	ϕ_i
$BP. f_1$	R	R	C_P	$\sum\limits_{i=1}^{n} \dfrac{\phi_i}{\theta_i} - \sum\limits_{i=1}^{m} \dfrac{\varphi_i}{\vartheta_i}$
$BP. f_2$	R	R	C_P	$\sum\limits_{i=1}^{n} \dfrac{\phi_i}{\theta_i} \Big/ \sum\limits_{i=1}^{m} \dfrac{\varphi_i}{\vartheta_i} - 1$
$BP. f_2$	R	R	C_R	$\phi_0 - 1 - \sum\limits_{i=1}^{m+n-1} \dfrac{\phi_i}{\theta_i}$
$\dfrac{K_1}{V_D'}$	I	R	C_R	ϕ_{m+n-1}

表中，ϕ 和 θ 表示目标组织的参数；φ 和 ϑ 表示参考组织的参数；R 和 I 分别表示可逆（reversible）和不可逆（irreversible）的组织动力学。

血浆输入和参考组织输入 PET 房室模型可以由式(3-25)表示,其中 C_T 表示组织中示踪剂浓度随时间的变化曲线,C_I 表示输入函数中(血浆或参考组织)示踪剂浓度随时间的变化曲线。

$$C_T(t) = \left[\phi_0 \delta(t) + \sum_{i=1}^{q} \phi_i e^{-\theta_i t} \right] \otimes C_I(t) \tag{3-25}$$

进一步,C_T 可以根据式(3-26)进行展开

$$C_T(t) = \sum_{i=0}^{N} \phi_i \psi_i(t) \tag{3-26}$$

式中

$$\psi_0(t) = C_I(t)$$
$$\psi_i(t) = \int_0^t e^{-\theta_i(t-\tau)} C_I(\tau) d\tau \tag{3-27}$$

考虑 PET 的测量是在 F 个时间点完成的,那么组织的观测可以写成一个长度为 F 的一维矩阵

$$\boldsymbol{Y} = \left[y_1, y_2, \cdots, y_F \right]$$
$$y_i = \frac{1}{t_j^e - t_j^s} \int_{t_j^s}^{t_j^e} C_T(t) dt \tag{3-28}$$

而动态基本函数的矩阵可以表示为式(3-29)中的矩阵形式

$$\boldsymbol{\psi} = \left[\psi_1, \psi_2, \cdots, \psi_F \right]$$
$$\psi_{0j} = \frac{1}{t_j^e - t_j^s} \int_{t_j^s}^{t_j^e} C_I(t) dt$$
$$\psi_{ij} = \frac{1}{t_j^e - t_j^s} \int_{t_j^s}^{t_j^e} \int_0^t e^{-\theta_i(t-\tau)} C_I(\tau) d\tau \tag{3-29}$$

由式(3-26)—式(3-29)可知,系数 φ_i 的计算过程是一个不适定方程组的求解过程,具体表示为式(3-30)中的矩阵关系

$$\boldsymbol{Y} = \boldsymbol{\psi}\boldsymbol{\phi} \tag{3-30}$$

在考虑到噪声存在的条件下,式(3-30)可以通过一个正则化项来实现最小二乘的求解

$$\min_{\phi} \frac{1}{2} \| \boldsymbol{W}^{1/2}(\boldsymbol{Y} - \boldsymbol{\psi}\boldsymbol{\phi}) \|_2^2 + \mu \| \phi \|_p \tag{3-31}$$

式中，μ 表示正则化约束参数，调节计算误差与不适定性之间的平衡。

以上就是以神经元受体 PET 成像为例，具有噪声抑制功能的数据驱动分析方法的一般解法。在利用最小二乘拟合估计出式（3-25）中的参数后，利用表3-1中的公式即可计算出受体的一些生理参数。

参考文献

［1］ Phelps M E. Positron emission tomography provides molecular imaging of biological processes［J］. Proceedings of the National Academy of Sciences of the United States of America，2000，97（16）：9226-9233.

［2］ 尹大一，周绿漪，单保慈. 现代核医学技术及相关原理［M］. 北京：人民卫生出版社，2018。

［3］ Humm J L，Rosenfeld A，Del Guerra A. From PET detectors to PET scanners ［J］. European Journal of Nuclear Medicine & Molecular Imaging，2003，30（11）：1574-1597.

［4］ Reader A J，Zaidi H. Advances in PET image reconstruction［J］. PET Clinics. 2007，2（2）：173-190.

［5］ Saha G B，Macintyre W J，Go R T. Radiopharmaceuticals for brain imaging［J］. Seminars in Nuclear Medicine，1994，24（4）：324-349.

［6］ Kudomi N，Maeda Y，Sasakawa Y，et al. Imaging of the appearance time of cerebral blood using ［^{15}O］H$_2$O PET for the computation of correct CBF. EJNMMI Research. 2013，3（1）：41.

［7］ Phelps M E. PET：The merging of biology and imaging into molecular imaging ［J］. Journal of Nuclear Medicine，2000，41（4）：661-681.

［8］ Sander C Y，Hesse S. News and views on in vivo imaging of neurotransmission using PET and MRI［J］. The Quarterly Journal of Nuclear Medicine and Molecular Imaging，2017，61（4）：414-428.

［9］ Bentourkia M，Zaidi H. Tracer Kinetic Modeling in PET［J］. PET Clinics. 2007，2（2）：267-277.

4 脑网络组与脑图谱

蒋田仔 樊令仲 李 海

蒋田仔,中国科学院自动化研究所脑网络组研究中心,电子邮箱: jiangtz@nlpr.ia.ac.cn
樊令仲,中国科学院自动化研究所脑网络组研究中心,电子邮箱: lzfan@nlpr.ia.ac.cn
李 海,中国科学院自动化研究所脑网络组研究中心,电子邮箱: hai.li@nlpr.ia.ac.cn

4.1　脑科学与脑网络组

　　脑常常被认为是人体最复杂、最神秘的器官,主要原因是受限于技术和伦理因素,人类到目前为止还未能完全掌握人脑的各层次构造及其背后的原理。另外,人脑作为控制躯体的中枢,更重要的是作为人类意识和智慧的发源地,我们对其充满了好奇与敬意。

　　相较于认识外部世界,人类对于自身脑结构和功能的认识经历了漫长而曲折的过程。在古希腊时代,被誉为"西方医学之父"的希波克拉底已正式提出,脑不仅能对周边环境进行感知,还是我们人类智慧的起源。但在当时和之后很长的一段时间内,人们并不完全认同产生意识和智慧的器官是脑,甚至著名的古希腊哲学家亚里士多德都认为心脏才是智慧之源[1]。古罗马的医生 Galen 继承了希波克拉底的思想,认为脑是智慧之源,但他通过对动物脑的解剖推断出神经应该像血管一样是真空的,其内部流动的液体控制着躯体的运动。Galen 的实验和思想深深地影响了中世纪人们对脑的认识,直至文艺复兴时期。后来,比利时解剖学家 Andreas Vesalius(被誉为"近代解剖学之父")在《人体的构造》一书中精细地描绘了人体的大量解剖构造,包括翔实的脑解剖插图。但是,Vesalius 也认同 Galen 提出的"神经液体"观点。此外,法国哲学家和数学家笛卡尔同样支持该观点,认为人类和动物的大部分行为可以用这种"液压-机械论"来解释,同时认为人类的智慧(mind)是独立于人脑的,即人类的精神与大脑是分离的。18 世纪末,意大利科学家 Luigi Galvani 证明了神经受到电的刺激会引起肌肉的颤动,这打破了 Galen 和笛卡尔提出的神经液体驱动学说,证明神经是传递电信号的"电缆"。到了 19 世纪,随着一系列技术手段的发展和应用,如显微镜的成熟应用、组织固定技术和切片机的发明以及染色技术的发明等,人们对脑的认识得到了极大的提升。特别是染色技术的发明使得人们开始真正认识并研究脑中的细胞——神经元。德国科学家 Franz Nissl 发明的"尼氏染色法"可以使得神经元的核及核周物质染色,而意大利解剖学家 Camillo Golgi 发明的"高尔基染色法"可以完整地显示整个神经元,包括胞体和突起。同时代的西班牙解剖学家和艺术家 Santiago Ramón y Cajal 将这项技术发挥到了极致,利用高尔基染色法绘制出了许多脑区的环路,并提出了神经元作为基本单元是通过接触而非连通来传递信息的,被誉为"现代神经科学之父"。

　　到了 20 世纪,一系列重大科学发现和技术进步使得我们从各个层面加深了对脑的认识。DNA 双螺旋结构的发现以及人类基因组计划（Human Genome Project，HGP）的实施，使得我们对脑的认识深入到了基因层面。电生理学的技术应用和神经递质的发现使我们得以窥探到神经元之间的信息传递。人脑观测与干预技术的发展，特别是功能性影像技术，如正电子发射断层成像技术（positron emission tomography，PET）和功能性磁共振成像技术（functional magnetic resonance imaging，fMRI），使得我们不仅能在体观察人脑结构，还能探测大脑活动的具体情况，这为研究人类的心理与行为奠定了基础。一系列的科技成就使我们越发意识到人脑结构和功能的复杂性，我们需要从基因、分子、细胞、环路、全脑和行为等不同层次进行研究和整合，这样我们才有可能揭示脑的奥秘。

进入 21 世纪，鉴于 20 世纪的三大科学工程（"曼哈顿计划""阿波罗登月计划"和"人类基因组计划"）给整个人类社会带来的深远影响，各国纷纷提出了雄心勃勃的大型脑计划。美国率先于 2013 年公布了"推进创新神经技术脑研究计划"（Brain Research through Advancing Innovative Neurotechonologies，BRAIN），旨在加速新技术、新工具的开发，通过技术的发展与应用来了解神经元的类型等科学问题，并计划利用 10 年时间来绘制从突触、神经元到脑区等不同层次的连接图谱；同年，欧盟推出了人类脑计划（Human Brain Project，HBP）[2]，希望借助信息通信技术（information and communications technology，ICT）构建生成、分析、整合和模拟数据的研究平台，从而推动人脑科学研究加速发展，并计划在 2024 年的最终阶段设计出能够模拟人脑运作原理的超级计算机；2014 年，日本提出了 Brain/MINDS（Brain Mapping by Integrated Neurotechnologies for Diease Studies）计划[3]，主要想通过对狨猴大脑的研究来弥补曾经利用啮齿类动物研究人类神经生理机制的缺陷，从而加快人类脑疾病（如阿尔茨海默病和精神分裂症）的研究。此外，韩国[4]、澳大利亚[5]和加拿大[6]也纷纷推出了各自的脑计划。在这一科技浪潮中，中国同样不甘落后，在中华人民共和国国民经济和社会发展第十三个五年规划纲要[简称"十三五"规划（2016—2020 年）]中，脑科学和类脑研究被列入"科技创新 2030 重大项目"，北京、上海和四川等地已经启动了地区性计划来资助相关研究项目。

在这一系列的脑科学计划中，人们都特别强调了连接与网络的重要性。人脑包含百亿数量级的神经元，而每个神经元又有着上千数量级的突触，这庞大的连接和交互网络很可能可以解释人类的意识与智慧。美国 BRAIN 计划的最初提案就是希望像人类基因组计划绘制出"人类全基因组序列"那样，绘制出包含每一个神经元及其在神经环路中的活动状态的"脑活动图谱"（brain activity map，BAM）。同样地，欧盟的人类脑计划也希望借超级计算机来模拟人脑的部分神经元网络。早在 2009 年，美国就启动了人类连接组计划（Human Connectome Project，HCP）[7]，该计划以多模态磁共振成像技术为主，辅助脑磁图成像技术（Magnetoencephalography，MEG），希望从宏观尺寸绘制出活体人脑的解剖和功能连接图谱。2012 年，中国科学院启动了战略性先导科技专项（B 类）"脑功能联结图谱计划"[8]。该项目提出了更为全面的研究计划：在纳米尺度主要聚焦神经元间突触连接的信息传递及其分子调控；在微米尺度主要聚焦相互联结且数量庞大的神经环路及其网络；在介观层次对数百微米分辨率考察类似皮质功能柱的基本单元之间的联结规律；在宏观层次毫米级空间分辨率研究不同功能脑区的联结结构。

为了进一步推动这一研究领域的发展，2010 年中国科学院自动化研究所蒋田仔研究团队提出了脑网络组（Brainnetome）的概念[9,10]，并得到学术界越来越广泛的认可。脑网络组是以脑网络为基本单元的组学，研究内容包括发展和利用各种成像技术、脑大数据以及仿真建模技术在宏观、介观及微观尺度上建立人脑和动物脑的脑区、神经元群或神经元之间的脑网络组图谱，探索在不同尺度层面上脑网络之间的联系，建立全新的脑图谱。脑网络组学（Brainnetomics）是以脑网络为基本单元的组学，它由脑网络的节点和节点之间的连接两个基本要素构成[9]。脑网络组与脑连接组的本质区别在于脑连接组只强调脑连接，而脑网络组强调节点和连接的同等重要性，特别是脑网络组图谱研究。脑网络组的研究目标是从脑网络的连接模式及其演变规律阐明脑的工作机理及脑疾病的发生和发展机制，为研究人脑内部复杂的信息处理过程与高效的组织模式提供有效的途径，为理解脑的信息处理过程及脑的高级功能开辟新途径，为实现类脑的智能系统与机器奠定基础。

近年来，围绕脑科学的探索与研究不断升温，欧美以及日本等国家相继启动了大型的脑科学项目，我国的脑科学计划也即将启动，构建脑图谱成为各国脑科学计划的核心内容之一。但是由于脑区数量众多、个体之间差异明显，加之目前对其各区域内亚区的数目及其之间的边界和连接模式也尚未完全明确，缺乏精细的脑图谱，这在很大程度上限制了人们对脑功能及功能障碍的病理机制更进一步的认识。因此，如何从不同的尺度、利用不同模态信息来理解脑的结构和功能，包括不同尺度下脑的结构与连接图谱构建、脑功能区域化机理研究、多模态连接模式的绘制，以及脑的动态活动属性测量等都是脑科学研究亟待解决的问题。随着脑科学研究的相关新技术和新工具的出现，人们可以从不同的角度绘制脑图谱，包括结构与功能、标本与活体、个体与群组图谱，以及从不同的时间尺度进行动态描述。人类脑网络组图谱正是在这一背景下完成的，该图谱不但包含了精细的大脑皮层脑区与皮层下核团亚区结构,而且在体、定量地描绘了不同脑区亚区的解剖与功能连接模式。以脑网络组图谱为代表的新一代脑图谱的绘制,将会为理解复杂的脑高级功能、揭示脑认知功能的神经基础提供基本的工具,也将会为理解脑疾病的机理、发现脑疾病早期诊断和疗效评价的生物标记以及建立临床个性化精准治疗提供全新的视角和研究手段。

4.2　脑图谱的发展历史与研究现状

4.2.1　近代人类对脑结构和功能的认识

文艺复兴时期,被誉为"近代解剖学之父"的比利时解剖学家 Andreas Vesalius 出生于医生世家,受到了良好的医学教育。他认为当时流行的由 Galen 所总结的医学知识主要基于动物解剖实验,而并非来自人体的解剖,于是他亲自解剖尸体来详细描述人体的构造,并纠正了前人的许多错误。在其巨著《人体的构造》一书中,他用大量精美的插图描绘了详细的脑解剖结构,如图 4-1 所示,该书使得人们大大加深了对自身脑结构的认知。

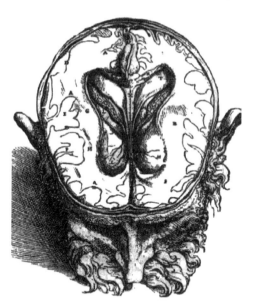

图 4-1　Vesalius 在《人体的构造》中绘制的脑横切面插图[11]

随着医学知识的发展,人们逐渐认识到不同的功能很有可能定位于脑的不同部位。德国解剖学家 F. J. Gall 认为,颅骨上的隆起反映了脑表面的隆起,他和他的追随者们搜集并测量了数百位不同性格的人的头颅,将这种把脑结构和性格特征与感知(如谨慎、仁慈、爱、空间方位感、时间知觉等)相联系的所谓"科学"称为"颅相学"(phrenology),并对其宣传推广,使得该学说一度流行。后来法国生理学家 Flourens 对此进行了批判,他认为首先颅骨的形状和脑的形状并不一致,其次切除脑的一部分区域并不影响所关联的性格特征。但 Flourens 通过脑切除实验推断认为大脑的各个区域均等地参与了所有的脑功能,并没有专一功能区域。1861 年,法国医生 Paul Broca 报告了一例病人 Leborgne,他智力正常,可以理解语言,但却无法说话。该病人去世后,Broca 发现该病人的左侧额中回和额下回及邻近的白质区域有大面积的损伤。同样,Broca 在另一例同样病症的患者 Lelong 的大脑中也发现左侧额下回有严重的原发性损伤。该研究确定了左侧额下回是人类的语言功能区域,此区域即为著名的 Broca 区。

4.2.2 脑图谱的发展及绘制分区

现在人们一般认为功能在很大程度上取决于结构,结构组织不同的区域所承担的功能很可能也不相同,因而确定出不同的区域对人们理解脑功能具有重要的意义[12]。同时,一个可靠的图谱不仅能够整合各个不同模态研究的结果[13],还能为脑网络分析提供合适的节点定义进而得到可靠的结果[14,15]。因此,脑科学研究在这一百多年以来一直朝着一个重要的方向发展着,即将大脑划分成多个不同的区域(parcellation)并制作成脑图谱,从最早的 Brodmann 图谱[16],到 Amunts 等人提出的细胞构筑概率图谱[17],再到最近发表的脑网络组图谱(Brainnetome Atlas)[18]和 HCP 多模态分区(HCP multimodal parcellation)[19]。

在日常生活最常见的地图中,人们会根据地形的不同、行政归属的不同来划分边界。类似地,在脑科学的研究中,研究人员也可以通过多种准则来为大脑绘制"地图",可以根据以下几种准则来划分脑区[20]。

(1)微观构筑,例如细胞构筑(cytoarchitecture)、髓鞘构筑(myeloarchitecture)或受体配布构筑(receptoarchitecture)等。

(2)拓扑结构,例如大体解剖结构等。

(3)功能特征,例如损伤导致的行为或电生理反应[21]等,如上述 Broca 区的确定。

(4)连接信息,例如输入输出纤维连接等。

1909 年,德国神经解剖学家 Korbinian Brodmann 发表专著[16],用尼氏染色法对尸体的脑进行染色观察,依据神经元胞体的尺寸、形状、密度等信息(即细胞构筑),将人脑以及非人灵长类动物的脑划分成了 50 多个区域,并把部分区域与进化和功能联系了起来,这就是著名的 Brodmann 图谱,这是第一个真正意义上的脑图谱并且至今仍被广泛使用。后来 C. Vogt 和 O. Vogt 等人利用[22]髓鞘信息作为特征(即髓鞘构筑),将脑划分成了 200 多个区域,其中主要的区域与基于细胞构筑的划分[17]类似。Von Economo 和 Koskinas 继续发展了 Brodmann 的研究,同样利用细胞构筑的不同,但采用更加标准、精细的方法,他们于 1925 年得到了类似的总体划分模式,但鉴别出了更多的区域[17]。

　　早期的脑图谱主要是基于单个人脑来进行研究的,不可避免地会受到个体差异的影响,没有经过重复验证且缺少脑沟内侧的信息等。从图4-2中可以看出,这些图谱没有很高的一致性。针对这个问题,德国尤利希研究中心的 Zilles 和 Amunts 等人利用更加现代的组织学定量观测手段,使用多个被试的脑标本合成了一个细胞构筑概率图谱 JuBrain[17]。此外,该团队还与加拿大麦吉尔大

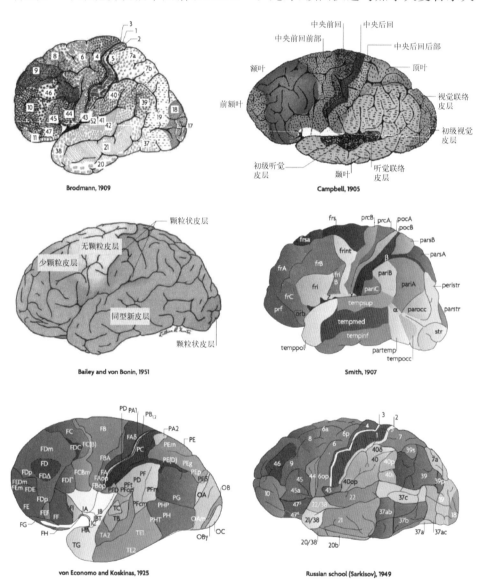

图 4-2　早期的脑图谱[17]

学的研究团队合作,通过组织切片和图像三维重建技术,利用一位65岁正常捐赠者的大脑得到了一张分辨率高达20 μm的BigBrain脑图谱[23],这极大地提升了人们对于微观精细脑图谱的认识。该团队远期目标是分辨率达到1~2 μm,并利用新成像技术(如三维偏振光成像用于显示大脑的白质纤维)来得到更高分辨率的结构与功能脑图谱。

以上这些微观结构的脑图谱因为是通过对脑组织的直接观测得到的,所以可提供较为可靠的组织学信息,可在较大程度上为其他类型的脑图谱提供参考与验证。但这些脑图谱所用的都是死后的人脑且组织学观测手段工程量巨大、耗时长,JuBrain到目前为止仅呈现了全脑70%多的区域。

随着技术的进步,尤其近四十多年来以磁共振成像为代表的脑成像观测手段取得了长足进步,其非侵入式活体检测的特点使得脑成像观测技术在最近二十多年中大量地应用于脑图谱研究领域。1988年推出的Talairach模板提出了Talairach-Tournoux三维坐标系统[24],开启了脑图谱的数字化时代。为了克服Talairach图谱基于单个被试(一位60岁老妇人)标本数据的缺点,从1995年开始,加拿大蒙特利尔神经病学研究所(Montreal Neurological Institute,MNI)的Evans和Collins等人利用大样本的正常人脑影像数据,建立了MNI模板[25],也确定了MNI标准空间,方便个体之间进行统一比较。此后,基于这些标准空间出现了多个概率脑图谱,它们都是通过磁共振成像技术采集大量被试的结构像数据,利用被试的大脑沟回等拓扑结构形态特征绘制的。AAL图谱[26]、LPBA40图谱[27]、Harvard-Oxford图谱[28]、FreeSurfer中的Desikan-Killiany图谱[29]以及小脑概率图谱[30]等脑图谱均属于此类。

1. 基于功能特征的脑区划分

另一种绘制脑图谱较为常见的手段是通过功能特征来标记其在脑中的位置和大小,这也是一种定义较为宽泛的脑图谱绘制方式。在20世纪脑成像观测技术尚未成熟之前,脑研究主要以脑损伤模型(如Broca区和Wernicke区的确定)或者电生理刺激反应[如加拿大外科医生Penfield绘制的人脑感觉区和运动区"小矮人模型"(homunculus)]来获得对脑区功能的认识。现在,随着各项技术的发展,我们对功能特征的定义也越来越多样化。2014年,美国艾伦脑科学研究所(Allen Institute)发布了一个人类胎儿的转录组图谱[31],该图谱综合利用原位杂交、高分辨率MRI和基因芯片等技术,揭示了人脑在早期发育过程中的基因表达差异。加州大学伯克利分校的Gallant教授在2016年发布了一个语义脑图谱(semantic map)[32],如图4-3所示,该图谱让人们了解到当自己听到某个单词的时候,大脑中的哪些区域会做出响应。人类脑连接组计划在2016年发布了一个 HCP 多模态分区脑图谱[19]（见图 4－4），该图谱综合利用 T_1 加权像、T_2 加权像、功能映射图、功能连接图等多模态信息来确定功能区的分区边界，将大脑皮层划分成了 360 个区域，其中新发现了 97 个以前未曾报道的区域。同时，该图谱还利用机器学习等算法来学习个体间的差异，能对新个体进行脑区划分，达到 96.6% 的复现程度。

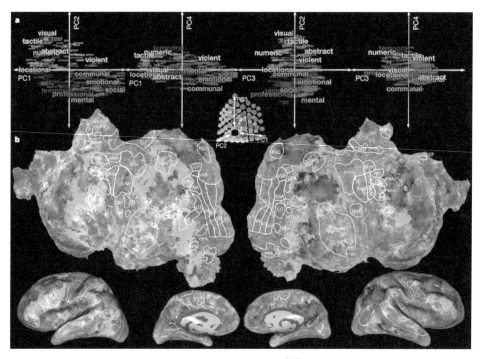

图 4－3　语义脑图谱[32]

2. 基于连接信息的脑区划分

另一种近年来常用的绘制准则就是利用脑区的连接信息，基于连接信息的脑区分区技术获得了领域内同行越来越多的重视，现在已有大量的研究[18,19,33-41]利用连接信息来给特定的脑区或整个脑进行分区。Passingham 等人[42]指出每个皮层区域都具有自己独特的输入输出模式，称为连接指纹（connectional fingerprint）。这种"连接指纹"结合局部的微观结构特性构成了每个脑区不同的功能。基于连接信息的脑区划分理论就是源于这样一个假设：同属于一个脑区区域的每一个体素或顶点都拥有类似的连接模式。而这些连接模式可以是表征白质纤维走向的解剖连接[33,36,41]，可以是表征血氧活动同步性的功能连接[35,37,40]，也可以是表征特定功能的荟萃分析连接[38,43]，还可以是表征基因对表型贡献程度的遗传相

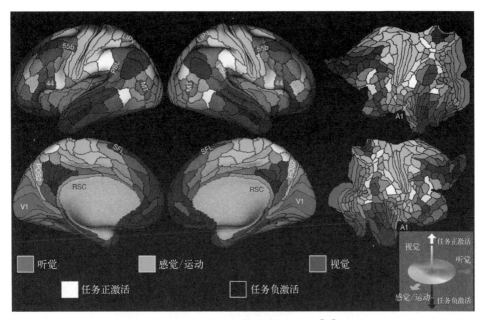

图 4-4　HCP 多模态分区脑图谱[19]

关度[39,44]，其流程框架[45]如图 4-5 所示。因此，人脑不同的区域可以通过聚合具有相似连接模式的体素或顶点来得到。

在众多的连接模式定义中，表征白质纤维走向的解剖连接的意义最为直观。利用弥散磁共振成像得到的解剖连接相比功能连接等更加稳定[46]，且解剖连接可直接与利用示踪剂、三维偏振光成像等技术得到的结果进行比较，方便进行跨物种的研究。虽然弥散磁共振成像计算得到的白质纤维与真实的白质纤维之间的对应性还存在一些争议[47-52]，但该信息对于脑区分区来说效果较好，且弥散磁共振成像是目前唯一一种能非侵入性活体检测白质纤维的手段，因此本节将重点关注基于解剖连接信息的脑图谱绘制。

Behrens[33] 和 Wiegell[53] 最早利用了弥散磁共振数据得到的解剖连接来对丘脑进行分割。这种基于解剖连接分区得到的结果与细胞构筑结果显示了很好的一致性[54]。Behrens[33] 使用概率跟踪方法跟踪了从丘脑发出的纤维束，并使用预定义目标区的方法将丘脑划分为 7 个区域，如图 4-6 所示。由于丘脑是大脑皮层和全身其他神经元连接的中转站，解剖知识告诉我们从丘脑发出的上行纤维可以到达皮层的各个区域。Beherns 基于这些先验信息在皮层上定义了 7 个目标区域，统计从丘脑发出的上行纤维到达每个区域的纤维数目，计算连接概率值，并使用最大连接概率准则将丘脑的每个体素加上相应目

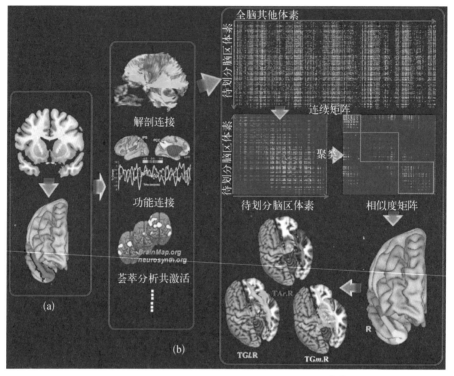

图 4‑5　基于连接信息的脑区划分流程框架[45]

标区的标签。Johansen‑Berg 和 Behrens 利用概率跟踪方法跟踪从辅助运动区（SMA）发出的纤维束，用互相关矩阵的方法，借助谱排序方法进行聚类，将辅助运动区分为 2 个区域——SMA 和 pre SMA，并计算了每个亚区的概率图谱。Anwander[55] 使用上述基于相关矩阵的分割方法分割了 Broca 区域，将 Broca 区域分成 3 个子区。处理流程与前一个方法类似，聚类时使用了 k‑means 聚类。Beckmann[56] 提出了两步法分割扣带回，先用迭代 k‑means 方法获得稳定的分区数目，再根据各分区的连接模式进一步分区，最终将扣带回分成 9 个区域。

　　以上研究都是对单个特定的脑区进行分区，同样也可以基于这类方法扩展到全脑。Moreno‑Dominguez 等[41] 和 Craddock 等[40] 分别基于解剖连接和功能连接信息对全脑进行了不加先验解剖知识的盲分，如图 4‑7 和图 4‑8 所示。这些盲分很难确定最终所需的类别数，且不加先验解剖知识的话，往往分区结果和基于微观组织学所得的结果有出入。脑网络组图谱[18] 和 HCP 多模态分区图谱[19] 都加了一定的先验解剖知识，在某些区域和基于微观组织学的结果具有较好的对应性。

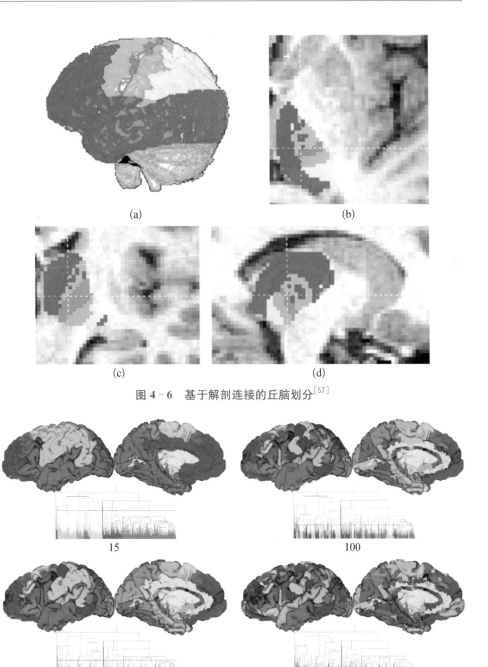

(a)

(b)

(c)

(d)

图 4-6 基于解剖连接的丘脑划分[57]

15

100

50

250

注：图中 15,50,100,250 表示脑区划分数目

图 4-7 基于解剖连接的全脑盲分结果[41]

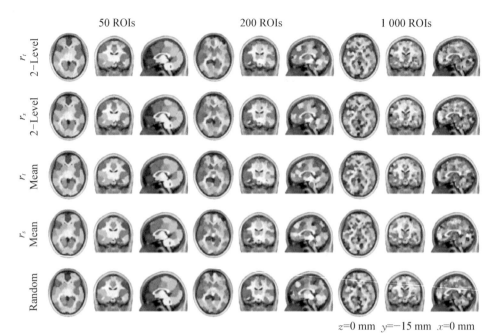

图 4 - 8　基于功能连接的全脑盲分结果[40]

4.3　脑网络组图谱构建的计算理论与方法

4.3.1　基于连接信息的脑区分区流程

1. 概述

本章在基于连接信息进行脑区划分的基础上整合了必要的流程,对其中的部分步骤进行了优化,提出了描述不同准则的多种验证指标,最终形成了一套完整、高效的脑区分区框架,优化后的基于连接信息的脑区分区流程的整个框架如图 4 - 9 所示。该流程主要分为 3 个阶段:个体水平阶段、组水平阶段和指标验证阶段。在个体水平阶段,利用配准算法将用户定义好的感兴趣区域(region of interest,ROI)(基于 volume 的或者基于 surface 的 ROI)都可以配准到个体的 DTI 空间中,然后在个体上利用概率性纤维跟踪算法求出 ROI 中每一个体素/顶点的全脑连接模式,并用谱聚类算法进行多次指定类别数的聚类,得到个体上的分区结果,同时将分区结果配准到标准空间中。在组水平阶段,基于每个个体的分区结果计算出最一致的分区标签方案,然后将一致标签方案反向匹配到个体分区结果,得到各个分区的概率图以及最大概率图。在指标验证阶段,利用不同准则的多个验证指标在个体水平和组水平上进行指标的计算,选出最优的分区类别数,从而得到该 ROI 的各亚区。下面对几个关键步骤进行详细介绍。

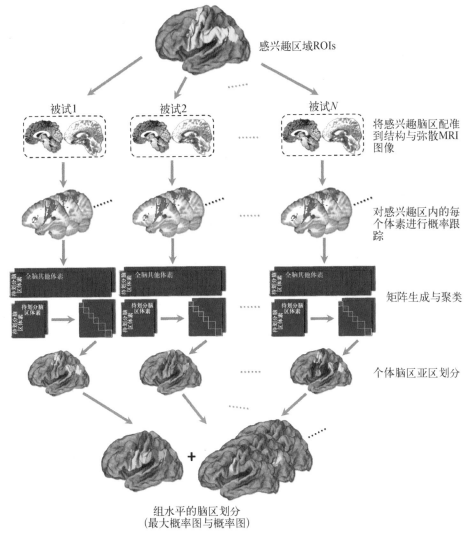

感兴趣区域ROIs

被试1　　　　被试2　　　　　　　被试N

将感兴趣脑区配准到结构与弥散MRI图像

对感兴趣区内的每个体素进行概率跟踪

矩阵生成与聚类

个体脑区亚区划分

组水平的脑区划分
(最大概率图与概率图)

图 4-9　优化后的基于连接信息的脑区分区流程

2. 配准

因为个体脑结构的差异性,ROI 在每个被试中的真实情况中,其大小和位置都存在差异,而配准操作可以减少这种差异性,从而提高结果的准确性。

配准(registration)是指根据特征将一幅图像映射到另一幅图像中。配准问

题一般可以形式化为最优化问题,表示为

$$T_g(\cdot) = \underset{T_g(\cdot)}{\operatorname{argmin}\rho[I_r, T_g(I_t)]} \tag{4-1}$$

式中,$T_g(\cdot)$ 是参数变换函数,用于将输入图像 I_t 变换为输出图像;ρ 是损失函数,用于比较输出图像和参考图像 I_r 之间的损失程度。配准就是需要找到这样一个最优的参数变换函数,使得目标函数——损失函数达到最小。

在基于 volume 的配准操作中,常用的方法有基于仿射变换(affine transformation)的线性配准和基于微分同胚(diffeomorphic)的非线性配准。这两者都可以得到正向和逆向的变换矩阵或变换场,从而使得两幅图像之间的配准操作变得方便。根据具体的应用场景,我们可以单独利用线性配准,耗时少、速度快,也可以将这两者结合起来利用,得到较准确的配准结果(耗时较长)。该领域常用的软件有 SPM、FSL、AFNI、ANTs 等,它们都提供了质量很高且可选参数丰富的配准工具,使用者可以方便地根据需要来调用它们。

基于 surface 的配准操作主要利用 FreeSurfer 中的球形配准,其思想是将皮层表面膨胀成球形,然后再与同样膨胀到球形的参考图像进行球面上的配准。

具体到分区流程来讲,在这一步中配准操作主要是生成标准空间与个体 T1 空间,以及个体 T1 空间与 DTI 空间之间的变换矩阵或变换场,从而使得 ROI 在这三种空间中能够相互转换并得到较好的对应性。

3. 方向分布估计和概率性纤维跟踪

这里所讲的解剖连接信息主要用到的就是体素/顶点之间的概率性纤维跟踪。相比确定性纤维跟踪,概率性纤维跟踪算法可以在一定程度上克服纤维交叉的问题,同时该算法提供的数据可以更加方便地用于后续的计算分析中。在进行纤维跟踪前需要估计每个体素上的纤维方向分布,可以利用 FSL 中提供的 bedpostx 算法[58,59]来估计。bedpostx(Bayesian estimation of diffusion parameters obtained using sampling techniques with crossing fibres,后文中用 bedpostx 来指代实现该算法的工具)就是利用采样方法通过贝叶斯估计得到每个体素中纤维方向参数的概率密度函数,其算法运行过程如图 4-10 所示。

该模型中的参数集合 ω 包含纤维方向参数 (θ, ϕ) 和冗余参数 (S_0, d, σ, f),这些参数都有各自的先验分布

$$p(\theta, \phi) \propto \sin(\theta) \tag{4-2}$$

$$p(S_0) \sim U(0, \infty) \tag{4-3}$$

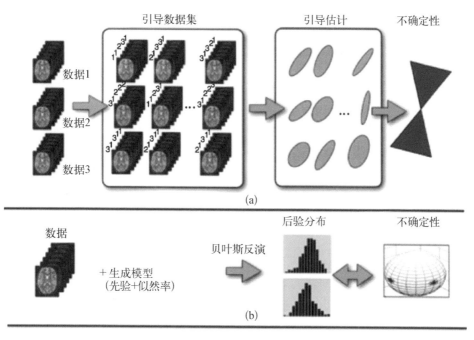

图 4-10 bedpostx 算法运行过程[47]

$$p(f) \sim U(0, 1) \tag{4-4}$$

$$p(d) \sim \Gamma(a_d, b_d) \tag{4-5}$$

$$p\left(\frac{1}{\sigma^2}\right) \sim \Gamma(a_\sigma, b_\sigma) \tag{4-6}$$

有了模型 M 和数据 Y 之后,基于贝叶斯理论就可以得到参数集合 ω 的后验分布

$$P(\omega \mid Y, M) = \frac{P(Y \mid \omega, M)P(\omega \mid M)}{P(Y \mid M)} \tag{4-7}$$

$$P(Y \mid M) = \int_\Omega P(Y \mid \omega, M)P(\omega \mid M)\mathrm{d}\omega \tag{4-8}$$

式中,先验分布 $P(\omega \mid M)$ 和数据 $P(Y \mid \omega, M)$ 已知,而参数 $P(Y \mid M)$ 为高维积分,无法直接求得解析解,因此可通过马尔可夫链蒙特卡洛(Markov chain Monte Carlo,MCMC)方法得到满足后验分布的近似采样。

得到参数集合 ω 的后验分布后,因为在参数集合 ω 中,这里最关心的参数

就是表征纤维方向的参数 (θ, ϕ)，因此其后验分布可由式(4-9)确定

$$P(\theta, \phi \mid Y, M) = \int_{\overline{\omega}} P(\omega \mid Y, M) d\overline{\omega} \qquad (4-9)$$

有了 bedpostx 的计算铺垫之后，FSL 中提供的另一个算法 probtrackx 算法就可以读取这些纤维方向概率密度函数，对 ROI 中的每个体素在全脑体素范围内进行多次(如 5 000 次，默认参数)纤维采样，从而得到多条不同路径的纤维。这样，对于该种子体素而言，其与其他体素之间的连接概率值即为穿过该体素的纤维条数除以种子体素上的总发出纤维条数得到的值。当 ROI 为基于 surface 的顶点集合时，probtrackx 算法会自动根据配准变换矩阵或变换场转换成对应的体素集合，再进行下一步的纤维跟踪。

4. 个体脑分区

得到 ROI 内每个体素之间的相似性矩阵之后，就可以用聚类算法来进行脑区分区操作了。脑分区问题可形式化为以下问题：考虑一个变换函数 $f: X \rightarrow Y$，其中 X 为 ROI 中的体素/顶点集合，$X_i \in \mathbf{R}^d$，每个点都为 d 维，Y 为输出标号空间，取有限集合中的某一元素，C 为最大分区类别数。

在此流程中采用不加空间限制的谱聚类(spectral clustering)方法。传统的聚类方法，比如 k-means 算法等都是建立在凸形的样本空间上，但样本空间不是凸形时，算法会陷入局部最优。而谱聚类是一类基于图论的聚类方法，能在任意形状的样本空间上聚类，且收敛于全局最优解。

谱聚类将带权无向图划分为两个或两个以上的最优子图，使得子图内部尽量相似，而子图间距离尽量远。其中最优目标函数可以是割边最小的分割 Min cut，也可以是与 Min cut 分割规模差不多的割边最小的分割 Normalized cut(简写为 N cut)。

设无向图 $G = (V, E)$，顶点集 V 表示各个样本，带权值的边 E 表示各个样本之间的相似度[60]。与某个节点邻接的所有边的权值和定义为该顶点的度 d，所有节点的度形成一个对角度矩阵 $\mathbf{D}$

$$d_i = \sum_{j=1}^{n} w_{ij} \qquad (4-10)$$

定义两个子图 A 与 B 之间所有边的权值之和为

$$\mathbf{W}(A, B) = \sum_{i \in A, j \in B} w_{ij} \qquad (4-11)$$

设 $A_1, \cdots, A_k$ 为图的几个子集(无交集)，最小割即为最小化如下目标

函数

$$cut(A_1, \cdots, A_k) = \frac{1}{2} \sum_{i=1}^{k} W(A_i, \overline{A_i}) \qquad (4-12)$$

式中，$\overline{A_i}$ 为 A_i 的补集。

有时最小割会导致某一类只有一个样本的情况，为了让每个类都有合理的大小，其中一种可行的方法 N cut 便是优化以下目标函数

$$N\, cut(A_1, \cdots, A_k) = \frac{1}{2} \sum_{i=1}^{k} \frac{W(A_i, \overline{A_i})}{vol(A_i)} = \sum_{i=1}^{k} \frac{cut(A_i, \overline{A_i})}{vol(A_i)} \qquad (4-13)$$

式中，$vol(A) = \sum_{i \in A} w_{ij}$。

定义拉普拉斯矩阵

$$L = D - W \qquad (4-14)$$

归一化的拉普拉斯矩阵为

$$L^{\mathrm{T}} = D^{-\frac{1}{2}} L D^{-\frac{1}{2}} \qquad (4-15)$$

利用拉普拉斯矩阵的性质可以巧妙地将图分割的问题转换为求拉普拉斯矩阵特征值（向量）的问题，最小的系列特征向量对应着图最优的系列划分方法。再将特征向量划分开，如用 k - means 方法，即可得到相应的类别。

总结起来，谱聚类算法的具体流程如下。

（1）根据数据构造图，邻接矩阵 $W \in \mathbf{R}^{n \times n}$ 表示各个样本之间的相似度。

（2）构造归一化拉普拉斯矩阵 L^{T}。

（3）计算 L^{T} 的最小 k 个特征向量组成 $U \in \mathbf{R}^{n \times k}$。

（4）将 U 的每一行归一化，变为 $T \in \mathbf{R}^{n \times k}$。

（5）用 k - means 将 T 的行向量划分成 k 类。

在第（5）步 k - means 中，由于结果会受到初始点选择的影响，因此需要进行多次的重复。根据前人研究的结果[61]，本章作者及其团队选择重复进行 300 次的 k - means 分区，以得到稳定的分区结果。

5. 获取一致的标签

之前的分区工作都是在个体水平上进行的，为了比较被试间的结果，需要将每个被试的分区结果都统一配准到标准空间。利用之前配准过程中产生的正向转换矩阵配准，每个被试的不同类别数分区结果都可以一一配准到标准空间中。

对于同一个类别数下的分区结果,由于聚类算法中类别标签的随机分配,不同被试获得的亚区标签号(如用数字命名)也会因此而不同,这样不利于被试间亚区的后续比较和分析。

为了解决这个问题,本章作者及其团队尝试用以下一系列步骤得到一组被试中最一致的标签方案。首先,所有被试的类别标签方案被统一放入一个互相关的矩阵中,这个矩阵中的值代表种子区中任意两个体素的连接模式的相似度,并且是经过阈值化处理的。对于任意两个体素,如果它们在大多数的被试中都会划分到同一类别,则它们之间的连接模式相似度越高;然后,再次利用谱聚类算法将这个相似度矩阵进行聚类,这样就得到了组水平上的最一致的标签方案;最后,通过最大化空间重叠度,利用分配算法[62]将这个一致的标签方案反向传回每个被试的结果中。这样,每个被试就得到了校正之后的标签方案。

此外,多项研究[16,43,63-65]中有越来越多的证据支持大脑半球之间的拓扑同源性(topological homology)。因此,如果给定的两个种子区分别是大脑半球中对应的区域,那么将其结果反向传回个体结果前,需要利用上述方法先找到半球间种子区最一致的标签方案,以保证其亚区的拓扑同源性。

6. 概率图和最大概率图

为了表征个体差异性,同时使得在组水平上的分区结果具有较好的适用性,需要在组水平上得到每个亚区的概率图(probabilistic map,PM)。在这个概率图中,每个体素上的值代表所有被试中该体素被划分到指定亚区的百分比。这个值越高,则代表该体素有更大的群组概率被划分到指定的那个亚区中,因此这个值表征了个体差异大小,而整个概率图则表征了亚区的概率位置分布。进一步分析,对于一个 ROI 中的多个亚区,可以生成一个 ROI 的最大概率图(maximum probability map,MPM)。在这个最大概率图中,对于每一个体素,从其所属的各亚区概率值中选取一个最大值,将其最大值对应的亚区作为该体素的所属亚区。如果最大值同时对应两个或更多的亚区,则通过计算邻域 26 个体素的所属亚区,选取一个被大多数邻域体素所属的亚区,作为该体素的所属亚区[66]。此外,对于散点(即该点所属的亚区不同于邻域 6 体素中大多数所属的亚区)特别是亚区边界周围的散点,此外还做了相应的校正以减少散点噪声。

7. 验证指标

为了确定合适的亚区类别数,本章作者及其团队提出了多种验证指标来确定最优的亚区 k 类分区模式。大体来说,这些指标可以分为以下 3 类准则。

(1)分区模式间一致性准则:Cramer's V[67]、Dice 系数[68]、归一化互信息(normalized mutual information,NMI)和信息变动(variation of information,

VI)[69]。

（2）分区模式内一致性准则：平均 Silhouette 值[70]和连续性指标（continuity index）。

（3）拓扑一致性准则：层级指标（hierarchical index，HI）[71]和拓扑距离指标（topological distance index，TpD）[72]。

1）分区模式间一致性准则

为了强调分区的可重复性，一般认为被试之间产生最一致分区模式时的类别数 k 是最优的分类数 k。上述第（1）类准则中的 Cramer's V、Dice 系数和归一化互信息反映了两两分区模式之间的重合程度；信息变动测定的是在两个分区模式转换时，信息量的增减。通常，计算这些指标所需的数据集有 3 种采样方式。

① 对半分（split-half）：所有被试随机地平均分成两个组，两组被试各产生一个最大概率图用于指标计算，这个步骤重复多次（如 100 次）以求取平均值；

② 两两比较（pairwise）：任意选取一对被试，直接利用各自的分区结果来计算指标，穷尽所有的配对组合重复以上计算以求取平均值；

③ 留一法（leave-one-out）：将一个被试的分区结果，与其他剩余被试所生成的最大概率图进行指标计算，对每个被试都这样处理之后以求取平均值。

下面具体介绍（1）类准则中的 4 个指标的计算及其意义。

（1）Cramer's V（CV）。

该指标刻画了两种分区模式之间的相似程度。给定一张频率表 T，其中每一项 $T_{ij}(i=1, \cdots, m; j=1, \cdots, n)$ 表示在分区模式 A 中的亚区 A_i 和分区模式 B 中的亚区 B_j 之间的重合程度。之后，该指标可按如下计算

$$V = \sqrt{\frac{\chi^2}{N \cdot \min(m-1, n-1)}} \qquad (4-16)$$

式中，N 表示频率表 T 的总和；χ^2 表示卡方统计量。

$$\chi^2 = \sum_{i, j} \frac{\left(T_{ij} - \frac{T_{i.} T_{.j}}{N}\right)^2}{\frac{T_{i.} T_{.j}}{N}} \qquad (4-17)$$

CV 的取值区间是[0，1]，值越接近 1 代表一致性越高，值等于 1 则表示两

种分区模式完全相同。

（2）Dice 系数。

给定包含 k 个亚区的分区模式 A 和分区模式 B，Dice 系数计算式为

$$Dice = \frac{1}{k} \sum_{i}^{k} \frac{2(A_i \cap B_i)}{|A_i| + |B_i|} \qquad (4-18)$$

Dice 系数刻画了两个分区模式之间的相似性，取值范围为 0 到 1，值越接近 1 分区模式越相似。

（3）归一化互信息（NMI）。

从信息论的角度来看，两个分区模式之间的相似性可以用互信息来刻画，具体来说，就是互信息量化了从一个分区模式到另一个分区模式之间所获得的"信息量"。

$$NMI(A, B) = 2\frac{I(A;B)}{H(A)+H(B)} = 2\frac{\sum_{i,j} T_{i,j} \log \frac{T_{ij}}{T_{i.}T_{.j}}}{-\sum_{i} T_{i.} \log T_{i.} - \sum_{j} T_{.j} \log T_{.j}}$$

$$(4-19)$$

式中，$I(A;B)$ 表示分区模式 A 和分区模式 B 之间的互信息；$H(A)$ 和 $H(B)$ 分别表示分区模式 A 和分区模式 B 的熵。这里用 $[H(A)+H(B)]/2$ 来归一化，这样可以得到互信息的紧致上界。NMI 的取值范围为 0 到 1，值越高代表分区模式越相似。

（4）信息变动（VI）。

该指标刻画了在两个分区模式之间转换时所丢失或增加的信息量，这可以反映分区模式之间的稳定性。VI 计算式为

$$VI(A, B) = H(A) + H(B) - 2I(A;B) \qquad (4-20)$$

从该指标的定义可以得出，VI 值越低，代表两个分区模式之间的稳定性越高；反之，VI 值越高，代表两个分区模式之间的稳定性越差。需要注意的是，VI 值的上界并不是 1，而是 $H(A)+H(B)$。此外，在比较两个包含不同亚区类数的分区模式时，该指标的内在定义决定了其也是一个非常方便有效的指标，用于确定稳定的类别数。近年来多项研究提出了确定稳定类别数的经验方法[71,73,74]。类似地，如果从 k 类别数分区模式到 $k+1$ 类别数分区模式时，VI 值显著增加，而从 $k-1$ 类别数分区模式到 k 类别数分区模式时，VI 值没有显著增加，则认为 k 类别数分区模式就是稳定的。

2) 分区模式内一致性准则

(1) 平均 Silhouette 值。

对于每一个体素,其 Silhouette 值用于刻画该体素与所属分区体素的相似度以及该体素与其他分区体素的相似度,平均之后的 Silhouette 值可以用来表征分区在特征空间上的密集和分散程度。对于体素 i 来说,其 Silhouette 值计算式为

$$S_i = \frac{b_i - a_i}{\max(a_i, b_i)} \qquad (4-21)$$

式中,a_i 表示体素 i 与所属分区内其他体素的平均距离;b_i 表示体素 i 与其他分区内体素的最小平均距离(通常是与最近邻分区的平均距离)。对于一个分区模式的每一个体素都如此计算,便能得到该分区模式的平均 Silhouette 值。这里用到的距离量是由原始连接矩阵得到的余弦距离。平均 Silhouette 值的取值范围为-1 到 1,值越接近 1,说明该体素更匹配所属分区;值为负数说明该体素与相邻的分区更匹配。如果 k 类别数分区模式相比 $k-1$ 类别数分区模式,其平均 Silhouette 值更高,说明 k 类别数分区模式相对来说是一个更适合的分区模式。

(2) 连续性指标。

本章作者及其团队提出了一个简单的指标用于衡量一个所属分区内体素之间连续性的程度。连续性指标表示一个分区模式内最大的 6 -邻接(面连接)或 18 -邻接(边连接)或 26 -邻接(点连接)连续体所占的平均比例。该指标取值范围从 0 到 1,值越大说明该分区模式越紧密;值为 1 则表明该分区模式完全紧密,没有一个散点。

3) 拓扑一致性准则

一般来说,一个最优的分区模式也被认为应具有较一致的内在拓扑结构,这也在一定程度上反映了大脑的组织形式。以下两个指标即可以在一定程度上刻画大脑的拓扑一致性。

(1) 层级指标(HI)。

该指标可以衡量不同类别数分区模式之间的层级结构。最理想的情况是,一个 $k-1$ 类别数分区模式的某个亚区裂变为两个子亚区(即为其父类别)从而得到 k 类别数分区模式,而 HI 值就是衡量这种层级结构程度的指标[71]。对于 k 类别数分区模式,计算式为

$$HI_k = \frac{1}{k} \sum_{i=1}^{k} \frac{\max_j(x_{ij})}{x_i} \qquad (4-22)$$

式中，$\overline{x_i} = \sum_{j=1}^{k-1} x_{ij}$。对于每个 k，$\boldsymbol{x}$ 是一个矩阵，其元素 x_{ij} 表示在 $k-1$ 类别数分区模式中，类别 $j_{i=1\cdots k}$ 中源自类别 $j_{j=1\cdots k-1}$ 的体素数量。HI 值为 1 说明分区模式之间有着完美的层级结构。

（2）拓扑距离指标（TpD）。

对于两个大脑半球间的假定同源脑区或不同被试间的假定同源脑区，TpD 专门用来衡量其拓扑分布的相似度。对于两个大脑半球间的假定同源区，每一个分区模式对应一个矩阵，在这个矩阵中，元素 (i,j) 表示亚区 i 与 26-邻接的亚区 j 之间直接接触的归一化体素个数[72]。左半球脑区和右半球对应脑区的分区模式分别对应两个这样的矩阵，计算这两个矩阵向量化之后的余弦距离就可以得到 TpD。TpD 值的取值范围为 0 到 1，值越接近 0，表示两个脑区之间越可能具有一致的拓扑结构。

8. 确定最优的分区类别数

对于脑分区来说，确定最优的分区类别数依然是一个艰巨的挑战，因为聚类分析本身就是一个内在的不适定问题——只利用数据本身的信息将数据分成未知数目个类别[75]。尽管人类脑分区很难获得"真实结果（ground-truth）"，但根据不同的研究目标可以得到实践层面上的"最优"方案，如分区模式间一致性准则。这里提供了上述 3 大类不同的验证指标，结果可通过文本和图形的方式进行展现。强烈建议使用者仔细查看这些指标的走势，特别是局部极值（峰值和谷值），往往合适的分区方案就是通过这些极值所表征的[74]。除此之外，还可以将其他模态的数据——包括但不限于细胞/髓鞘构筑、功能 MRI、跨物种证据等[76]，结合数据驱动方法进行一个多角度综合的判定。

9. 基于 surface 的脑区分区流程

本章作者及其团队提出的这套基于解剖连接的脑区分区流程主要基于 volume，即以体素（voxel）为最小基本单元，既可以处理皮层区域，又可以处理皮层下的结构区域。而现在常用的另一种数据分析流程是基于 surface，即以顶点（vertex）为最小基本单元，主要用于处理皮层区域。对于分辨率为 1 mm 的 MNI 标准脑模板来说，脑中的体素数量超过了 188 万。而对于平均顶点间距为 0.9 mm 的 HCP 标准 164k surface 模板来说，其顶点数量仅为 16 万多，只有不到 1/10。因此，采用基于 surface 的技术可以大大减少数据的存储量和计算量。HCP 中的 CIFTI 数据格式①就是采用 surface 方式来存储皮层区域的数据。因此，为了方便用户做基于 surface 的脑区分区，本章作者及其团队提出的脑区分

---

① https://www.nitrc.org/projects/cifti/

区流程也设计了基于 surface 的脑区分区流程。

该套基于 surface 的脑区分区流程主要面向的是采用 HCP 类型（HCP style）格式和目录结构的数据。HCP 采用了"GIFTI 格式①"来表现 surface 上的几何数据，同时使用 CIFTI 格式来存储基于 surface 的皮层结构数据和基于 volume 的皮层下结构数据。由于 HCP 数据的公开性与高质量，现有领域的软件都渐渐开始匹配并支持这些数据格式。对于 HCP 数据，可以直接使用该流程。而对于非 HCP 数据，本章作者及其团队提出的流程也设计了数据格式和目录结构转换的脚本，在利用 Freesurfer 和 HCP Pipeline[77] 中的部分代码预处理后可以直接进行转换。

与基于 volume 的流程类似，需要配套定义基于 surface 流程中的关键文件。对于 ROI，用户可以选择从现有基于 surface 的图谱（包含后续绘制的 surface 版本脑网络组图谱）中提取相应的 ROI，也可以将基于 volume 的 ROI 转换成基于 surface 的 ROI 再使用。对于参考模板空间，采用 HCP 中基于 32k_fs_LR 网格的 Conte69 模板，该模板网格覆盖了皮层区域上的约 32 000 个顶点，各顶点之间的平均间距约为 2 mm，对于处理 DTI 数据和 fMRI 数据比较适宜。

基于 surface 的脑区分区流程与基于 volume 的脑区分区流程基本一致，但本章作者及其团队提出的在流程中的每一步中都对基于 surface 的数据进行了适配。具体的适配情况可参考第 4.4 节介绍的 ATPP 中的具体步骤。

4.3.2 被试信息与数据处理

为了验证这一套基于解剖连接的脑区分区流程的可靠性和可重复性，本章作者及其团队选用一批高频采样（每个被试被采集了多次）数据进行实验。

这套数据集由自己的实验室采集获得，其中共包含 3 名被试者，依次称为 Sub1（男，23 岁），Sub2（女，24 岁），Sub3（女，24 岁）。每名被试者在两年多的时间内在全国各地多个合作医院中分别进行了次数不等的数据采集（test-retest）。其中，被试者 Sub1 在 13 个中心共采集了 16 次，被试者 Sub2 在 8 个中心共采集了 9 次，被试者 Sub3 在 7 个中心共采集了 9 次。在每次数据采集中，每个被试者都至少采集了结构像、扩散磁共振成像和静息态功能磁共振成像这 3 种模态的数据。每个中心所采用的 MRI 机器各不相同，西门子、GE 和飞利浦三家的 MRI 机器都有。每个中心的结构像分辨率都控制在 1 mm×1 mm×1 mm，而

---

① https://www.nitrc.org/projects/gifti

DTI 像的参数则各不相同,梯度脉冲方向数量有 32 或 64 个方向,图像分辨率则有以下几种规格:1 mm×1 mm×2 mm、1 mm×1 mm×3 mm、2 mm×2 mm×2 mm、2 mm×2 mm×3 mm、2.5 mm×2.5 mm×2.5 mm。

从该数据集中选取一名被试者(Sub1)在所有 13 个中心共采集到的 16 次数据,利用这套数据来进行基于解剖连接的脑区分区。ROI 选择了左侧楔前叶(precuneus,PCun),ROI 文件可从后续描述的脑网络组图谱中的初始 ROI 中提取获得。该被试原始的数据都为 DICOM 格式,先用 dcm2nii 工具将各模态的数据转换成 nii 格式的文件;然后对结构像数据利用 bet 工具进行脑组织提取操作,并人工检查图像效果,进行参数调整以优化提取效果;对 DTI 数据,利用 FSL 中的 eddy_correct 工具进行涡流校正,然后再提取其 b0 像,利用 bet 工具进行脑组织提取,并检查效果;利用 FSL 中的 bedpostx 工具对 DTI 进行处理计算。最后可利用之后将要介绍的、可完整实现上述基于 volume 流程的 ATPP 软件来完成所有的操作。

4.3.3 实验结果与讨论

为了与之后将要介绍的脑网络组图谱进行比较,此次实验提取了每次数据中 4 类的分区结果,再加上基于这 16 次数据生成的组水平上的最大概率图,比较结果如图 4 - 11 所示。

从图中可以很明显地发现,基于这套数据得到的 4 类分区结果,与脑网络组图谱的结果十分相近。此外,为了比较基于这 16 次数据的分区结果之间的可重复性,将两两数据之间的分区结果进行比较(16×15/2=120 次),计算其 Cramer's V 值、Dice 系数和归一化互信息(NMI)值。经过计算,其 Cramer's V 值的均值和方差为 0.682 2±0.037 8,Dice 系数的均值和方差为 0.604 9±0.083 2,归一化互信息(NMI)值的均值和方差为 0.746 0±0.020 0,显示出了较好的一致性和可重复性。

本节详细描述了基于解剖连接的脑区分区流程的理论和算法框架。在包含了许多可选项的脑区分区过程中,本章作者及其团队整合了一套较为成熟的流程方案,并在多个地方进行了优化,实现了基于 volume 和基于 surface 两种方式的分区流程,提出了描述三种不同准则的多种验证指标。为了验证脑区分区流程的可靠性和可重复性,利用了一套单被试高频采样数据对该流程分区进行测试,发现该流程具有较高的稳定性和可重复性。在该流程的一些关键问题上也进行了详细的描述,这对于之后用硬件加速和软件加速来实现该套流程以及绘制脑网络组图谱奠定了坚实的基础。

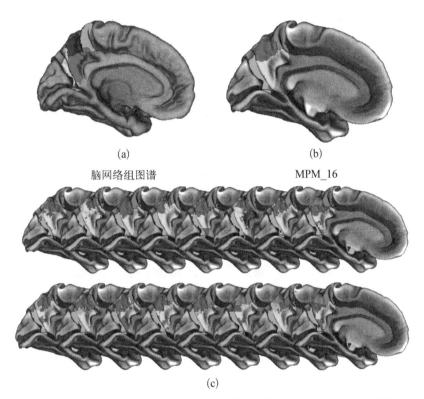

(a)　　　　　　　　　　　　　(b)

脑网络组图谱　　　　　　　　　　MPM_16

(c)

图 4‑11　单被试高频采样(16 次)数据的左侧楔前叶(PCun)的分区结果

(a) 脑网络组图谱左侧 PCun 的亚区　(b) 该数据集的左侧 PCun 最大概率图 (MPM)　(c) 每批数据中的 PCun 分区结果

4.4　人类脑网络组图谱的构建软件：ATPP

20 世纪 90 年代美国启动了"人类基因组计划"，此后历经十余年在全球科学家的协作努力下，耗资 30 亿美元完成了人类基因组 30 亿个碱基的全部测序，这使得人类攻克复杂疾病、寻找遗传病病因的能力大大增强。在后基因时代，对于基因测序数据，我们需要的不仅仅是每一个位点的 AGTC 信息。类似地，对于脑科学研究来说，采集获得的数据量(特别是 MRI 影像数据)呈爆炸式增长，人们需要的不再是 MRI 影像中原始的大量数据，而是经过一定处理的有价值的数据，比如脑图谱。这就需要配套的工具软件和方法来处理和提取此类大规模的数据。

从一百多年前发布的布罗德曼(Brodmann)脑图谱[16]，到最近发表的 HCP

多模态分区图谱[78],随着相关技术的进步,脑图谱一直在不断转变和升级。比如,从尸检观察到活体观察,从单纯的组织学切片染色成像到灵活强大的神经影像成像,从基于单个人的个体图谱到基于一群人的概率图谱,从纸质印刷的二维图谱到电子存储显示的三维图谱。为了得到脑图谱,科学家们基于微观结构、宏观结构、连接等特征,经过大量且持续不断的研究[79,80],将脑划分成了一个个不同的区域。早期的研究主要利用有限的尸检样本,结合微观与宏观结构方面的观察来定义区域的边界。而过去的二十多年以来,随着先进成像技术的进步,尤其是多模态磁共振成像(包括结构、功能和扩散等磁共振成像)技术的进步,基于影像的信息则提供了解决"绘制脑地图"的新思路和新手段[81]。

在这些脑图谱绘制技术当中,基于连接信息的脑区分区技术在近年来获得了领域内较多的重视。一个被广泛接受的观点是,同属一个大脑区域的每一个体素或顶点都拥有类似的连接模式。这些连接模式可以是解剖连接[41,82,83]、功能连接[34,84,85]、荟萃分析连接[86,87]或遗传相关度[88,89]等。其中,解剖连接的意义最为直观,信息更稳定,也可方便地用来进行跨物种研究。

基于解剖连接的特定脑区分区或全脑分区需要处理大量的高分辨率多模态MRI数据。例如,美国人类连接组计划发布的S900数据,未做处理的原始数据就接近12 TB,而处理时所产生的中间结果数据则可达到10倍的数据量。此外,脑分区流程中包含多个步骤,计算耗时且容易出错,亟须高效且自动化的算法和软件框架。因此,在数据量和计算量这两个方面的挑战都是该领域内的研究者需要面对的。然而,在该领域内仍然缺乏这样可专注于脑分区的可用软件。在绘制人类脑网络组图谱的过程中,本章作者及其团队为此开发了一套统一的流程软件来实现基于连接信息的脑区划分,该软件取名为"基于纤维示踪的自动分区软件"(automatic tractography-based parcellation pipeline, ATPP)。ATPP能够提供高度自动化的处理流程和大规模的并行计算能力。它能良好地运行在个人台式计算机上,可以对特定脑区或感兴趣区(ROI)进行划分,也能方便地扩展到高性能计算集群上,利用其高计算能力对多个ROI进行同时划分。ATPP已经在多个特定脑区的划分研究[17,90,91-93]和人类脑网络组图谱[81]上得到了成功的应用和完整的验证。

4.4.1　软件特点描述

从实现的角度看,并行流程软件通常存在两种类别[94]:① 灵活类型的流程软件,这一类软件允许用户根据自己的需要定制自己的流程,比如LONI[95]、JIST[96]、Nipype[97];② 固定类型的流程软件,这一类软件针对某个特定的目标提供了完整的固定流程,比如 CIVET、C‑PAC、PANDA[98]、DPABI[85]。ATPP 属于第②种类型。在一些领域,特别是快速发展的基于连接的脑分区领域,研究者需要理解许多的概念和算法、特定的实现细节以及一些编程技巧。一个完整的、优化过的并且可立即使用的解决方案显然更适合感兴趣的用户。因此,固定类型的流程软件(如 ATPP),可以为用户提供专用的、优化的解决方案,同时也能给开发者更多的自由去选择和测试合适的模块。

最近几年,在基于连接信息的脑分区领域内,学术界已经发表了大量文章,但是公开可用的分区软件工具却依然十分缺乏。pyClusterROI[85]、SLIC[99] 和 PyBASC① 这 3 个公开的软件工具主要针对基于静息态 fMRI 数据的脑分区,而 ATPP 则是针对基于 dMRI 数据的脑分区。BrainVISA 中的"constellation 工具箱"基于纤维束跟踪数据实现了组水平上的皮层表面(surface)数据分析[100],但还没有公开发布。相比之下,ATPP 同样基于纤维束跟踪数据同时实现了在个体水平和组水平上的皮层体(volume)数据分析,并且已经公开发布。截至目前,相比领域内快速发展的基于连接信息的脑分区概念和算法,相关可用的软件工具缺乏的部分原因可能是未公开的算法或者无法访问的软件现实。随着大量的神经科学家、心理学家或临床工作者投身于脑影像的研究中,更多易于使用的软件工具也逐渐发展完善,这值得引起学术界更多的重视。

与现有的这些分区软件相比,ATPP 具有以下几个优点。

(1) 就目前而言,ATPP 是第一个结合了大规模跨机器和机器内并行计算的脑分区软件工具,这对于应对海量多模态 MRI 数据和大量计算密集任务所带来的挑战来说至关重要。不管是多核台式计算机,还是在全世界各地实验室日渐普及的多节点高性能计算集群,ATPP 都能充分利用它们的计算能力。计算耗时以及调试成本的下降可以让研究者开展更多的可靠性与可重复性研究。这一优点在加速构造人类脑网络组图谱的过程中已经得到了充分的测试和验证。

(2) ATPP 的模块化结构可以很容易地进行修改或改进。在当前发布的版本中,我们选用了特定的算法模块来组成我们整个的分区流程。比如,利用 SPM8 中的功能模块来实现配准,利用谱聚类方法来作为聚类分析的模块。随着脑分区领域的快速发展,这些模块都可以不断地进行升级或被替换成其他的实现方式。在未来的版本中,ATPP 会加入不同的功能模块或不同实现方式的模块,为用户提供更多的选择,比如结合其他连接模态的信息,实现更多的聚类

---

① https://pypi.python.org/pypi/PyBASC

算法和验证指标等。此外,ATPP 图形界面模式的用户界面也可以不断地优化,提升用户的操作体验。

(3) 在 ATPP 运行过程中产生的大量中间结果数据和日志信息对于提升研究的质量控制与可重复性同样至关重要。需要注意的是,尽管 ATPP 完全实现了整个流程的自动化,一些人工干预对于得到更好的结果也是十分必要的。例如,当做完配准工作后,强烈建议用户仔细检查一下配准的图像质量。必要的时候,可以人工修正中间结果。最近几年,提高研究的透明度和可重复性得到了学术界越来越多的呼吁和支持。在 ATPP 的运行过程中所产生的详细日志信息,如执行主机名、开始时间、消耗时长、核心算法的详细运行信息等,再加上配置参数文件,用户可以很方便地发布这些运行环境信息,也能基于同样的数据进行重复性验证。

(4) ATPP 完全符合开放科学的精神并遵循相关的规范。开放科学体现了科学研究文化的范式转变,旨在让科学研究中的期刊文章、实验室日志、数据、流程工具等内容对社会各个阶层进行完全的开放。ATPP 已经公开发布在领域内常用的工具集平台 NITRC① 上。ATPP 的源代码存放在 Github② 上,并遵循 GNU GPLv3 开源协议。在 Github 上,用户既可以下载,又可以开辟分支进行研究开发。ATPP 在 Github 上发布的版本通过 Zenodo 平台生成一个独一无二的 DOI③,可以为 ATPP 提供一个唯一并持久的访问方式。此外,ATPP 通过 SciCrush 注册平台生成了一个研究资源 ID 号(RRID:SCR_014815),可以避免工具及其版本的模糊性,提升了科学研究资源的鉴别、发现与复用。

以上这些优点使得 ATPP 成为一个非常有前景的脑分区工具。除了应用在特定脑区分区和全脑分区上,ATPP 还可以从不同的角度加速脑分区研究。比如,由于现有大部分的图谱都是来源于单个被试或一群特定的被试者(大多数情况下指健康成年人),因此针对其他年龄段的被试者(儿童或老年人等)或罹患心理疾病、神经发育疾病、神经退行性疾病的被试,完全可以利用 ATPP 来研究其特定脑区或全脑分区有何异同。又比如,通过替换 ATPP 中少量的模块,ATPP 完全可以应用到其他物种(如非人灵长类)的脑研究中。

在当前的版本中,ATPP 主要聚焦于实现基于解剖连接的脑分区流程。除了解剖连接,还有很多其他连接信息,如静息态功能连接[34,84]、结构共变[83]、基

---

① https://www.nitrc.org/projects/atpp
② https://github.com/hailililihai/ATPP_CLI
③ ATPP CLI v2.0.0,doi:https://doi.org/10.5281/zenodo.239702

于荟萃分析的脑功能激活[86]及遗传相关度[88],可以当作脑分区的特征。部分研究提示静息态功能连接[101,102]和荟萃分析共激活[103]可以在一定程度上反映其潜在的解剖连接。因此,在 ATPP 未来的版本发展中,结合多模态的连接信息是一个有趣且重要的方向,而且这些多模态的分区反过来也能为分区类别数的确定提供更多的信息。

总之,这套开源的流程软件 ATPP 可以自动且高效地实现基于纤维束跟踪的脑分区流程。ATPP 已经在发表的脑区研究中得到了充分的验证,特别是在人类脑网络组图谱的绘制过程中,展现了 ATPP 在推进脑分区研究中的极大能力。

4.4.2 软件主要算法实现描述

基于解剖连接的人脑图谱分区流程如图 4-9 所示。ATPP 只要读取定义好的一个或多个 ROI 以及一些用户配置的参数,就可以开始自动地运行一系列的脑分区流程步骤,最后产生最终的结果和适当的日志信息。其中几个关键步骤的实现详细描述如下。

1. 配准

对于数据集中的每一个被试,其 T1 结构像提取脑组织之后会被共配准(co-register)到各自的不带扩散加权图像(即 b0 图像),从而在个体 diffusion 空间中产生一个配准好的 rT1 图像。然后,再将个体的 rT1 图像通过两步配准(线性[104]加非线性配准[105])方法配准到标准模板中(比如,MNI152 模板)。同时,个体 diffusion 空间和标准模板空间之间的正向和逆向转换矩阵也会生成。这一步的配准主要利用了 SPM 软件中的配准函数。这样处理之后,用户给定的ROI——不管是从模板中提取得到的,还是自己手动绘制的——就可以利用之前得到的逆向配准矩阵转换到每一个被试的个体 diffusion 空间中,得到个体上的种子区(seed mask)。此外,正向转换矩阵在后续的步骤中也会派上用场,比如将个体上分好的多个亚区重新配准到标准模板空间中。

2. 概率性纤维跟踪

对于种子区中的每一个体素,其纤维方向概率分布函数可由 FSL 中的bedpostx 工具得到,利用 FSL 中的概率性跟踪工具 probtrackx 进行多次(如5 000 次,默认参数)纤维采样,就可以得到连接的概率值。将这一过程应用到种子体素和全脑其他所有剩余体素之间的连接性计算中,就可以最终得到一个三维的图像,其中每个体素的值代表种子体素到该体素的连接概率值,即穿过该体素的纤维条数除以种子体素上的总发出纤维条数得到的值。在计算过程中,若该体系距离种子体素变远,则其穿过的纤维条数也会相应地减少,为了防止这种因距离上的影响而对结果产生的偏差,需要做距离矫正[106]。此外,对得到的连接概率值也要做阈值化处理。比如将连接概率值的最小值设定为 0.04%[107],即表示如果采样 5 000 次,则结果图像中穿过 2 条以上纤维的体素才被保留。通过这样的阈值化处理,结果图像不仅能获得更低的假阳性连接(如噪声),也能保持足够的灵敏度从而不会漏掉真正的连接[108,109]。

3. 个体脑分区

为了减少存储所需容量和加快后续分析速度,对于种子区的每个体素,其各自的全脑连接概率值图像都进行了下采样操作(比如,从原来的 2 mm 分辨率下采样到 5 mm)[35],并且转换成了一个原始的连接矩阵。这个矩阵大小为 $N \times M$,其中的 N 代表种子区中所有体素的个数,M 代表图像下采样之后的全脑体素数量。在这个矩阵中,每一行代表种子区中的一个体素与全脑其他体素之间的连接模式。基于这个连接矩阵,可以得到一个大小为 $N \times N$ 的互相关矩阵。在这个互相关矩阵中,元素 (i, j) 的值代表种子区中体素 i 的连接模式和体素 j 的连接模式相关[35]。为了区分出不同的体素群,将这个互相关矩阵输入到 N cut 谱聚类算法中进行不加空间限制的聚类分析,就可以将具有类似连接模式的体素归成一个体素群。需要注意的是,聚类分析时的类别数 k 必须由实验者来提前确定,而 ATPP 软件本身可以将 k 值设成一个范围(比如从 2~12),这样就可以帮助实验者一次性得到包含多个类别数的分区结果。

4.4.3　软件实现

基于解剖连接的脑分区流程软件包含了一系列自行编写的 Linux shell 脚本和 MATLAB 函数模块,也结合了领域内广为熟悉和使用的 FSL 5.0 和 SPM8。具体来说,对于 FSL 5.0,可利用其扩散工具箱(FMRIB's diffusion toolbox,FDT)中的部分函数来做概率性跟踪,而对于 SPM8,可利用其中的配准函数,剩下的功能模块都是通过自行编写的 MATLAB 函数来实现的。这些所有的函数模块最终通过 Linux shell 脚本这样的"胶水语言"整合成了一个分层的、统一的平台,即 ATPP。ATPP 利用了网格引擎(grid engine)任务调度系统(之前称为 sun grid engine,简称 SGE,后被 Oracle 公司收购,现归 Univa 公司所有)和 MATLAB 的并行计算工具箱(parallel computing toolbox™,PCT)来实现机器内和跨机器的并行计算。ATPP 提供了两种操作模式——命令行模式(command line,CLI)和图形界面模式(graphical user interface,GUI)。CLI 模式是面向多个 ROI 的,可以用来同时进行多个脑区的分区;而

GUI 模式是面向单个 ROI 的,但提供用户友好的界面,可以使用户在分区过程中方便地修改部分参数。

从实现角度来看,ATPP 软件流程可分为以下几个步骤(见图 4 - 12)。

(1) 生成工作目录和一些必要的文件。

(2) 将 ROI 从标准空间配准到每一个被试的个体 diffusion 空间。

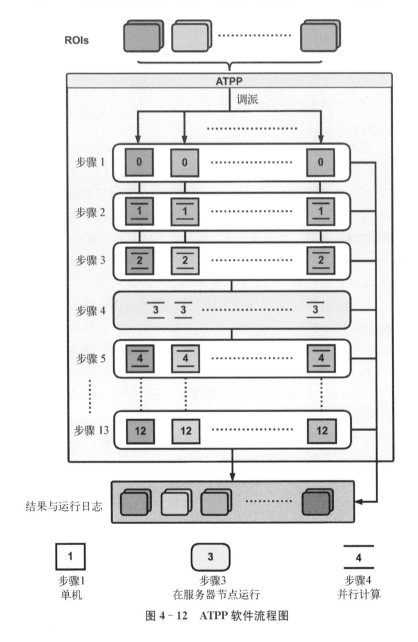

图 4 - 12 ATPP 软件流程图

（3）对于每一个已经被配准到个体 diffusion 空间中的 ROI，生成一个包含所有非零体素坐标值的文本文件。

（4）对于每一个 ROI 中的每一个体素进行概率性跟踪。

（5）生成每一个 ROI 的互相关矩阵。

（6）对每一个 ROI，利用其互相关矩阵应用聚类算法。

（7）将每一个聚类完之后的 ROI 反向配准到标准空间。

（8）生成组水平上的最一致标签方案。

（9）将标签方案反向传播到每一个被试的分区模式中。

（10）生成每一个亚区的概率图和整个 ROI 的最大概率图。

（11）去除最大概率图中的散点。

（12）计算各类验证指标。

（13）生成各类验证指标的趋势图表。

给定了 ROI 和配置参数后，ATPP 就能自动地执行以上 13 个步骤。这些涉及配准、纤维束跟踪、聚类、标注和指标验证等的计算步骤都可以通过机器内和跨机器的并行计算来加速。最终，软件不仅能生成个体和组水平上的多个分区结果和验证指标，还能产生丰富的日志信息供用户调试和检查结果。

1. 软件运行条件

在运行 ATPP 软件前，用户需要检查以下软件运行条件：① 输入数据，ATPP 需要每一个被试的已经去掉非脑组织的 T1 加权图像和 b0 图像，以及经过 bedpostx 预处理好的数据；② 环境和工具，由于第三方软件的环境依赖以及所选择的编程语言，ATPP 必须运行在 Linux 操作系统上。在 Linux 操作系统上，需要预装好 FSL 和 SPM8 等软件。此外，对于 ATPP 的命令行模式，系统需要预装好网格引擎（grid engine）任务调度系统。对于 ATPP 的图形界面模式，其他必要的软件已经包含或集成在 ATPP 中，比如 GTK - server 和相关的运行库，这些包含的软件必须在 ATPP 运行前按照说明进行安装。

2. 目录结构和命名规范

对于一个流程软件来说，简单、一致、可伸缩的目录结构和文件命名规范非常重要。ATPP 也不例外，其拥有自己的文件和目录命名规范。通常会给每一个 ROI 建立一个初始的工作目录，里面包含：① 一个名为"ROI"的子目录，里面放了给定的 ROI 图像；② 一个名为"log"的子目录，里面用来存放运行日志；③ 每一个被试的子目录，名称为被试各自的 ID 号，里面包含有被试的 T1 加权图像和 b0 图像。ATPP 里已经自带了一个目录生成脚本模板，可以方便地建立上述所需的工作目录。此外，在 ATPP 运行过程中，每一种中间结果以及日志都会保持统一而特定的名称。

3. 层级结构和模块化结构

ATPP 的层级结构最初受到"1000 功能连接组计划"（1000 Functional Connectomes Projects①）中处理脚本的启发。ATPP 第 1 层（顶层）的脚本（命令行模式中）或一个回调函数（图形界面模式中）起到类似分派员的角色，用来负责读取配置参数和提交任务到本机或其他机器；第 2 层的脚本起到类似交换台的角色，用来触发一系列指定的运行步骤以及产生运行日志；第 3 层的脚本被触发后就会通过 MATLAB 或第三方程序来运行特定的功能模块。这些步骤和功能都是模块化的，可以很容易地进行增减和改进。

4. 并行计算

ATPP 通过 SGE 任务调度系统、MATLAB 中的 PCT 工具箱以及 Nvidia 的 CUDA 库来分别实现跨机器和机器内的并行计算。SGE 任务调度系统适用于计算集群和云计算，可方便地对任务进行调度、负载均衡、监控和审计等操作。只要用户开启了 ATPP 的 SGE 并行计算功能，ATPP 就会将任务分配到最适合的机器上运行。MATLAB 的 PCT 工具箱可以使得程序利用多个 CPU 核心进行并行计算，且无需对已有程序进行过多的修改。只要用户开启相关功能，ATPP 就会在每一个步骤中充分利用 PCT 工具箱，尽可能地降低程序的运行耗时。在安装配置了 GPU 的机器上只要配置好 Nvidia 的 CUDA 库环境，就能运行支持 GPU 加速运算的程序，比如 FSL 中的 bedpostx 和 probtrackx 工具。

5. 命令行模式实现细节

ATPP 命令行模式（见图 4 - 13）利用一系列层级化的 Linux shell 脚本整合了各个 MATLAB 函数模块和第三方程序。只要用户按照模板要求定义好一个信息列表文件，其中每一行对应一个 ROI 的名称、最大分区类别数、数据来源、所用被试信息和工作目录等信息，ATPP 的第 1 层（顶层）脚本 ATPP. sh 便会读入这个文件，将每一个 ROI 的信息结合第 2 层脚本 pipeline. sh 和配置参数文件 config. sh 整合成一个任务，提交到最适合的机器上进行运算；第 2 层的脚本会触发并记录一系列第 3 层脚本的运行，其中每一个脚本代表流程中的一个步骤，每一个步骤都会根据配置参数启动相应的 MATLAB 函数模块或第三方程序。ATPP 的命令行模式是针对多个 ROI 设计的，因此该模式非常适合多个脑区的同时分区。同时，该模式被设计运行在计算集群上，特别是高性能计算集群上，

---

① http://fcon_1000.projects.nitrc.org

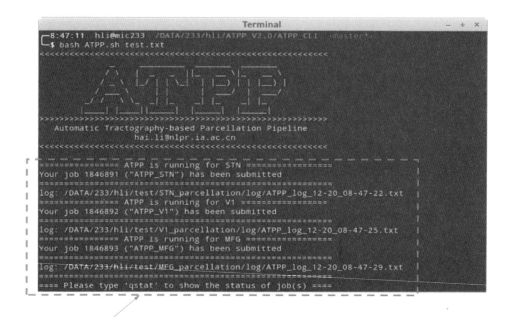

并行对各个感兴趣脑区继续亚区划分

图 4 - 13   ATPP 命令行模式

因此该模式也非常适合需要高效处理多个脑区分区的高级用户。

6. 图形界面模式实现细节

初级用户一般并没有太多的编程经验,因此更倾向于选择易于使用的图形操作面板来控制整个流程的运行。ATPP 图形界面模式(见图 4 - 14)就满足了这种需求。该模式利用 GTK - server 软件实现了用户友好的图形界面,而 GTK - server 是一个开源的软件,可以为 shell 脚本提供基于 GTK 的图形界面。ATPP 的图形操作界面上有 3 个标签页:① "Main Panel"标签页里包含了一些基础和必不可少的配置参数,如输入文件和目录、运行步骤、并行计算选项等;② "Advanced Settings"标签页里包含了一些较少需要用户改动的高级参数,如部分程序和命令的执行路径、某些步骤的具体配置参数等;③ "About"(关于)标签页里面含有开发者的信息和软件使用许可证等。对于图形操作界面上的大多数基础和高级参数,用户都可以根据需要进行输入和修改。在 ATPP 的图形界面上下部还有一块固定的区域,里面包含有流程控制相关的按键,如点击"Run"或"Stop"按键会触发和终止任务的运行,同时在状态栏会显示相应的"Ready""Running""Stop"和"Done"等任务状态,如点击"Show progress"和"Show logs"按键可以查看实时的进度信息和详细的日志信息。此外,ATPP 的图形界面模式同时提供了机器内和跨机器两种级别的并行计算,方便用户根据实际需要进行选择。与命令行模式相比,图形界面模式是针对单个 ROI 设计的,因此用户可以专注于某一个特定的脑区,方便地在界面上对参数进行修改以测试不同处理条件的效果。

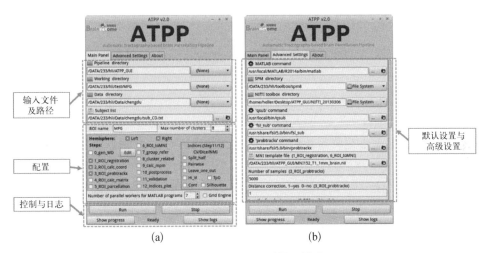

图 4‑14　ATPP 图形界面模式

(a) "Main Panel" 标签页　(b) "Advanced Settings" 标签页

7. 基于 surface 的脑区分区流程实现

通常会把较新的功能放在命令行模式中实现并验证。在 ATPP_CLI 的 v2.5 版本中,基于命令行模式 v2.0 版本中的部分现有代码,增加了实现基于 surface 脑区分区功能的代码。在软件实现中采用 HCP 类型(HCP style)格式和目录结构的数据,利用这套规范来对指定 ROI 进行分区操作。

对于 HCP 数据可以直接利用该流程进行数据处理。对于非 HCP 数据,首先对数据进行必要的预处理(如 DTI 数据进行涡流校正、bedpostx 处理等),然后利用 Freesurfer 的 recon-all 工具对该数据进行皮层重建,接着再利用 HCP Pipeline 中 PostFreesurfer 阶段的部分代码进行格式的转换。最后利用自行编写的脚本将相关数据的组织 GPU 结构转换成符合 HCP 数据规范的目录结构。这样处理之后,所有被试数据都被配准到了 32k_fs_LR 网格上,具有统一的顶点编号和数量。此外还有一个自动提取 surface 上 ROI 的代码,可以方便用户提取 surface 图谱中的部分感兴趣区域。

在实现基于 surface 的脑区分区流程时,每一个主要步骤都与基于 volume 的实现类似,但本章作者及其团队对 surface 数据进行了适配,主要适配情况如下。

（1）首先建立与之前规范一致的统一工作目录并准备了相关数据，比如 DTI 空间中脑组织的 mask 以及下采样到 5 mm 的脑组织 mask。

（2）为了在 surface 上进行概率性纤维跟踪，需要提取 ROI 在 surface 中的顶点集制作成 GIFTI 格式文件，并利用 FSL 中的 surf2surf 工具将其转换成 probtrackx 工具能识别的普通文本文件。

（3）将上述生成的数据以及预处理得到的配准变换场和 bedpostx 数据一起输入到 probtrackx 中，probtrackx 会自动将 surface 上的 ROI 顶点集转换成对应个体 DTI 空间上的体素点进行概率性纤维跟踪，在这一步选择使用单 mask 的跟踪方式，同时自动生成 ROI 内的相似性矩阵。

（4）得到相似性矩阵后就可以利用谱聚类算法对 ROI 顶点集进行聚类，同样从 2 类到指定最高类别数，生成对应类别数的分区方案。

按上述适配处理后就可以得到个体 surface 上的分区结果，而且个体上的分区结果都是在统一的 32k_fs_LR 网格上，因此后续的组水平分析以及指标验证基本与基于 volume 的脑区分区流程一致。

在基于 surface 的概率性纤维跟踪时采用了单 mask 的跟踪方式，而这一流程可用最新的 GPU 版本 probtrackx 来加速实现。经过测试，该 GPU 版本的 probtrackx 算法可加速约 50 倍。只要运行环境中带有 Nvidia 的 GPU 同时配置好相应的 CUDA 库，就可以大大减少在这一步骤上的计算耗时。

4.4.4　结果与讨论

在这个研究中开发了一套统一的流程软件——ATPP，它能利用大规模并行计算来自动地实现基于解剖连接的人脑分区框架。ATPP 提供了两种运行模式：命令行模式可以针对多个 ROI 进行高效的并行分区；图形界面模式提供了一个对用户友好的图形界面，可以让用户方便地对单个 ROI 进行分区。

为了测试 ATPP 可选用一个本地的高性能计算集群作为计算资源。该集群包含 10 个计算节点，每个节点有两路 Intel 至强处理器（Xeon E5 - 2630@ 2.30 GHz），共 12 个物理核心，内存达 128 GB。

本章作者及其团队搜集了两套数据集来进行测试，一套数据集采集自成都[17]，包含 40 个正常被试者（20 位男性和 20 位女性，年龄范围为 17～20 岁，dMRI 数据分辨率为 2 mm，各向同性）。另一套数据采集自人类连接组计划（HCP）中 Q3 的数据，包含 40 个正常被试者（18 位男性和 22 位女性，年龄范围为 22～35 岁；dMRI 数据分辨率为 1.25 mm，各向同性）。HCP 的多模态 MRI

数据已经经过 HCP pipeline[17] 预处理过。成都数据和 HCP 数据中的所有被试者都已签过知情同意书,并各自由电子科技大学和华盛顿大学圣路易斯分校的伦理审查委员会(IRB)批准通过。

为了测试软件的实际使用效果,选取两个包含较多体素的脑区作为 ROI 进行了实际运行测试。基于成都数据,研究团队利用 ATPP 的图形界面模式来对左侧中央前回(precentral gyrus,PrG)进行分区;基于 HCP 数据,则利用 ATPP 的命令行模式来对左侧额中回(middle frontal gyrus,MFG)进行分区。图 4‑15 和图 4‑16 分别显示了左侧中央前回(PrG)和左侧额中回(MFG)的最终分区结果以及最优的分区类别数和各种稳定性指标。以图 4‑15 为例,(a)中显示了 PrG 从 2 类到 12 类的最大概率图分区结果;(c)中显示了从 2 类到 12 类,各类指标的变化情况,其中 Dice 值、NMI 值与 CV 值越接近 1 越好,而 VI 值越低越好,且极值往往提示存在最稳定分类,综合各条指标曲线看,在 6 类时,PrG 可以得到最稳定的分区,因此选择 6 类为最优类别数;(b)中显示了 6 类时,PrG 各个亚区的概率分布图。整个 HCP pipeline 处理过程分别耗时约 30 h 和 114 h。

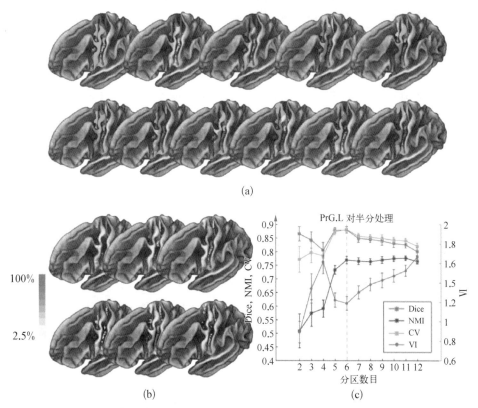

图 4‑15　左侧中央前回(PrG)最终分区结果,最优分区类别数和各种稳定性指标

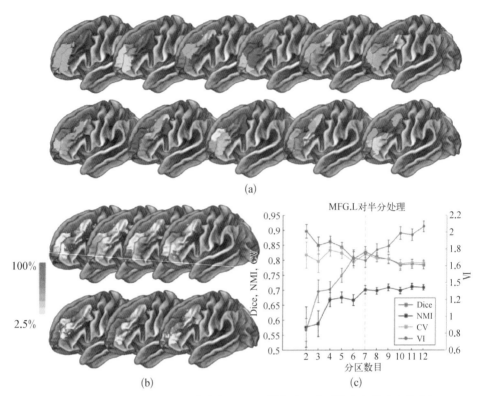

图 4 - 16　左侧额中回(MFG)最终分区结果,最优分区类别数和各种稳定性指标

本节介绍了一套基于解剖连接的脑区分区软件——ATPP。该软件具有自动化、并行化和使用灵活等特点。用户只需提供输入文件,设置好参数,软件便会自动地运行一整套脑区分区流程,并最终生成所需的结果和日志,全程再不需要人工干预。该软件能同时提供机器内(多核 CPU 加速或 GPU 加速)和跨机器(在高性能计算集群中分配任务)两种级别的并行化支持,可以同时处理大批量的 MRI 影像数据,可大大加快脑区分区进程。

ATPP 是一个统一的平台,提供了命令行模式和图形界面模式两种操作模式。在命令行模式中可实现多个脑区的同时分区,方便高级用户应用在脑图谱制作等场景中。同时,该模式既可以实现基于 volume 的分区又可以实现基于 surface 的分区操作。这样在图形界面模式便可实现单个脑区的分区操作,方便普通用户在普通的台式机上就能完成脑区的分区操作。我们利用 ATPP 在两套数据集进行了测试验证。同时,ATPP 也已在多篇文献[58,80,110-112]中得到了成功的应用和完整的验证。

该软件提供了模块化的功能设计,且该软件已经开源,用户可以根据自己的需要进行适当的修改,应用到各自的研究场景中。该软件为后续绘制脑网络组图谱提供了极大的帮助,大大提高了完成制作该图谱的效率。

4.5 人类脑网络组图谱的绘制

人脑中包含了数百个解剖和功能各异的皮层结构以及皮层下结构,准确地定义每个结构的功能和连接是一项巨大的挑战。为解决该挑战,一个反映大脑结构和功能特性的可靠的精细脑图谱就显得至关重要。这样的一个脑图谱可以为脑研究提供多种便利,比如在脑网络分析中,脑图谱可以为研究者提供预先定义好的标准节点[113],而研究者不需要自己费时费力提取节点;在多模态融合研究中,脑图谱可以为研究者提供一个统一的平台来综合多种来源的数据[13,114]。

为此,长久以来研究者们持续不断地努力,利用微观和宏观结构或连接特性等特征[80,115]来将大脑划分成一个个不同的区域,以制作脑图谱。早期的脑区分区主要关注区域的边界定义(如 Brodmann 图谱),这些图谱基本都是通过对少数样本的尸体大脑进行组织学观测来绘制的。尽管组织学检验是目前唯一能直接绘制大脑的技术(相比之下,其他方法则通过记录到的数据进行间接推断),但是系统的组织学绘制过程极其耗时。此外,尽管这些早期的图谱提供了非常有价值的信息,但是这些图谱的微观细胞构筑并不足以完全表征大脑的功能组织[116],微观结构的不同只能反映脑区特异性的一个方面,其无法很好地反映脑区的长程连接,而长程连接的不同恰恰是脑区特异性的另一个决定因素[42]。

随着近 40 年来医学影像技术的长足进步,特别是可以在体定量刻画人脑白质纤维的扩散磁共振成像技术的出现和成熟,基于磁共振成像技术所刻画的连接特性来绘制脑图谱成为另一种新的思路。基于解剖连接的脑区分区流程已经在多个脑区(楔前叶[117]、顶下小叶[118]、额上回[119]、额极[120]、颞极[121]、颞中回[122]、海马旁回[123]、梭状回[17]、Wernicke 区[124]、背侧运动前区[125]等)的精细划分中得到了很好的验证。在此基础上希望利用高质量的公开数据集,在全脑尺度上和统一框架下绘制一幅精细的脑图谱,不仅能提供准确精细的亚区,并且能提供每个亚区各自的解剖和功能连接模式,为领域内的基础研究者和临床工作者提供一个重要可靠的研究工具。同时,希望借助该工具能在认识大脑的结构和功能、脑疾病的早期诊断和干预、类脑智能的发展等方面获得重要启示,推动脑科学的蓬勃发展。

4.5.1   数据与绘制过程

1. 被试数据

为了获得尽可能精细的脑图谱,同时为了获得业内广泛的认可和使用,选用一批高质量的公开数据集进行全脑尺度的脑图谱绘制。经过仔细比较最终选取了美国的人类连接组计划(Human Connectome Project,HCP)中的数据①。该计划由美国华盛顿大学和明尼苏达大学联合主导,在 5 年时间内采集了约 1 200 名被试者信息,利用西门子公司专门为此定制的 3T 高场磁共振成像系统 Connectome Sykra 以及多项硬件和软件改进措施,获得了大量高分辨率的数据,特别是其中的扩散磁共振影像数据(对于绘制该脑图谱至关重要),其质量达到业内最高水准,图 4 - 17 展示了 HCP 与传统的 dMRI 数据质量的比较。该计划已经公布并共享了其所采集的数据,包括预处理以及未处理的数据,其总容量达到了前所未有的 76 TB,为该领域内迄今公布的最大数据集。

从该数据集的 Q3 数据中选取 40 个不相关的(不含双生子)正常健康被试者,被试者年龄范围为 22~35 岁,包含 18 名男性和 22 名女性。其中,被试者 209733 和 528446 显示了异常的结构影像,因此,又从另外 80 个不相关的正常健康被试数据集中挑选了两名年龄性别匹配的被试 100408 和被试 106016 放入该数据集,组成了本次绘制脑图谱的数据集,并将该数据集命名为 HCP40。所有被试的招募流程以及知情同意书签署过程,都经华盛顿大学圣路易斯分校的伦理审查委员会审查通过。

HCP40 中的每个被试都包含 3 种模态(结构、扩散和静息态功能磁共振成像)的高分辨率数据,该数据都采集自西门子公司的科研定制 Connectome Sykra 磁共振机器,采用了标准的 32 通道头部接收线圈和专门定制的发射线圈。此外,该机器采用了特制的梯度线圈与功放,使得最大梯度强度达到了 100 mT/m,远超普通的 40 mT/m,该项改进可以极大地提高扩散磁共振成像数据的质量[126]。各类模态数据的主要成像参数描述如下。

(1) sMRI 数据:T1w 像采用 3D MPRAGE 序列,$TR = 2\ 400$ ms,$TE = 2.14$ ms,$TI = 1\ 000$ ms,翻转角为 8°;视野大小为 224 mm×224 mm,体素大小为 0.7 mm×0.7 mm×0.7 mm。

(2) dMRI 数据:采用 Spin-echo EPI 序列,$TR = 5\ 520$ ms,$TE = 89.5$ ms,

---

① https://www.humanconnectome.org/

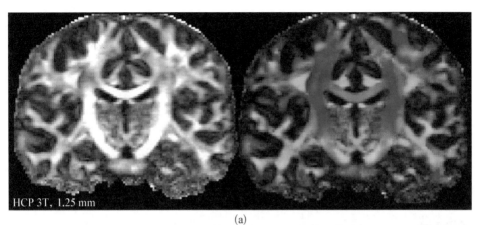

(a)

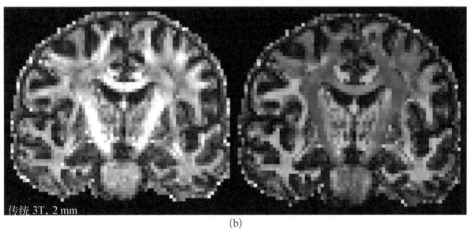

(b)

注：(a)(b)图中左侧图像为 FA 图像,右侧图像为彩色编码的 FA 图像

图 4 - 17　HCP 与传统的 dMRI 数据质量比较[127]

(a) HCP 数据质量　(b) 传统的 dMRI 数据质量

翻转角为 78°;视野大小为 210 mm×180 mm,矩阵大小为 168×144;Multiband
加速因子为 3,相编码方向 LR 和 RL 各一次;111 层,层厚为 1.25 mm,体素大
小为 1.25 mm×1.25 mm×1.25 mm;有 3 种 b 值（1 000 s/mm², 2 000
s/mm² 和 3 000 s/mm²）,每个 b 值平均施加 90 个梯度方向,另外再加 6 个不施
加梯度方向的 b0（b＝0 s/mm²）数据。

（3）rfMRI 数据:采用 Gradient-echo EPI 序列, $TR = 720$ ms, $TE =$
33.1 ms,翻转角为 51°;视野大小为 208 mm×180 mm,矩阵大小为 104×90;
Multiband 加速因子为 8,相编码方向 LR 和 RL 各一次;72 层,层厚为 2 mm,体
素大小为 2 mm×2 mm×2 mm;共有 4 个 run,每一个 run 包含 1 200 个时间点。

为了对 HCP40 数据集所得到的脑图谱进行重复验证，另外还选取了 40 个正常成年人的数据集。该数据集来源于研究团队实验室在成都采集的一套大学生多模态影像数据，从中选取了 40 个正常健康成年人，年龄范围为 17～20 岁（19.1±0.8 岁），包含 20 位男性和 20 位女性，并将这套数据集命名为 CD40。每个被试者都签署了知情同意书，整个流程经电子科技大学的伦理审查委员会审查通过。

CD40 中每个被试都包含有 3 种模态（结构、扩散和静息态功能磁共振成像）的数据，所有数据都是采集自 GE 公司的 3.0T Signa HDx 磁共振成像系统。所有被试者都要求在扫描过程中闭眼、放松，并尽量不动。各类模态数据的主要成像参数描述如下。

（1）sMRI 数据：T1 像采用矢状 BRAVO 序列，$TR=1.9$ ms，$TE=3$ ms，$TI=800$ ms，翻转角为 $7°$；视野大小为 256 mm×256 mm；共有 192 层矢状面，层厚为 1 mm，无层间距，层面内体素大小为 1 mm×1 mm。

（2）dMRI 数据：采用 Single-shot EPI 序列，$TR=8\,500$ ms，$TE=67.6$ ms，翻转角为 $90°$；视野大小为 256 mm×256 mm，矩阵大小为 128×128；75 层，层厚为 2 mm，体素大小为 2 mm×2 mm，无层间距；单 b 值（$1\,000$ s/mm^2），64 个梯度方向，另加 3 个不施加梯度方向的 b0（$b=0$ s/mm^2）数据。

（3）rfMRI 数据：采用 Gradient-echo EPI 序列，$TR=2\,000$ ms，$TE=30$ ms，翻转角为 $90°$；视野大小为 240 mm×240 mm，矩阵大小为 64×64；39 层横断面，层厚为 3.4 mm，层间距为 0.6 mm，层面内体素大小为 3.75 mm×3.75 mm；共有 255 个时间点。

2. 数据预处理

对于 HCP40 数据集，其各模态数据已经经过最小化预处理[77]，各自的概要描述如下。

1）对于 sMRI 数据

（1）利用 T1 像和 Field map 图像以及定制的处理脚本进行梯度非线性失真校正。

（2）对于多次重复采集的 T1 像，利用 FSL 中的 flirt 工具，通过 6 自由度的刚体变换进行对齐并平均，然后利用 FSL 中的 robustfov 工具将 T1 像的视野大小（field of view，FOV）进行缩小，去除多余的颈部。

（3）将 T1 像通过 6 自由度的刚体变换对齐到 MNI 标准空间，在保持尺寸和形状不变的前提下，将前联合（anterior commissure，AC）与前联合-后联合（posterior commissure，PC）的连线（AC - PC line）以及半球间平面，与 MNI 模板进行对齐,这样可以方便后续的可视化。

(4)接下来,进行脑组织提取处理,这里没有直接用 FSL 中的"bet 工具",而是将 T1 像通过两步配准法(flirt 的线性配准加上 fnirt 的非线性配准)配准到 MNI 模板,然后再将 MNI 的脑掩模(mask)逆向配回个体的空间,从而将脑组织提取。

(5)利用 field map 图像来校正读出(readout)失真,从而最终得到个体空间中的无失真 T1 像。

2)对于 dMRI 数据

(1)将相编码方向不同的两组(共 6 个,一组各 3 个)不加梯度方向的 b0 像各自进行强度归一化,基于这一对 b0 像,利用 FSL 中的 topup 工具估计其 EPI 失真程度。

(2)然后利用 FSL 中的"eddy 工具"结合多种数据进行涡流(eddy current)校正和头动(head motion)校正。

(3)对图像进行梯度非线性失真校正。

(4)将 b0 像利用"flirt 工具"和 Freesurfer 中的"BBregister 工具"配准到个体的 T1 像中,从而方便后续的显示与进一步处理。

(5)利用 sMRI 处理步骤中得到的 mask 提取脑组织。

3)对于 rfMRI 数据

(1)对图像进行梯度非线性失真校正。

(2)利用 6 自由度的刚体变换将每个时间点的图像对齐到参考图像中进行头动校正。

(3)利用相编码方向不同的图像进行 EPI 失真校正。

(4)将参考图像利用"flirt 工具"和"BBregister 工具"配准到 T1 像中。

(5)将以上步骤加上非线性配准到 MNI 模板的步骤,结合成一个单独的非线性采样步骤,作用于每一个时间点的图像,并进行脑组织提取和强度归一化,得到四维时间序列图像。

(6)利用"ICA‐FIX 工具"去除结构噪声。

4)对于其他几种模态数据

对于 CD40 数据,可以对所有模态的数据利用"dcm2nii 工具"将 DICOM 图像转换成 NIfTI 格式图像;对于 sMRI 数据,可利用"dcm2nii 工具"去除多余的颈部并得到标准方向的 T1 像,然后利用 FSL 中的"bet 工具"进行脑组织提取,并人工检查图像效果,进行参数调整以优化提取效果;对于 dMRI 数据,可利用 FSL 中的"eddy_correct 工具"进行涡流校正,然后再提取其 b0 像,利用"bet 工具"进行脑组织提取并检查效果。

对于这两套数据集中的 dMRI 数据,可利用 FSL 中的"bedpostx 工具",借助高性能计算服务器集群进行跨机器的并行计算,获取图像中每个体素的纤维方向分布,为后续的概率性跟踪做准备。

3. 初始 ROI 的选取

该试验并没有像一些研究[41,128]那样将整个全脑当作一个 ROI 进行盲分,而是认为初始的先验解剖知识对于分区的合理性和准确性有着至关重要的指导作用。同样地,HCP 的多模态分区(MMP)图谱[129],在初始分区阶段也加入了经过人工检验的边界信息。经过比较选择,最终决定在公认的大体解剖结构基础上进行精细脑区的分区,分而治之,然后再整合成一个全脑尺度的完整脑图谱。

初始 ROI 选自 Freesurfer v5.3 版本中自带的 Desikan-Killiany(DK)图谱和 Randy Buckner(RB)图谱[130]。DK 图谱是基于脑回的皮层图谱,可以很好地显示大脑皮层上的大体解剖结构,数量大小适中,适合进一步的精细分区。RB 图谱是自动分割的全脑区域图谱,包含了皮层下结构的概率图谱,定义了几个重要的皮层下结构,数量大小也适中,适合进一步的精细分区。DK 图谱在每侧半球定义了 34 个区域,RB 图谱定义了 7 个皮层下结构区域,在解剖学家的鉴定帮助下,进一步将这些区域进行精简合并,如将部分分散的区域合并成一个大的脑回区域,将分离的皮层下结构区域整合成基底神经节区域进行后续分区等。最终制作了一套每侧半球包含 20 个皮层区域和 4 个皮层下结构区域的初始 ROI,其详细名称、简称以及对应 Freesurfer 图谱中的解剖名称可参考表 4-1。

表 4-1　初始 ROI 的名称、简称以及对应 Freesurfer 图谱中的解剖名称

	Initial Seed Masks	**FreeSurfer Desikan-Killiany & RB Atlas**
1	Superior Frontal Gyrus，SFG	Superior Frontal Gyrus
2	Middle Frontal Gyrus，MFG	Anterior and Posterior part of Middle Frontal Gyrus
3	Inferior Frontal Gyrus，IFG	Pars Opercularis, Pars Triangularis
4	Orbital Gyrus，OrG	Pars Orbitalis, Lateral and Medial Divisions of Orbital Gyrus, Frontal Pole
5	Precentral Gyrus，PrG	Precentral Gyrus
6	Paracentral Lobule，PCL	Paracentral Lobule
7	Superior Temporal Gyrus，STG	Superior Temporal Gyrus, Temporal Pole, Transverse Temporal Cortex

（续表）

	Initial Seed Masks	FreeSurfer Desikan-Killiany & RB Atlas
8	Middle Temporal Gyrus，MTG	Middle Temporal Gyrus
9	Inferior Temporal Gyrus，ITG	Inferior Temporal Gyrus
10	Fusiform Gyrus，FuG	Fusiform Gyrus
11	Parahippocampal Gyrus，PhG	Entorhinal Area，Parahippocampal Gyrus
12	Posterior Superior Temporal Sulcus，Psts	Banks of the Superior Temporal Sulcus
13	Superior Parietal Lobule，SPL	Superior Parietal Lobule
14	Inferior Parietal Lobule，IPL	Inferior Parietal Lobule，Supramarginal Gyrus
15	Precuneus，PCun	Precuneus Cortex
16	Postcentral Gyrus，PoG	Postcentral Gyrus
17	Insular Gyrus，INS	Insular Cortex
18	Cingulate Gyrus，CG	Anterior Cingulate Gyrus，Posterior Cingulate Gyrus，Caudal Part of Anterior Cingulate Gyrus，Isthmus of Cingulate Gyrus
19	Medio Ventral Occipital Cortex，MVOcC	Cuneus Cortex，Pericalcarine Cortex，Lingual Gyrus
20	Lateral Occipital Cortex，LOcC	Lateral Occipital Gyrus
21	Amygdala，Amyg	Amygdala
22	Hippocampus，Hipp	Hippocampus
23	Basal Ganglia，BG	Caudate Nucleus，Putamen，Globus Pallidus，Nucleus Accumbens
24	Thalamus，Tha	Thalamus

　　有了初始 ROI 的定义之后就需要提取这些 ROI 制作种子文件。首先，在 HCP40 中每个被试经过 Freesurfer 的 recon-all 处理和 HCPpipeline 中的 PostFreesurfer 处理之后，可以产生 MNI 标准空间中基于 volume 的 DK 和 RB 图谱。同时，在操作过程中会覆盖部分脑白质，以得到较精确的纤维跟踪结果；然后，将个体的基于 volume 的 DK 图谱和 RB 图谱，取 25% 的轮廓概率得到每个区域的概率图；最后，基于这些区域的概率图，得到一个全脑的最大概率图，并

根据定义的初始 ROI 进行精简合并，最终得到 MNI 标准空间中的初始 ROI，将这些 ROI 提取出来，即可得到一个个种子文件，用来做后续的精细脑区分区。此外，还可以将每个被试的 T1 像配准到 MNI 标准模板并进行平均，以得到一个 MNI 空间上的群组模板，用作后续精细脑区分区中的参考模板。

4. ATPP 的运行要求

因为绘制脑图谱所用的 HCP40 数据量巨大并需要同时对多个 ROI 进行分区，因此前述的 ATPP 命令行模式非常适用于此种场景。事实上，ATPP 最初也是因为这个需求才开发出来的。如前所述，运行 ATPP 需要准备好软硬件环境和所需的数据。

对于硬件环境，本研究团队主要利用了实验室自建的高性能计算服务器集群平台。该服务器集群包含了 26 台高性能服务器，每台服务器拥有两路 Intel Xeon 处理器，包含 8～28 个不等的 CPU 核，服务器集群的总核数为 312 核；每台服务器拥有 32～128 GB 的内存，服务器集群的总内存达到 2 582 GB；每台服务器自带 5～60 TB 容量不等的存储，服务器集群总的存储容量达到 260 TB；服务器集群还配有一个小型的 GPU 阵列，包含两块 Nvidia Tesla K80 GPU 卡，可提供 4 个 GPU 计算核心。此外，对于部分长期占用服务器计算资源的运行任务（如多核 CPU 加速的概率跟踪算法），为了减少实验室内部的资源占用，另外还利用了实验室外部的计算力量，选择了中国科学院超级计算中心的超级计算机——"元"，其在 2015 年底的 Top500 全球超算排行榜中排名第 239 位，Linpack 运算峰值达到 406.8 TFlop/s。本研究团队申请了部分计算资源用于运行脑图谱绘制过程中的部分算法。

对于软件环境，ATPP 命令行模式要求硬件环境预先安装有 MATLAB、FSL 和 SPM 等软件。在实验室的高性能计算服务器集群平台中，每台服务器机器都已安装 FSL 5.0.9 版本，预装有 MATLAB 2009a 和 MATLAB 2012b 版本，且带有 SPM 8 和 SPM 12 工具箱。对于并行计算环境，服务器集群已经配置好 SGE/OGE 任务调度环境，版本为 6.2u7，可以支持跨机器的任务调度与并行计算；每台服务器机器的 MATLAB 都安装有 Parallel Computing Toolbox 工具箱，可以提供机器内的多核 CPU 并行计算。在全脑尺度的脑图谱绘制过程中，虽未直接用到 ATPP 的图形界面模式，但实验室的服务器集群已经配置好 gtk-server 以及相关的一系列软件库，可以随时为用户提供相关的操作。

对于所需的数据，ATPP 要求每个被试拥有 T1 像数据，b0 像数据以及经过 bedpostx 预处理的结果数据，且提供 ROI 种子文件。如前所述，HCP40 数据集和 CD40 数据集已经做了所要求的全部处理，且各初始 ROI 的种子文件都已经获取。

5. ATPP 的参数选取

在基于解剖连接的脑区分区过程中,流程多且烦琐,其中所涉及的参数也非常多。在开发 ATPP 的过程中,一些常用的参数被固化在代码中,此外本研究团队还选取了一些比较重要的参数,将其提取出来形成可供用户随时修改的全局参数,并制作成一个参数配置文件。

在全脑尺度的脑图谱绘制过程中确定了以下一些参数。

(1) 标准模板采用基于 HCP40 得到的 MNI 空间群组模板,配准操作的参考空间和群组分析显示所在的空间都是基于该模板。

(2) 每个脑区的最大分区类别数从 5~12 类不等,较小的脑区最低设为 5 类,较大的脑区一般设为 12 类。

(3) 在概率性纤维跟踪中基本都选用了默认的参数,比如,采样次数为 5 000 次,步长为 0.5 mm,最大步数为 2 000 步,曲率阈值为 0.2,计算连接矩阵时加入距离校正等。

(4) 个体的亚区配准到标准模板时,选用 1 mm 的体素大小。

(5) 生成组水平的一致标签方案时,组水平的阈值取为 25%。

(6) 计算最大概率图时,概率阈值取为 25%。

(7) 利用对半分方式计算各类验证指标时,重复次数选取 100 次。

6. 运行 ATPP

首先对 HCP40 数据集进行脑图谱的绘制工作。为了对所有的脑区进行同时分区,本研究团队制作了一个数据配置文件,其中每一行代表一个脑区的相关数据配置。比如,原始数据的位置、被试列表、工作目录、ROI 名称、所需的最大分区类别数等。将这个数据配置文件输入到 ATPP 后,ATPP 便会根据参数配置文件自动地将所有脑区的计算任务一一分配到合适的硬件环境中。虽然 ATPP 本身可以支持整个流程的完全自动化运行,但为了检查一些关键步骤所产生的运行结果,可将该流程的所有步骤划分成以下几个大的子过程。

(1) 工作目录创建过程,包含第 4.4.3 节中第 1 步。

(2) ROI 个体配准过程,包含第 2 步。

(3) 个体水平分区过程,包含第 3~6 步。

(4) 群组水平分区过程,包含第 7~11 步。

(5) 验证指标计算过程,包含第 12、13 步。

在每一个子过程运行完之后都需要人工检查运行产生的结果,以保证最终分区结果的质量。为了同时管理多个脑区的检查结果,可制作一个进度检查表格,用于对每一个脑区中的每一个步骤进行进度跟踪和结果检查,如果发现有程序中止的情况出现(如硬件资源不满足要求,配置出现错误,程序代码中出现 Bug),需要及时检查原因并排除故障。脑网络组图谱的绘制流程请参考图 4-18[4-18]。

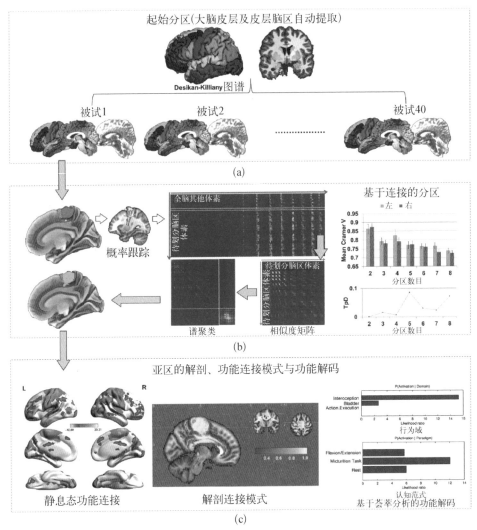

图 4-18　脑网络组图谱的绘制流程

7. 运行过程中的注意事项

将脑区 ROI 从标准空间配准到个体空间后需要仔细检查配准的质量,因为不准确的配准结果将导致获得的解剖连接信息不准确,从而也无法得到准确的分区结果,另外还需要人工检查每一个被试的每一个脑区的配准效果,可利用

ITK－SNAP 软件按照统一的流程进行结果的显示和查看,如发现配准效果有偏差(比如明显包含了脑组织外的部分,明显缺失了部分目标脑区),则利用 ITK－SNAP 的编辑功能进行图像的手动修正。经过检查验证后将修改后的结果进行确认提交,替换原先的配准结果。

8. 脑区分区类别数的确定

因为伦理道德和技术原因,本研究团队无法获得个体的"真实"(ground-truth)解剖连接信息,但可以通过综合数据驱动结果和前人研究结果的方式来获得实践上最优的方案。在得到个体水平的分区结果和群组水平的分区结果之后,可计算得到各类验证指标。这些不同的验证指标反映了分区结果的不同侧面,得到的趋势和所指示的最优分类数也不尽相同。为了在全脑尺度上绘制符合统一标准的脑图谱,需要选定几个指标用于确定各个脑区的最优分区类别数。这其中最需要关心的是分区一致性指标。对于某一分区类别数,如果在不同的个体间,其分区结果都比较一致,则认为该分区类别数最优。因此,本研究团队选取了采用对半分采样方式的 Cramer's V 指标。同时认为人脑的脑区具有较好的左右对称性,特别是在群组水平上,此前已有多项基于组织学的研究[16,64,65,80,131]和基于遗传信息的研究[43,132]证实了这点,因此选取了 TpD 指标。在对各脑区的分区中主要以这两个指标作为数据驱动分区的依据来源。此外,对于一些脑区,前人已经从不同角度不同模态(如组织学观察、跨物种比较、功能磁共振研究等)发表了相关的研究成果,本研究团队也同时参考这些前人的研究结果,在解剖学家的帮助下综合这些信息对每一个脑区进行最优分区类别数的判断。

最终,本研究团队在左右半脑上确定了 246 个亚区,其中包含皮层区域 210 个亚区,皮层下结构区域 36 个亚区,并将这个脑图谱命名为脑网络组图谱(Brainnetome Atlas),每个脑区的类别数以及亚区的详细信息请参考表 4－2,同时我们利用 ITK－SNAP 软件经过适当平滑以显示脑网络组图谱的 3D 示意图(见图 4－19)。

9. 亚区的命名

在得到每个脑区的各个亚区之后,为了让脑网络组图谱更好地为用户所熟悉和使用,需要对这些精细的亚区进行系统的命名。这里采用了两套命名规则。

(1) 采用 DK 图谱的区域简称,加上左右侧标识,再后接分类的数字标记。如 SFG_L_7_3 这个亚区,代表左侧的额上回(superior frontal gyrus,SFG)分7 类(最优)时的第 3 个亚区。在实际的脑图谱分区操作过程中,主要是按照这个命名规则来的。确定好最优的分区类别数后还为每个亚区赋予了一个唯一特定的 ID 号。按照从前侧的额叶到后侧的枕叶,从皮层区域到皮层下结构区域的

表 4 - 2 脑网络组图谱各脑区类别数及 246 个亚区的详细信息

Lobe	Gyrus	Left and Right Hemisphere	Label ID. L	Label ID. R	Modified Cytoarchitectonic Name	lh. MNI(X, Y, Z)	rh. MNI(X, Y, Z)
Frontal Lobe	SFG, Superior Frontal Gyrus	SFG_L(R)_7_1	1	2	A8m, medial area 8	−5,15,54	7,16,54
		SFG_L(R)_7_2	3	4	A8dl, dorsolateral area 8	−18,24,53	22,26,51
		SFG_L(R)_7_3	5	6	A9l,lateral area 9	−11,49,40	13,48,40
		SFG_L(R)_7_4	7	8	A6dl, dorsolateral area 6	−18,−1,65	20,4,64
		SFG_L(R)_7_5	9	10	A6m, medial area 6	−6,−5,58	7,−4,60
		SFG_L(R)_7_6	11	12	A9m, medial area 9	−5,36,38	6,38,35
		SFG_L(R)_7_7	13	14	A10m, medial area 10	−8,56,15	8,58,13
	MFG, Middle Frontal Gyrus	MFG_L(R)_7_1	15	16	A9/46d, dorsal area 9/46	−27,43,31	30,37,36
		MFG_L(R)_7_2	17	18	IFJ, inferior frontal junction	−42,13,36	42,11,39
		MFG_L(R)_7_3	19	20	A46, area 46	−28,56,12	28,55,17
		MFG_L(R)_7_4	21	22	A9/46v, ventral area 9/46	−41,41,16	42,44,14
		MFG_L(R)_7_5	23	24	A8vl, ventrolateral area 8	−33,23,45	42,27,39
		MFG_L(R)_7_6	25	26	A6vl, ventrolateral area 6	−32,4,55	34,8,54
		MFG_L(R)_7_7	27	28	A10l, lateral area 10	−26,60,−6	25,61,−4
	IFG, Inferior Frontal Gyrus	IFG_L(R)_6_1	29	30	A44d, dorsal area 44	−46,13,24	45,16,25
		IFG_L(R)_6_2	31	32	IFS, inferior frontal sulcus	−47,32,14	48,35,13
		IFG_L(R)_6_3	33	34	A45c, caudal area 45	−53,23,11	54,24,12

（续表）

Lobe	Gyrus	Left and Right Hemisphere	Label ID. L	Label ID. R	Modified Cytoarchitectonic Name	lh. MNI(X, Y, Z)	rh. MNI(X, Y, Z)
Frontal Lobe	IFG, Inferior Frontal Gyrus	IFG_L(R)_6_4	35	36	A45r, rostral area 45	−49,36,−3	51,36,−1
		IFG_L(R)_6_5	37	38	A44op, opercular area 44	−39,23,4	42,22,3
		IFG_L(R)_6_6	39	40	A44v, ventral area 44	−52,13,6	54,14,11
	OrG, Orbital Gyrus	OrG_L(R)_6_1	41	42	A14m, medial area 14	−7,54,−7	6,47,−7
		OrG_L(R)_6_2	43	44	A12/47o, orbital area 12/47	−36,33,−16	40,39,−14
		OrG_L(R)_6_3	45	46	A11l, lateral area 11	−23,38,−18	23,36,−18
		OrG_L(R)_6_4	47	48	A11m, medial area 11	−6,52,−19	6,57,−16
		OrG_L(R)_6_5	49	50	A13, area 13	−10,18,−19	9,20,−19
		OrG_L(R)_6_6	51	52	A12/47l, lateral area 12/47	−41,32,−9	42,31,−9
	PrG, Precentral Gyrus	PrG_L(R)_6_1	53	54	A4hf, area 4 (head and face region)	−49,−8,39	55,−2,33
		PrG_L(R)_6_2	55	56	A6cdl, caudal dorsolateral area 6	−32,−9,58	33,−7,57
		PrG_L(R)_6_3	57	58	A4ul, area 4(upper limb region)	−26,−25,63	34,−19,59
		PrG_L(R)_6_4	59	60	A4t, area 4(trunk region)	−13,−20,73	15,−22,71
		PrG_L(R)_6_5	61	62	A4tl, area 4(tongue and larynx region)	−52,0,8	54,4,9
		PrG_L(R)_6_6	63	64	A6cvl, caudal ventrolateral area 6	−49,5,30	51,7,30
	PCL, Paracentral Lobule	PCL_L(R)_2_1	65	66	A1/2/3ll, area 1/2/3(lower limb region)	−8,−38,58	10,−34,54
		PCL_L(R)_2_2	67	68	A4ll, area 4, (lower limb region)	−4,−23,61	5,−21,61

（续表）

Lobe	Gyrus	Left and Right Hemisphere	Label ID. L	Label ID. R	Modified Cytoarchitectonic Name	lh. MNI(X, Y, Z)	rh. MNI(X, Y, Z)
Temporal Lobe	STG, Superior Temporal Gyrus	STG_L(R)_6_1	69	70	A38m, medial area 38	−32,14,−34	31,15,−34
		STG_L(R)_6_2	71	72	A41/42, area 41/42	−54,−32,12	54,−24,11
		STG_L(R)_6_3	73	74	TE1.0 and TE1.2	−50,−11,1	51,−4,−1
		STG_L(R)_6_4	75	76	A22c, caudal area 22	−62,−33,7	66,−20,6
		STG_L(R)_6_5	77	78	A38l, lateral area 38	−45,11,−20	47,12,−20
		STG_L(R)_6_6	79	80	A22r, rostral area 22	−55,−3,−10	56,−12,−5
	MTG, Middle Temporal Gyrus	MTG_L(R)_4_1	81	82	A21c, caudal area 21	−65,−30,−12	65,−29,−13
		MTG_L(R)_4_2	83	84	A21r, rostral area 21	−53.2,−30	51.6,−32
		MTG_L(R)_4_3	85	86	A37dl, dorsolateral area 37	−59,−58.4	60,−53.3
		MTG_L(R)_4_4	87	88	aSTS, anterior superior temporal sulcus	−58,−20,−9	58,−16,−10
	ITG, Inferior Temporal Gyrus	ITG_L(R)_7_1	89	90	A20iv, intermediate ventral area 20	−45,−26,−27	46,−14,−33
		ITG_L(R)_7_2	91	92	A37elv, extreme lateroventral area 37	−51,−57,−15	53,−52,−18
		ITG_L(R)_7_3	93	94	A20r, rostral area 20	−43,−2,−41	40,0,−43
		ITG_L(R)_7_4	95	96	A20il, intermediate lateral area 20	−56,−16,−28	55,−11,−32
		ITG_L(R)_7_5	97	98	A37vl, ventrolateral area 37	−55,−60,−6	54,−57,−8
		ITG_L(R)_7_6	99	100	A10cl, caudolatetal of area 20	−59,−42,−16	61,−40,−17
		ITG_L(R)_7_7	101	102	A20cv, caudoventral of area 20	−55,−31,−27	54,−31,−26

（续表）

Lobe	Gyrus	Left and Right Hemisphere	Label ID. L	Label ID. R	Modified Cytoarchitectonic Name	lh. MNI(X, Y, Z)	rh. MNI(X, Y, Z)
Temporal Lobe	FuG, Fusiform Gyrus	FuG_L(R)_3_1	103	104	A20rv, rostroventral area 20	−33，−16，−32	33，−15，−34
		FuG_L(R)_3_2	105	106	A37mv, medioventral area 37	−31，−64，−14	31，−62，−14
		FuG_L(R)_3_3	107	108	A37lv, lateroventral area 37	−42，−51，−17	43，−49，−19
		PhG_L(R)_6_1	109	110	A35/36r, rostral area 35/36	−27，−7，−34	28，−8，33
		PhG_L(R)_6_2	111	112	A35/36c, caudal area 35/36	−25，−25，−26	26，−23，−27
	PhG, Parahippocampal Gyrus	PhG_L(R)_6_3	113	114	TL, area TL(lateral PPHC, posterior parahippocampal gyrus)	−28，−32，−18	30，−30，−18
		PhG_L(R)_6_4	115	116	A28/34, area 28/34 (EC, entorhinal cortex)	−19，−12，−30	19，−10，−30
		PhG_L(R)_6_5	117	118	T1, area T1 (temporal agranular insular cortex)	−23，2，−32	22，1，−36
		PhG_L(R)_6_6	119	120	TH, area TH (medial PPHC)	−17，−39，−10	19，−36，−11
	pSTS, posterior Superior Temporal Sulcus	pSTS_L(R)_2_1	121	122	rpSTS, rostroposterior superior temporal sulcus	−54，−40，4	53，−37，3
		pSTS_L(R)_2_2	123	124	cpSTS, caudoposterior superior temporal sculcus	−52，−50，11	57，−40，12
Parietal Lobe	SPL, Superior Parietal Lobule	SPL_L(R)_5_1	125	126	A7ip, intraparietal area 7 (hIP3)	−16，−60，63	19，−57，65
		SPL_L(R)_5_2	127	128	A7c, caudal area 7	−15，−71，52	19，−69，54

（续表）

Lobe	Gyrus	Left and Right Hemisphere	Label ID, L	Label ID, R	Modified Cytoarchitectonic Name	lh. MNI(X, Y, Z)	rh. MNI(X, Y, Z)
Parietal Lobe	SPL, Superior Parietal Lobule	SPL_L(R)_5_3	129	130	A7pc, postcentral area 7	−33，−47，50	35，−42，54
		SPL_L(R)_5_4	131	132	A5l, lateral area 5	−22，−47，65	23，−43，67
		SPL_L(R)_5_5	133	134	A7r, rostral area 7	−27，−59，54	31，−54，53
	IPL, Inferior Parietal Lobule	IPL_L(R)_6_1	135	136	A39c, caudal area 39(PGp)	−34，−80，29	45，−71，20
		IPL_L(R)_6_2	137	138	A39rd, rostrodorsal area 39(Hip3)	−38，−61，46	39，−65，44
		IPL_L(R)_6_3	139	140	A40rd, rostrodorsal area 40(PFt)	−51，−33，42	47，−35，45
		IPL_L(R)_6_4	141	142	A40c, caudal area 40(PFm)	−56，−49，38	57，−44，38
		IPL_L(R)_6_5	143	144	A39rv, rostroventral area 39(PGa)	−47，−65，26	53，−54，25
		IPL_L(R)_6_6	145	146	A40rv, rostroventral area 40(PFop)	−53，−31，23	55，−26，26
	PCun, Precuneus	PCun_L(R)_4_1	147	148	A7m, medial area 7(PEp)	−5，−63，51	6，−65，51
		PCun_L(R)_4_2	149	150	A5m, medial area 5(PEm)	−8，−47，57	7，−47，58
		PCun_L(R)_4_3	151	152	dmPOS, dorsomedial parietooccipital sulcus(PEr)	−12，−67，25	16，−64，25
		PCun_L(R)_4_4	153	154	A31, area 31(Lcl)	−6，−55，34	6，−54，35
	PoG, Postcentral Gyrus	PoG_L(R)_4_1	155	156	A1/2/3, area 1/2/3 (upper limb, head and face region)	−50，−16，43	50，−14，44
		PoG_L(R)_4_2	157	158	A1/2/3tonla, area 1/2/3(tongue and larynx region)	−56，−14，16	56，−10，15

（续表）

Lobe	Gyrus	Left and Right Hemisphere	Label ID. L	Label ID. R	Modified Cytoarchitectonic Name	lh. MNI(X, Y, Z)	rh. MNI(X, Y, Z)
Parietal Lobe	PoG, Postcentral Gyrus	PoG_L(R)_4_3	159	160	A2, area 2	−46, −30, 50	48, −24, 48
		PoG_L(R)_4_4	161	162	A1/2/3tru, area 1/2/3(trunk region)	−21, −35, 68	20, −33, 69
Insular Lobe	INS, Insular Gyrus	INS_L(R)_6_1	163	164	G, hypergranular insula	−36, −20, 10	37, −18, 8
		INS_L(R)_6_2	165	166	vIa, ventral agranular insula	−32, 14, −13	33, 14, −13
		INS_L(R)_6_3	167	168	dIa, dorsal agranular insula	−34, 18, 1	36, 18, 1
		INS_L(R)_6_4	169	170	vId/vIg, ventral dysgranular and granular insula	−38, −4, −9	39, −2, −9
		INS_L(R)_6_5	171	172	dIg, dorsal granular insula	−38, −8, 8	39, −7, 8
		INS_L(R)_6_6	173	174	dId, dorsal dysgranular insula	−38, 5, 5	38, 5, 5
Limbic Lobe	CG, Cingulate Gyrus	CG_L(R)_7_1	175	176	A23d, dorsal area 23	−4, −39, 31	4, −37, 32
		CG_L(R)_7_2	177	178	A24rv, rostroventral area 24	−3, 8, 25	5, 22, 12
		CG_L(R)_7_3	179	180	A32p, pregenual area 32	−6, 34, 21	5, 28, 27
		CG_L(R)_7_4	181	182	A23v, ventral area 23	−8, −47, 10	9, −44, 11
		CG_L(R)_7_5	183	184	A24cd, caudodorsal area 24	−5, 7, 37	4, 6, 38
		CG_L(R)_7_6	185	186	A23c, caudal area 24	−7, −23, 41	6, −20, 40
		CG_L(R)_7_7	187	188	A23sg, subgennual area 32	−4, 39, −2	5, 41, 6

（续表）

Lobe	Gyrus	Left and Right Hemisphere	Label ID. L	Label ID. R	Modified Cytoarchitectonic Name	lh. MNI(X, Y, Z)	rh. MNI(X, Y, Z)
	MVOcC, Medio Ventral Occipital Cortex	MVOcC_L(R)_5_1	189	190	cLinG, caudal lingual gyrus	−11，−82，−11	10，−85，−9
		MVOcC_L(R)_5_2	191	192	rCunG, rostral cuneus gyrus	−5，−81，10	7，−76，11
		MVOcC_L(R)_5_3	193	194	cCunG, caudal cuneus gyrus	−6，−94，1	8，−90，12
		MVOcC_L(R)_5_4	195	196	rLinG, rostral lingual gyrus	−17，−60，−6	18，−60，−7
Occipital Lobe		MVOcC_L(R)_5_5	197	198	vmPOS, ventromedial parietooccipital sulcus	−13，−68，12	15，−63，12
	LOcC, Lateral Occipital Cortex	LOcC_L(R)_4_1	199	200	mOccG, middle occipital gyrus	−31，−89，11	34，−86，11
		LOcC_L(R)_4_2	201	202	V5/MT+, area V5/MT+	−46，−74，3	48，−70，−1
		LOcC_L(R)_4_3	203	204	OPC, occipital polar cortex	−18，−99，2	22，−97，4
		LOcC_L(R)_4_4	205	206	iOccG, inferior occipital gyrns	−30，−88，−12	32，−85，−12
		LOcC_L(R)_2_1	207	208	msOccG, medial superior occipital gyrus	−11，−88，31	16，−85，34
		LOcC_L(R)_2_2	209	210	lsOccG, lateral superior occipital gyrus	−22，−77，36	29，−75，36

（续表）

Lobe	Gyrus	Left and Right Hemisphere	Label ID. L	Label ID. R	Modified Cytoarchitectonic Name	lh. MNI(X, Y, Z)	rh. MNI(X, Y, Z)
	Amyg, Amygdala	Amyg_L(R)_2_1	211	212	mAmyg, medial amygdala	−19,−2, 20	19,−2,−19
		Amyg_L(R)_2_2	213	214	lAmyg, lateral amygdala	−27,−4,−20	28,−3,−20
	Hipp, Hippocampus	Hipp_L(R)_2_1	215	216	rHipp, rostral hippocampus	−22,−14,−19	22,−12,−20
		Hipp_L(R)_2_2	217	218	cHipp, caudal hippocampus	−28,−30,−10	29,−27,−10
	BG, Basal Ganglia	BG_L(R)_6_1	219	220	vCa, ventral caudate	−12,14, 0	15,14,−2
		BG_L(R)_6_2	221	222	GP, globus pallidus	−22,−2,4	22,−2, 3
		BG_L(R)_6_3	223	224	NAC, nucleus accumbens	−17,3,−9	15, 8,−9
		BG_L(R)_6_4	225	226	vmPu, ventromedial putamen	−23,7,−4	22,8,−1
		BG_L(R)_6_5	227	228	dCa, dorsal caudate	−14, 2,16	14, 5,14
Occipital Lobe		BG_L(R)_6_6	229	230	dlPu, dorsolateral putamen	−28,−5,2	29,−3,1
	Tha, Thalamus	Tha_L(R)_8_1	231	232	mPFtha, medial pre-frontal thalamus	−7,−12.5	7,−11,6
		Tha_L(R)_8_2	233	234	mPMtha, pre-motor thalamus	−18,−13, 3	12,−14, 1
		Tha_L(R)_8_3	235	236	Stha, sensory thalamus	−18,−23, 4	18,−22, 3
		Tha_L(R)_8_4	237	238	rTtha, rostral temporal thalamus	−7,−14.7	3,−13, 5
		Tha_L(R)_8_5	239	240	PPtha, posterior parietal thalamus	−16,−24,6	15,−25,6
		Tha_L(R)_8_6	241	242	Otha, occipital thalamus	−15,−28,4	13,−27, 8
		Tha_L(R)_8_7	243	244	cTtha, caudal temporal thalamus	−12,−22,13	10,−14,14
		Tha_L(R)_8_8	245	246	lPFtha, lateral pre-frontal thalamus	−11,−14.2	13,−16,7

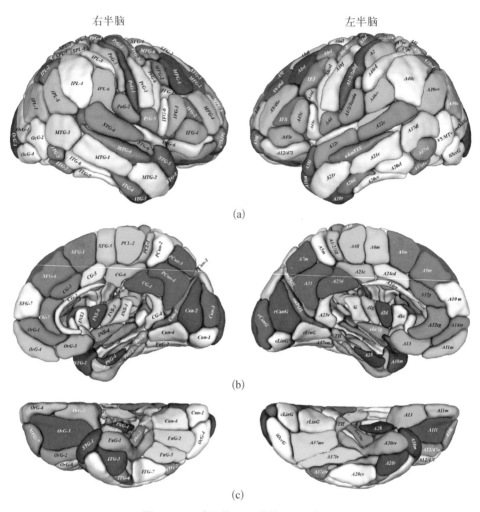

图 4-19　脑网络组图谱的 3D 示意图

（a）外侧面　（b）内侧面　（c）腹侧面

顺序来依次分配 246 个 ID 号，同时规定左侧的亚区为奇数，对应的右侧亚区为相邻的偶数，如亚区 SFG_L_7_3 为 5 号，亚区 SFG_R_7_3 为 6 号。

规则（1）对于绘制者来说比较熟悉和方便，但是对于使用者来说却比较难于记忆和操作。

（2）基于现有用户普遍熟悉和接受的 Brodmann 图谱，加上方位信息，并结合最新的研究成果，尽量和已有的基于细胞构筑、髓鞘构筑和受体配布构筑的结果进行匹配，以此来给各个亚区进行命名。在解剖学家的确认匹配后，本研究团队对额叶各亚区的命名与 Ongur 等人、Petrides 和 Pandya[65,133] 及 Amunts 等人[134]的研究成果相似,对岛叶各亚区的命名与 Morel 等人[135]的研究成果相似,对顶叶各亚区的命名与 Caspers 等人[136]、Scheperjans 等人[137]的研究成果相似,对扣带回的命名与 Vogt 等人[138]的研究成果相似,对枕叶各亚区的命名则保留了常用的宏观解剖命名。脑网络组图谱各亚区详细的命名请参考表 4-2 和图 4-19。

在确定脑网络组图谱各亚区的命名时,有两点需要注意。

(1) 在对基底神经节(basal ganglia,BG)进行最优分区类别数确定时,本研究团队最终选择了类别数 7,但这 7 个亚区中有一个亚区[BG_L(R)_7_2]经过解剖学家确认主要为外囊区域,属于白质,应该去除该区域。因此,最终将基底神经节确定为 6 个亚区,命名方式也因此调整了。

(2) 在对顶上小叶(superior parietal lobule,SPL)进行最优分区类别数确定时,我们最终选择了类别数 7,经过解剖学家的确认,其中两个亚区[SPL_L(R)_7_1 和 SPL_L(R)_7_3]应该归属于外侧枕叶皮层(lateral occipital cortex,LOcC)。因此,顶上小叶确定为 5 个亚区,那两个亚区命名为 LOcC_L(R)_2_1 和 LOcC_L(R)_2_2,与原本的 LOcC(4 类)命名方式有所区别,最后总的 LOcC 确定为 6 个亚区。

10. 亚区的解剖连接模式

为得到每个亚区的解剖连接模式,需要该亚区在每个被试中的解剖连接模式,因此需要将其配准到个体 DTI 空间中进行概率性纤维跟踪。因为之前已经得到了脑区 ROI 到标准 MNI 空间的配准变换参数,所以可以直接利用该变换及其逆变换应用到每一个亚区。因为 40 个被试中亚区的总数量众多(246×40=9 840),且概率性纤维跟踪算法计算量较大、耗时较长,因此借助中国科学院超级计算中心的超级计算机——"元"来执行这一步的运行。在执行这一步的运算过程中依然选用默认的参数,但没有选择距离校正,因为需要显示亚区的真实解剖连接模式[139]。得到每个被试的每个亚区的连接模式之后,为得到某个亚区在群组水平的解剖连接图,首先对个体的解剖连接模式图去除了跟踪数小于等于 2 的体素以减少噪声,然后将其二值化,合并到群组水平形成概率性的纤维连接图,概率阈值取为 50%。对于某个亚区,纤维连接在至少一半的被试中出现,且概率值越大,表明其在越多的被试中出现,说明纤维连接的可信度越高。

11. 亚区的功能连接模式

为了得到每个亚区的功能连接模式,本研究团队将每个亚区重采样到 2 mm 的 MNI 模板中;然后基于预处理好的静息态功能 MRI 数据,计算每一个被试中该亚区的平均时间序列与全脑其余每个体素时间序列的皮尔逊(Pearson)相关

并转换成 Z 值；有了每一个被试的功能连接数据之后，再做单样本 t 检验，取 $P<0.05$ 的显著性水平，并经过错误发现率(false discovery rate, FDR)多重比较校正，另取 50 个体素大小的阈值，最终得到每个亚区的功能连接模式图。

12. 亚区的功能表征

为了表征每个亚区所参与的功能，可利用 Brainmap① 数据库进行荟萃分析(meta-analysis)。Brainmap 数据库汇集了已发表文章中各类功能的激活坐标(Talairach 或 MNI 空间中)，其所记录功能②分为各类行为域(behavioral domain)(如认知、行动、感知、情感等)和范式(paradigm class)(如 n-back 实验、Stroop 实验、面孔识别等)。利用正向推断(forward inference)[87,140-142]，当给定观察到某种行为域或范式时，如果在亚区中发现峰值坐标点的概率(二项分布检验，$P<0.05$)显著大于在整个数据库中的概率，即 P(activation|domain)显著大于 P(activation)，这样我们就认为该行为域或范式在该亚区过表达，因此就能对亚区进行功能表征。在反向推断(inverse inference)中已知亚区激活的条件下，可以推断其是由某个行为域或范式导致的，可表示为后验概率 P(domain|activation)，可用贝叶斯定理来计算，再用卡方检验($P<0.05$)做显著性检验。

$$P(\text{domain} \mid \text{activation}) = \frac{P(\text{activation} \mid \text{domain}) \times P(\text{domain})}{P(\text{activation})}$$

13. 脑网络组图谱结果示例

通过上面一系列的工作得到了脑网络组图谱所包含的主要结果，即对于每一个亚区，都能得到其最大概率图、概率图、各类验证指标、解剖连接模式、功能连接模式和功能表征。

以其中一个区域——右侧额中回(middle frontal gyrus, MFG)为例，如图 4-20 脑网络组图谱中右侧额中回(MFG)的主要结果所示，右侧 MFG 可描述如下。

(1) 通过 Cramer's V 和 TpD[见图 4-20(b)图]两个验证指标得到了最优(Cramver's V 值越高越好，TpD 值越低越好)的 7 个亚区，分别是：① MFG_R_7_1(ID=16；A9/46d, dorsal area 9/46)；② MFG_R_7_2(ID=18；IFJ, inferior frontal junction)；③ MFG_R_7_3(ID=20；A46, area 46)；④ MFG_R_7_4(ID=22；A9/46v, ventral area 9/46)；⑤ MFG_R_7_5(ID=24；A8vl, ventrolateral area 8)；⑥ MFG_R_7_6(ID=26；A6vl, ventrolateral area 6)；⑦ MFG_R_7_7(ID=28；A10l, lateral area 10)。

---

① http://www.brainmap.org/
② http://www.brainmap.org/taxonomy

（2）7 个亚区在 MNI 空间上的最大概率图如图 4 - 20(a)右侧所示为 surface 显示，以及各自的概率图如图 4 - 20(c)所示为 surface 显示。

（3）7 个亚区的解剖连接模式如图 4 - 20(d)中图Ⅱ所示，其显示的亚区为 A8vl。

（4）7 个亚区的功能连接模式如图 4 - 20(d)中图Ⅰ所示，其显示的亚区为 A8vl。

（5）7 个亚区的功能表征如图 4 - 20(d)中图Ⅲ所示，其显示的亚区为 A8vl。

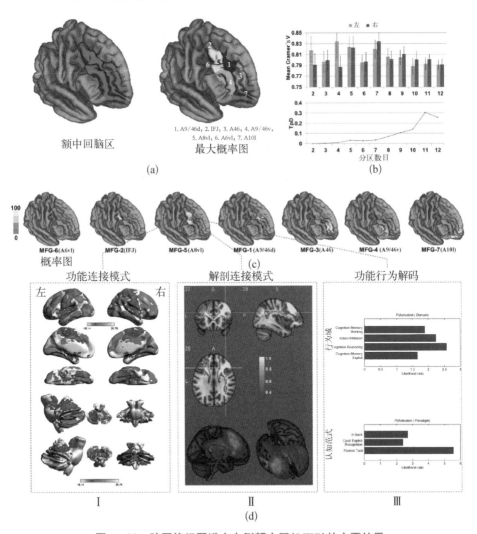

图 4‐20　脑网络组图谱中右侧额中回(MFG)的主要结果

（a）MEG 分区结果(起始分区与最大概率图)　（b）分区的验证指标　（c）MEG 亚区的概率图谱
（d）MEG 亚区的功能连接、解剖连接与功能表征同理,对于脑网络组图谱中右侧岛叶(INS)区域的主要结果也是如此,如图4‑21所示。

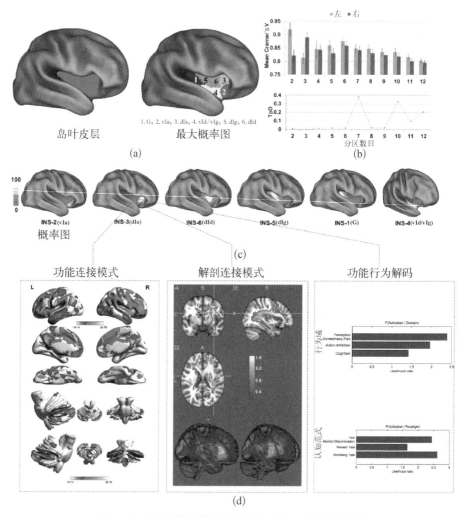

图4‑21　脑网络组图谱中右侧岛叶(INS)的主要结果

(a) INS分区结果(起始分区与最大概率图)　(b) 分区的验证指标　(c) INS亚区的概率图谱
(d) INS亚区的功能连接、解剖连接与功能表征

14. 二值解剖网络构建与显示

脑网络分析研究者通常只能从传统的脑图谱来提取“节点”,而本研究团队设计的脑网络组图谱不仅提供了基本的“节点”,还提供了脑网络分析的另一个重要元素——“连接”。对于“节点”,用户不仅可以利用最大概率图直接提取得

到,还可以通过亚区概率图设定一个阈值(如 25%)得到,设定的阈值越高则得到的"节点"置信度越高,这个可由用户根据研究需要确定。对于"连接",用户可以基于发布的亚区各类连接模式(解剖、功能和功能表征)进行提取分析。

这里以一个简单的二值化解剖网络为例进行介绍。对于每个被试,都已经得到了每个亚区的连接模式图,以此为基础可计算出某一亚区和其他各亚区之间的解剖连接强度(用归一化的连接数表示,并对称平均),形成一个 246×246 的对称二值化连接矩阵,然后汇集每个被试的数据做单侧的符号检验(one-tailed sign test)($P<$ 0.001)来检验显著性[143],并做 Bonferroni 多重比较校正(共有 246×245/2= 30 135 对连接)。最后得到一个 246×246 的对称二值化连接矩阵,其中值为 1 的点 (i,j) 表示亚区 i 和亚区 j 之间有解剖连接,值为 0 则表示两个亚区之间没有显著的解剖连接,矩阵结果如图 4-22 所示。此外,为了更直观地表示两两亚区之间有无连接,这里还利用 Circos 软件①制作了亚区之间的环形连接图,如图 4-23 所示为脑网络组图谱二值化解剖网络的环形图。这里显示的是左侧 A8m 亚区与其他亚区之间的连接模式,相关显示代码已经开源在 Github② 上。

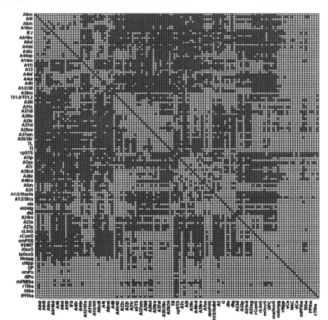

注:绿色代表有连接,蓝色代表无连接。

(a) 左侧半球内 123 个亚区之间的二值化连接矩阵

① http://circos.ca/
② https://github.com/haililihai/circos_atlas

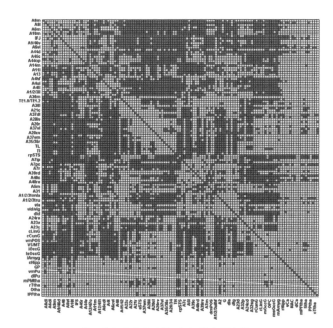

注：黄色代表有连接,红色代表无连接。

（b）右侧半球内 123 个亚区之间的二值化连接矩阵

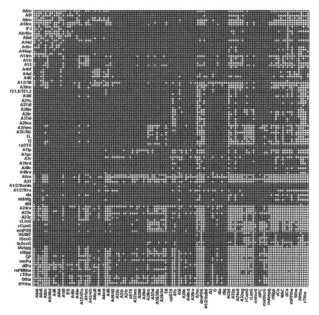

注：黄色代表有连接,靛青色代表无连接。

（c）左右双侧半球间 123 对亚区之间的二值化连接矩阵

图 4-22　脑网络组图谱 246×246 对称二值化连接矩阵，
拆解成 3 个 123×123 的矩阵

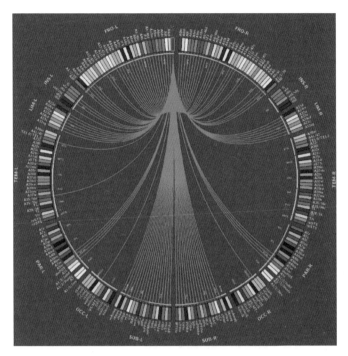

图 4‑23　脑网络组图谱二值化解剖网络的环形图(左侧
A8m 亚区与其他亚区之间的连接模式)

15. 亚区解剖连接模式的对应性

在脑网络组图谱绘制的过程中,其中有一步是将一致的分区标签方案反向
传播回个体分区结果,这里是基于空间重叠度最大化原则利用分配方法来实现
的。这个过程同样用在了确定左右侧对应 ROI 的一致标签分区方案上。在这
些处理中并没有采用基于解剖连接模式最相似的原则来分配一致标签,但为了
说明这种方法同样有效,本研究团队做了以下验证计算。

为验证被试者之间对应亚区连接模式的一致性,对于某个 ROI 的每一个亚
区都计算了其在每个被试者中的全脑解剖连接模式,并在每一对被试($40 \times 39/$
$2 = 780$ 对)的比较中计算了其和其他亚区全脑解剖连接模式之间的余弦相似
性,从而得到一个 $K \times K$ 的矩阵。在这个矩阵中,K 代表左右侧 ROI 中亚区的
数量,矩阵中的元素 (i, j) 表示亚区 i 和亚区 j 在两两被试比较中的平均余弦
相似性(1‑余弦距离)。以顶上小叶(SPL)为例计算出的结果如图 4‑24 所示,
左右侧 SPL 共包含 10 个亚区,编号从 125 到 134。从该图可以看出,处于对角
线上的元素值明显大于非对角元素的值,说明对于一个亚区而言,在被试者之

间,相比其他亚区,其与自己编号对应的亚区的全脑解剖连接模式最相似,说明这种基于空间重叠度最大化原则得到的一致标签方案是有效的。该过程也在其他 ROI 中逐一验证过了。

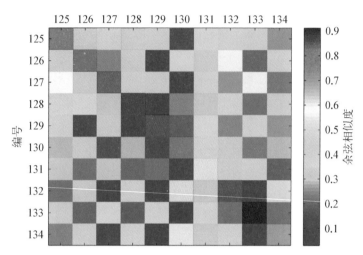

图 4‑24　左右侧顶上小叶(SPL,编号 125—134)各亚区的全脑解剖
连接模式在被试间的相似性

同样地,为验证左右半脑间对应亚区连接模式的一致性,这里对于某个 ROI 的每一个亚区都计算了其在每一个被试中与对侧各亚区全脑解剖连接模式之间的余弦相似性,得到了一个 $K \times K$ 的矩阵,K 代表单侧 ROI 中亚区的数量,矩阵中的元素 (i, j) 表示左侧的亚区 i 和右侧的亚区 j 之间全脑解剖连接模式的平均余弦相似性(1‑余弦距离)。以额上回(SFG)为例,计算出的结果如图 4‑25 所示,每侧 SFG 共包含 7 个亚区,左侧的编号从 1 到 13,右侧的编号从 2 到 14。从该图可以看出,处于对角线上的元素值明显大于非对角元素的值,说明对于一个亚区而言,在对侧半球中,相比其他亚区,其与自己编号左右对应的亚区的全脑解剖连接模式最相似,说明这种基于空间重叠度最大化原则得到的一致标签方案在确定左右侧同源亚区中也是有效的,该过程也在其他 ROI 中一一验证过了。

16. 重复数据集验证

本研究团队为了验证脑网络组图谱结果,在另一套数据集 CD40 上重复了以上的所有计算过程。当把每个 ROI 的类数设定成与脑网络组图谱一样的时候,发现其分区结果与基于 HCP40 的结果十分相似,额叶区域(SFG,MFG,IFG,OrG)上的各亚区结果如图 4‑26 所示。

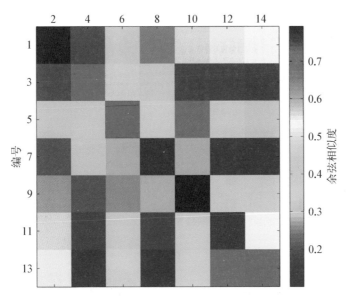

图 4 – 25 额上回(SFG,编号 1—14)左侧亚区与右侧亚区之间全脑解剖连接模式的相似性

17. 制作 surface 版本的脑网络组图谱

本研究团队的脑网络组图谱结果是基于 volume 的,既可以展示皮层上区域的亚区信息,又可以展示皮层下结构的亚区信息。而 Freesurfer 自带的 DK 图谱以及 HCP 最近发布的多模态分区(MMP)图谱[78]都是基于 surface 的。为了方便用户使用脑网络组图谱来做基于 surface 的相关分析研究,本研究团队也发布了基于 surface 的脑网络组图谱。

为制作 surface 版本的脑网络组图谱,本研究团队先利用 Freesurfer 的 recon-all 工具对 HCP40 数据集中的每个被试的 T1 像进行了皮层重建(因为 Freesurfer 流程的限制,0.7 mm 分辨率的 T1 像需要先采样到 1 mm 再送入 recon-all 进行处理)。这里需要说明的是,HCP Q3 发布的数据,虽然已经用 Freesurfer 的 recon-all 工具处理过了,但并没有公布 recon-all 产生的一些中间结果数据,而这些数据正是绘制 surface 版本脑网络组图谱所需要的。不过,值得注意的是,HCP 在后续发布的 S900 数据中增加了扩展的数据集,包含 recon-all 产生的中间结果。接着,对于每个被试,要将脑网络组图谱用 ANTs① 软件配准到个体的 T1 像,再利用 Freesurfer 中的 mris_sample_parc 工具将个体空

---

① http://stnava.github.io/ANTs/

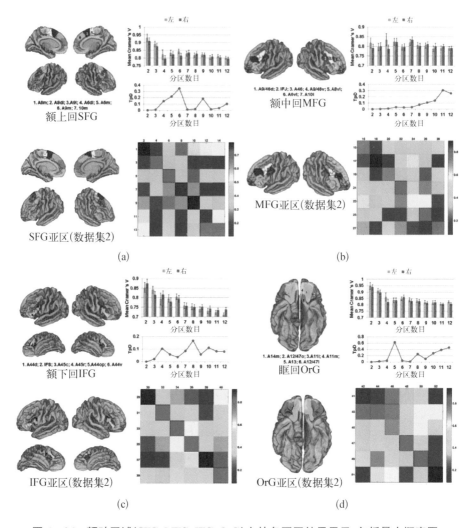

图 4－26　额叶区域(SFG,MFG,IFG,OrG)上的各亚区结果显示,包括最大概率图、
　　　　　验证指标、在 CD40 数据集上的亚区以及左右侧亚区的对应性

间的图谱映射到 surface 制作 annotation 文件。有了每个被试的 annotation 文件之后,就能用 Freesurfer 中的 mris_ca_train 工具进行训练以产生脑网络组图谱的 gcs 文件。同时还制作了脑网络组图谱的颜色表(color table)供 Freesurfer调用。最终发布的 surface 版本脑网络组图谱就是左右脑的 gcs 文件和对应的颜色表,所有相关的数据和使用说明都已经公开放在实验室的脑网络组图谱网站上 (http://atlas. brainnetome. org/download. html)。用户如果需要显示 surface 版本的脑网络组图谱,可以利用 Freesurfer 的 mris_ca_label 工具将 gcs文件映射到个体制作 annotation 文件,再进行后续的显示和定量计算。为了显

示 surface 版本的脑网络组图谱,这里将这个 gcs 文件映射到 Freesurfer 中的 fsaverage 模板中,用 Connectome Workbench 软件①选择双侧 pial 表面进行显示,如图 4-27 所示。

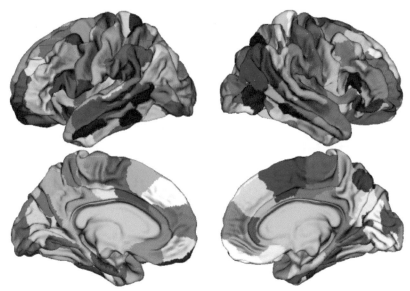

图 4-27 **surface 版本脑网络组图谱在 fsaverage 模板上的双侧 pial 表面显示**

18. 图谱的在线离线显示

为了使用户更好地显示并使用脑网络组图谱,本研究团队将脑网络组图谱发布在了以下几个离线和在线的平台上。

(1) 离线显示工具包 Brainnetome Atlas Viewer。本实验室专门开发了一套基于 MATLAB 的工具箱 Brainnetome Atlas Viewer,已经集成脑网络组图谱的所有结果,并可以离线显示脑网络组图谱的所有结果(包括最大概率图、亚区概率图、2D 和 3D 的亚区各类连接模式、功能表征等),且可以进行基本的一些操作,如提取亚区、报告激活位置所在亚区等。该软件如图 4-28 所示,用户可到 http://atlas.brainnetome.org/download.html 下载。

(2) 脑网络组图谱在线显示网站。本实验室专门设计了一个用于显示脑网络组图谱信息的网站 http://atlas.brainnetome.org/bnatlas.html,用户可以在线选择自己需要的亚区,并显示其解剖、功能连接模式以及功能表征,还可以显示该亚区在二值解剖连接网络中的连接情况,如图 4-29 所示。

———————————

① https://www.humanconnectome.org/software/connectome-workbench

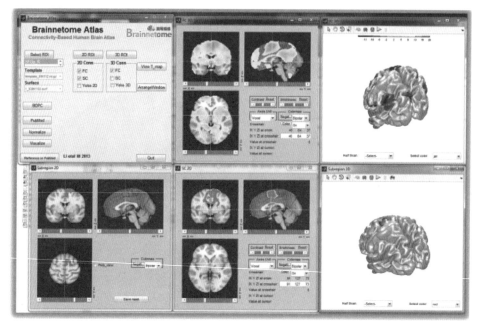

图 4‐28 基于 MATLAB 的离线显示工具包 Brainnetome Atlas Viewer

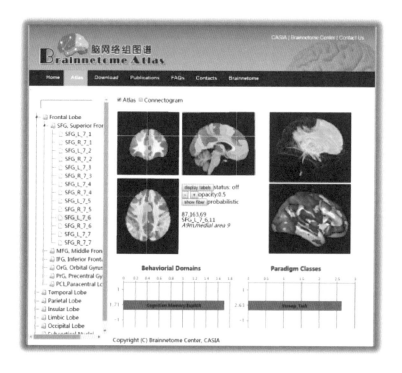

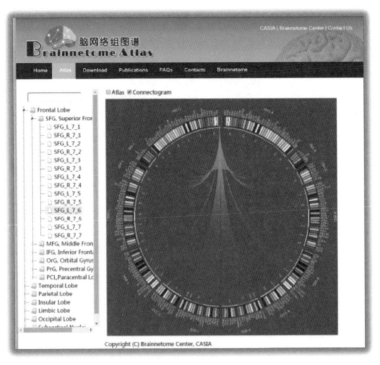

图 4 - 29　脑网络组图谱在线显示网站

（3）Scalable Brain Atlas 在线显示网站。本研究团队将脑网络组图谱集成到了 Scalable Brain Atlas 在线显示网站（https://scalablebrainatlas.incf.org/human/BN274），该网站同样能显示脑网络组图谱的所有结果，此外，还能单独显示图谱的切片图和 3D surface，如图 4 - 30 所示。

（4）欧盟人脑计划（HBP）神经信息在线显示平台。本研究团队也将脑网络组图谱放在欧盟人脑计划（HBP）神经信息平台上。该平台只可显示图谱的三视图，暂无法显示连接信息等，如图 4 - 31 所示。

（5）中科院脑科学与智能技术卓越创新中心 iBrain 在线显示平台。本研究将脑网络组图谱集成进了该平台，该平台同样可以完整显示脑网络组图谱的所有结果，如图 4 - 32 所示。

此外，随着脑网络组图谱影响力的不断扩大，Lead - DBS[①]、DPABI[②] 等软件中已经集成了本研究团队的脑网络组图谱。

_____

① 　http://www.lead-dbs.org/
② 　http://rfmri.org/dpabi/

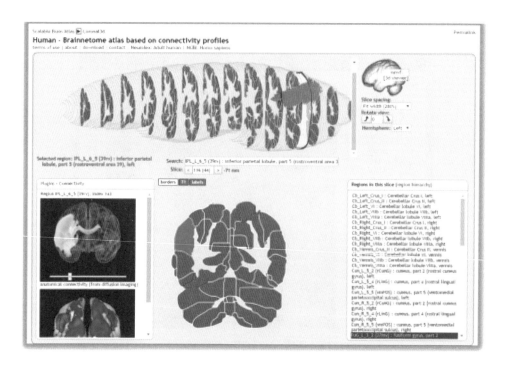

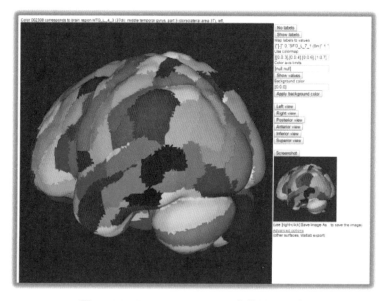

图 4 - 30　Scalable Brain Atlas 在线显示网站

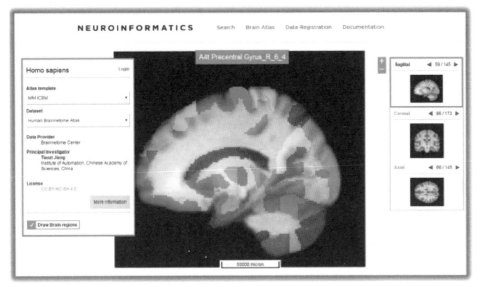

图 4 - 31 欧盟人脑计划(HBP)神经信息在线显示平台

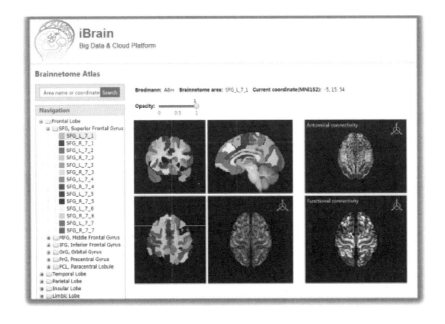

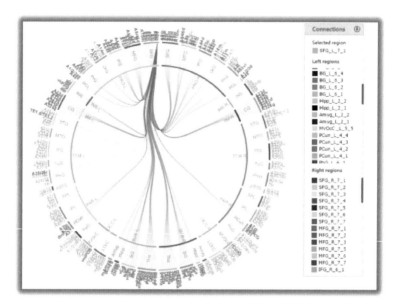

图 4‑32 中科院脑科学与智能技术卓越创新中心 iBrain 在线显示平台

19. 制作带小脑概率图谱的脑图谱

本研究团队的人类脑网络组图谱并没有包括小脑,为了方便用户进行脑网络分析,可以选择将一个已广泛使用的小脑概率图谱集成到脑网络组图谱中。该小脑概率图谱由 Diedrichsen 等人制作,属于基于拓扑结构准则得到的图谱,共包含 28 个亚区。因为同样位于 MNI152 标准空间,也可以直接将其集成到脑网络组图谱中,生成一个包含 274 个亚区的全脑级别的脑网络组图谱,如图 4‑33 所示。需要注意的是,该脑网络组图谱中的最大概率图结果中缺失了一个小脑亚区(Vermis_Crus_I,ID 号:255),这是该小脑概率图谱固有的缺陷。该小脑概率图谱包含该亚区的概率图,但在生成最大概率图时,因为该亚区值相对较低而被"去除"了,因此用户在使用的时候需要小心。

20. 制作对称模板的脑图谱

为了将脑网络组图谱映射到 BigBrain 上,需要采用对称的模板作为参考模板来重新生成我们的图谱。为此选择了 mni_icbm152_t1_nlin_sym_09c_brain 这个对称标准模板,将个体上的分区结果都统一配准到该对称脑模板中,并重新生成了新的最大概率图。

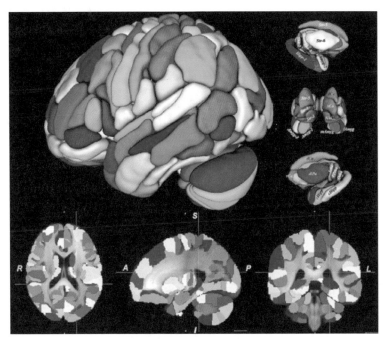

图 4‑33　带小脑概率图谱的全脑级别的脑网络组图谱

4.5.2　讨论

在绘制速度方面,如果计算和存储资源充足,整个绘制过程外加人工检查时间可以控制在一个月左右(40 个被试),相比传统的基于微观结构的脑图谱,该脑网络组图谱大大提高了绘制的速度。如果计算、存储和数据资源足够,则可以采用更高分辨率的数据、增加被试量和增设多个独立的数据集,从而获得更加精细、更加可靠的脑图谱。

在绘制脑网络组图谱的过程中,可利用先验的解剖知识限定初始的 ROI 边界。虽然利用先验的解剖知识对于图谱的应用很有帮助,但后续还是十分有必要研究利用大体解剖结构信息得到的初始 ROI 边界与基于解剖连接信息的亚区边界之间的关系。

巧合的是,在本研究团队的脑网络组图谱成果发表之后的两个月,另一项脑图谱成果——HCP 多模态分区[18]也发表了。相比 HCP 的多模态分区,脑网络组图谱的差异主要体现在以下方面[125]:

(1) 脑网络组图谱主要是基于 volume 的图谱,包含了皮层和皮层下结构,而 HCP 多模态分区是基于 surface 的,只有皮层上的分区信息。

（2）脑网络组图谱在统一的框架下利用扩散磁共振成像所得的解剖连接信息获得了精细的亚区，并通过静息态和任务态功能磁共振成像数据得到了每个亚区的功能连接和功能表征；HCP 多模态分区并没有利用扩散磁共振成像模态数据，而是利用了 T1/T2 像得到的拓扑、皮层厚度和髓鞘信息以及功能连接和功能映射图来分别确定各个亚区的边界，并没有一个统一的鉴定框架。

（3）因为绘制准则不一致，所以两个脑图谱的亚区有重合的地方，也有不一致的地方。而在前额叶上，脑网络组图谱有着更加精细的亚区，如 Broca 区中的 44 区背腹侧和 45 区前后侧都能通过连接信息很好地区分出来。两个脑图谱各有优势，也都在不断借鉴和完善中，两者的共同目标都是为了更加准确、更加精细地绘制大脑这幅未知的"地图"。

4.5.3　小结

本节利用前述的基于解剖连接的脑区分区流程以及 ATPP 软件，在一组高质量的 HCP 数据集上，借助高性能计算服务器集群，最终绘制了人类脑网络组图谱。该图谱共包含 246 个精细亚区，其中皮层上有 210 个亚区，皮层下结构有 36 个亚区，并且每个亚区都有各自的解剖和功能连接模式以及基于 brainmap 数据库的功能表征。本章作者及其团队制作了一个二值化的解剖连接网络，方便用户了解各亚区之间的连接，既提供了传统的基于 volume 的脑网络组图谱，又提供了基于 surface 的皮层亚区图谱，用户可以根据研究需要进行选择使用。为了方便用户使用，还将脑网络组图谱公布在了多个离线和在线的平台上，使得用户可以方便地查看脑网络组图谱并基于此开展进一步的研究工作。此外，为了推广脑网络组图谱，还在全国多地举办了多场脑图谱培训班，普及脑图谱知识，并利用实验室开发的多个软件将脑网络组图谱应用到学员的实际科研中。

4.6　脑网络组与脑图谱展望

探索并理解脑的结构与功能是人类认知自然界及自身的终极挑战，也是开展脑科学与类脑智能研究的基础。由于脑的结构和功能具有高度的复杂性。过去的一个多世纪以来，神经科学家们主要通过两种途径对脑的结构和功能进行研究，包括在宏观尺度自上而下（top-down）的对脑区功能定位的了解和在微观尺度自下而上（bottom-up）的对神经细胞及突触功能的理解。随着研究的不断深入，人们认识到神经细胞是组成神经系统的基本功能单位，神经细胞之间通过相互联系形成的神经环路是脑处理信息的基本单位;脑功能不是单个神经元或单一脑区所独立完成的,而是由神经环路内的神经元团(群)、功能柱或者脑区的交互作用来实现的(见图 4 - 34)。近年来,多种技术,特别是磁共振、光学成像以及遗传工程等技术的发展和融合,为活体(包括人和动物)全脑结构和功能信息的检测提供了新的技术手段,逐渐填补着脑科学研究两个主要层面之间存在着的巨大沟壑。

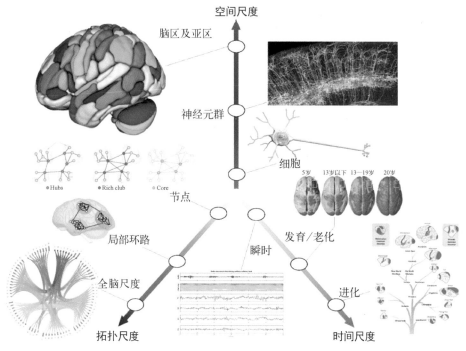

注:脑是由不同时空尺度的脑网络组成,其研究可以从单个节点、局部环路到全脑尺度的不同拓扑(网络)尺度进行开展。

图 4 - 34 跨尺度多模态脑网络组图谱

为了进一步推动这一研究领域,2010 年我国学者在国际上提出了脑网络组的概念,并得到学术界越来越广泛的认可。脑网络组是以脑网络为基本单元的组学,研究内容包括发展和利用各种成像技术、脑大数据以及仿真建模技术在宏观、介观及微观尺度上建立人脑和动物脑的脑区、神经元群或神经元之间的脑网络组图谱,实现诺贝尔奖获得者 Francis Crick 的梦想,探索在不同尺度层面上脑网络之间的联系,建立全新的脑图谱。进而,在此基础上研究脑网络的拓扑结构、动力学属性,以及脑功能及功能异常的脑网络表征和脑网络的遗传基础。

脑网络组是迄今最复杂的组学,因为脑网络的节点和连接可以在微观、介观和宏观尺度上进行研究,在微观尺度上脑网络节点就是神经细胞,在介观尺度上脑网络节点就是具有某种共同特性的神经细胞群,在宏观尺度上脑网络节点就是不同的脑区。但是,由于现有宏观技术受到本身时间和空间分辨率低、缺乏细胞或环路选择性等因素的制约,加之目前大部分介观尺度的观测和扰动技术只能在一些低等哺乳类动物中开展相关研究,导致已有的进展尚未对宏观脑成像和调控信息的理解产生本质上的影响。所以,建立面向跨尺度(宏观-介观)脑网络组图谱绘制的神经环路层次化解析方案,通过记录观测从神经元、神经环路,到脑区及其亚区层面的现象,才能阐明宏观尺度各种脑功能和行为表现。

长期以来,人类对脑的结构和功能进行了大量的研究。如果想知道大脑是如何工作的,就必须有一个脑图谱,为复杂的脑部研究进行"导航"。因此,脑图谱一直以来都是研究脑结构和功能及脑疾病的重要手段。从文艺复兴时期的著名解剖学家维萨里对大脑结构进行详细的描述开始,大量的神经解剖描述、图片和影像陆续出现。随着技术的不断进步和研究的不断深入,各式各样的脑图谱层出不穷,人类脑图谱已经由早期的印刷版二维脑图谱发展到现在的数字化三维、四维脑图谱;由基于标本断面切片数据发展到基于活体影像学数据构建的图谱;由仅具有个体脑解剖结构信息的单一图谱到包含群体解剖结构及功能信息的多模态脑图谱[79,144,145]。在不同的时期出现了一些里程碑式的脑图谱,包括布罗德曼(Brodmann)脑图谱[16]、Von Economo and Koskinas 脑图谱[146]、Talairach 立体脑图谱[147]、尤利希细胞构筑脑图谱[66]等。脑图谱的出现和不断完善对脑科学基础及临床研究具有重要的意义。

但是,目前已被广泛应用的脑图谱尚存在一些明显的不足之处:先前许多脑图谱的分区是依照大体解剖标志来划分的,很难与脑功能分区相对应。此外,由于人脑分区数量多、功能复杂,个体之间变异大,脑区之间的边界及其复杂的连接关系难以确定,加之过去影像设备获取的图像分辨率低及层厚较厚等因素,脑区分区标准尚未统一,另外对于功能复杂脑区的功能亚区边界划分也不明确。近些年来,随着超薄切片技术、染色技术以及显微观察技术的进步,基于细胞构筑的脑解剖结构研究得到了进一步的发展,特别是随着活体影像采集设备和计算机图像、图形技术的发展,使得人们能够在获取大样本数据的基础上,对人脑进行结构和功能区划分,为完善和发展更为细致的脑图谱提供了技术基础。脑网络组图谱就是在这样的背景下发展起来的。

建立脑网络组图谱的新思想起源于脑科学和脑疾病研究的迫切需求和现有脑图谱存在的本质问题。例如,有些脑图谱未考虑个体变异,基于细胞构筑学构建的脑图谱仍然是对尸体标本的研究,许多脑区的划分依据大体解剖标志,许多功能复杂脑区的功能亚区的边界不明确,而且以上脑图谱基本上是来源于西方人的数据,不具备东方人的特征。研究表明,由于人种和生长环境的影响,东西方人脑会有比较显著的差别,假如我们直接把上述的脑图谱作为标准脑模板的话,研究结果可能会出现一些偏差[148]。近年来,随着脑影像数据采集设备和技术的进步,比如高场强磁共振成像在活体上的应用,特别是弥散张量成像技术的发展,为脑网络组图谱的绘制提供了技术基础[35,149]。基于国际上脑图谱的发展及本研究团队的研究积累,提出了利用脑连接信息而不是传统的形态信息构建脑图谱的新思想,建立了构建新一代脑图谱的理论和方法体系,在此基础上提出了针对不同脑区的亚区划分方案,实现了全脑尺度的脑区亚区的精细划分并明确其连接图谱[90,110,111,123,150,151]。脑网络组图谱比现有脑图谱既具有更精细的脑区划分,又具有不同亚区解剖与功能连接模式的全新活体人类脑图谱。相较于传统解剖学方法构建的脑图谱,脑网络组图谱包不仅包含了大脑皮层脑区与皮层下核团结构的精细亚区,而且在体定量描绘了不同脑区亚区的解剖与功能连接模式,并对每个亚区进行了细致的功能描述。脑网络组图谱也是脑网络组的核心内容。脑网络组是迄今最复杂的组学,因为脑网络的节点和连接可以在微观、介观和宏观尺度上进行研究,在微观尺度上脑网络节点就是神经细胞;在介观尺度上脑网络节点就是具有某种共同特性的神经细胞群;在宏观尺度上脑网络节点就是不同的脑区。脑网络组与国际上流行的连接组有本质的区别,连接组只关注脑网络的连接,而脑网络组不仅强调脑网络连接的重要性,而且强调脑网络节点的重要性。无论在什么尺度上,脑网络节点的确定都面临巨大挑战,美国脑计划的第一项研究内容就是确定神经元的类型,为研究神经元网络和环路及确定微观和介观尺度的脑网络节点奠定基础,而脑网络组图谱为确定宏观尺度上脑网络节点提供新途径。

中科院自动化所研究团队系统建立了新一代人类脑图谱构建所需要的脑亚区划分的新理论和新方法,完成了比现有脑图谱既具有更精细的脑区划分、又具有亚区解剖与功能连接模式的全新活体脑图谱,即脑网络组图谱的全面绘制。该图谱包括 246 个精细脑区亚区,以及脑区亚区间的多模态连接模式,比传统的 Brodmann 图谱精细 4~5 倍,具有客观精准的边界定位,第一次建立了宏观尺度上的活体全脑连接图谱,并对每个亚区进行了细致的功能描述[81]。与国内外同类研究工作相比在学术思想和研究方法上都有重要创新性,主要体现在以下3 个方面:① 突破传统解剖学构建脑图谱的方式,提出了利用脑连接信息建立脑网络组图谱的思想,建立了脑网络组图谱构建所需要的脑亚区划分的新理论和新方法;② 针对现有脑图谱比较粗糙、某些脑区功能分区不明确、代表性不强等问题,采用多模态脑影像数据建立的脑连接模式,建立了适合于脑疾病和脑网络研究、有明确生物学意义的脑网络组图谱,它比现有的脑图谱具有明显的优越性,为理解人脑结构和功能提供了新方法和新工具;③ 发展了脑网络组图谱的验证体系,利用多模态磁共振成像技术、荟萃分析方法、经典双生子研究策略并结合神经科学问题和临床需求对脑网络组图谱进行了系统研究,为脑网络组图谱应用奠定了坚实的基础。首版脑网络组图谱已发布在脑网络组图谱门户网站(http://atlas.brainnetome.org)上,以在线显示以及软件下载的方式供相关研究领域的基础与临床研究人员使用。脑网络组图谱发布之后,引起了国内外的广泛关注,被国际著名神经解剖学家、澳大利亚科学院院士 George Paxinos 撰文特别评述,认为脑网络组图谱揭开了脑图谱研究的新篇章[152],欧盟人脑计划将它作为代表性的人脑图谱纳入其神经信息平台,被国际上脑成像分析主流软件推荐使用。

　　脑网络组图谱的成功构建将引领人类脑图谱未来发展从标本走向活体,从粗糙走向精细,从单一的解剖结构描述到集成结构、功能和连接模式等多种知识的综合描述,为实现脑科学和脑疾病研究的源头创新提供了基础。脑网络组图谱能够提供每个亚区的解剖和功能连接模式,从而明确每个亚区的组织模式及功能意义,这在宏观尺度上为研究脑与行为的关系提供了不可或缺的工具,将加深对于人类精神和心理活动的认识,为理解人脑结构和功能开辟了新途径,并对未来类脑智能系统的设计提供了重要启示,也将为神经及精神疾病的新一代诊断、治疗技术奠定基础,并为脑中风损伤区域及癫痫病灶的定位、神经外科手术中的脑胶质瘤精确切除等提供帮助,提高诊断质量与治疗效果。此外,脑网络组图谱的研究也会引发新技术和新设备的研发。总之,脑网络组图谱将会成为脑科学和脑疾病研究的利器,将成为解剖学、神经科学、认知科学、神经心理学、神经病学、精神病和信息科学等学科的共同科学前沿,为脑科学、脑疾病、类脑计算和智能技术的研究带来革命性变化。

参考文献

[1] Baer M F, Connors B W, Paradiso M A. Neuroscience: Exploring the brain[M]. 3rd ed. Philadelphia: Lippincot Williams & Wilkins, 2007.

[2] Amunts K, Ebell C, Muller J, et al. The human brain project: Creating a European research infrastructure to decode the human brain[J]. Neuron, 2016, 92(3): 574-581.

[3] Okano H, Sasaki E, Yamamori T, et al. Brain/MINDS: A Japanese national brain

project for marmoset neuroscience[J]. Neuron, 2016, 92(3): 582 - 590.

[4] Jeong S J, Lee H, Hur E M, et al. Korea brain initiative: Integration and control of brain functions[J]. Neuron, 2016, 92(3): 607 - 611.

[5] Australian Brain Alliance Steering Committee. Australian Brain Alliance[J]. Neuron, 2016, 92(3): 597 - 600.

[6] Jabalpurwala I. Brain Canada: One brain one community[J]. Neuron, 2016, 92(3): 601 - 606.

[7] Van Essen D C, Ugurbil K, Auerbach E, et al. The human connectome project: A data acquisition perspective[J]. NeuroImage, 2012, 62(4): 2222 - 2231.

[8] 张旭, 刘力, 郭爱克. "脑功能联结图谱与类脑智能研究"先导专项研究进展和展望[J]. 中国科学院院刊, 2016, 31(07): 737 - 746.

[9] Jiang T. Brainnetome: A new-ome to understand the brain and its disorders[J]. NeuroImage, 2013, 80: 263 - 272.

[10] Jiang T, Zhou Y, Liu B, et al. Brainnetome-wide association studies in schizophrenia: the advances and future[J]. Neuroscience & Biobehavioral Reviews, 2013, 37(10Pt 2): 2818 - 2835.

[11] Cloutman L L, Lambon-Ralph M A. Connectivity-based structural and functional parcellation of the human cortex using diffusion imaging and tractography [J]. Frontiers in Neuroanatomy, 2012, 6: 34.

[12] Tamraz J C, Comair Y G, Tamraz J. Atlas of regional anatomy of the brain using MRI [M]. Berlin: Springer-Verlag, 2000.

[13] Devlin J T, Poldrack R A. In praise of tedious anatomy[J]. NeuroImage, 2007, 37(4): 1033 - 1058.

[14] Wang J, Wang L, Zang Y, et al. Parcellation-dependent small-world brain functional networks: A resting-state fMRI study[J]. Human Brain Mapping, 2009, 30(5): 1511 - 1523.

[15] Zalesky A, Fornito A, Harding IH, et al. Whole-brain anatomical networks: Does the choice of nodes matter? [J] NeuroImage, 2010, 50(3): 970 - 983.

[16] Brodmann K. Vergleichende Lokalisationslehre der Grosshirnrinde in ihren Prinzipien dargestellt auf Grund des Zellenbaues[M]. Leipzig: Verlag von Johann Ambrosius Barth, 1909.

[17] Zilles K, Amunts K. Centenary of Brodmann's map—conception and fate[J]. Nature Reviews Neuroscience, 2010, 1(2): 139 - 145.

[18] Fan L, Li H, Zhuo J, et al. The human brainnetome atlas: A new brain atlas based on connectional architecture[J]. Cerebral Cortex, 2016, 26(8): 3508 - 3526.

[19] Glasser M F, Coalson T S, Robinson E C, et al. A multi-modal parcellation of human

cerebral cortex[J]. Nature, 2016, 536(7615): 171-178.

[20] Eickhoff S B, Thirion B, Varoquaux G, et al. Connectivity-based parcellation: Critique and implications[J]. Human brain mapping, 2015, 36(12): 4771-4792.

[21] Felleman D J, Van Essen DC. Distributed hierarchical processing in the primate cerebral cortex[J]. Cerebral cortex, 1991, 1(1): 1-47.

[22] Vogt C, Vogt O. Allgemeinere ergebnisse unserer hirnforschung[J]. Psychiatr Neurol Med Psychol, 1919, 25: 279-462.

[23] Amunts K, Lepage C, Borgeat L, et al. BigBrain: An ultrahigh-resolution 3D human brain model[J]. Science, 2013, 340(6139): 1472-1475.

[24] Talairach J, Tournoux P. Co-planar stereotaxic atlas of the human brain: 3 - D proportional system: an approach to cerebral imaging [M]. New York: Thieme Medical Publishers, 1988.

[25] Collins D L, Neelin P, Peters T M, et al. Automatic 3D intersubject registration of MR volumetric data in standardized Talairach space[J]. Journal of Computer Assisted Tomography, 1994, 18(2): 192-205.

[26] Tzourio-Mazoyer N, Landeau B, Papathanassiou D, et al. Automated anatomical labeling of activations in SPM using a macroscopic anatomical parcellation of the MNI MRI single-subject brain[J]. NeuroImage, 2002, 15(1): 273-289.

[27] Shattuck D W, Mirza M, Adisetiyo V, et al. Construction of a 3D probabilistic atlas of human cortical structures[J]. NeuroImage, 2008, 39(3): 1064-1080.

[28] Makris N, Goldstein J M, Kennedy D, et al. Decreased volume of left and total anterior insular lobule in schizophrenia[J]. Schizophrenia Research, 2006, 83(2-3): 155-171.

[29] Desikan R S, Ségonne F, Fischl B, et al. An automated labeling system for subdividing the human cerebral cortex on MRI scans into gyral based regions of interest [J]. NeuroImage, 2006, 31(3): 968-980.

[30] Diedrichsen J, Balsters J H, Flavell J, et al. A probabilistic MR atlas of the human cerebellum[J]. NeuroImage, 2009, 46(1): 39-46.

[31] Miller J A, Ding S L, Sunkin S M, et al. Transcriptional landscape of the prenatal human brain[J]. Nature, 2014, 508(7495): 199-206.

[32] Huth A G, de Heer W A, Griffiths T L, et al. Natural speech reveals the semantic maps that tile human cerebral cortex[J]. Nature, 2016, 532(7600): 453-458.

[33] Behrens T, Johansen-Berg H, Woolrich M, et al. Non-invasive mapping of connections between human thalamus and cortex using diffusion imaging[J]. Nature Neuroscience, 2003, 6(7): 750-757.

[34] Cohen A L, Fair D A, Dosenbach N U, et al. Defining functional areas in individual

human brains using resting functional connectivity MRI[J]. NeuroImage, 2008, 41 (1): 45 - 57.

[35] Johansen-Berg H, Behrens T, Robson M, et al. Changes in connectivity profiles define functionally distinct regions in human medial frontal cortex[J]. Proceedings of the National Academy of Sciences of the United States of America, 2004, 101(36): 13335 - 13340.

[36] Cohen M X, Lombardo M V, Blumenfeld R S. Covariance-based subdivision of the human striatum using T1 - weighted MRI[J]. European Journal of Neuroscience, 2008, 27(6): 1534 - 1546.

[37] Kim J H, Lee J M, Jo H J, et al. Defining functional SMA and pre-SMA subregions in human MFC using resting state fMRI: Functional connectivity-based parcellation method[J]. NeuroImage, 2010, 49(3): 2375 - 2386.

[38] Chen C H, Gutierrez E D, Thompson W, et al. Hierarchical genetic organization of human cortical surface area[J]. Science, 2012, 335(6076): 1634 - 1636.

[39] Eickhoff S B, Bzdok D, Laird A R, et al. Co-activation patterns distinguish cortical modules, their connectivity and functional differentiation[J]. NeuroImage, 2011, 57(3): 938 - 949.

[40] Craddock R C, James G A, Holtzheimer P E, et al. A whole brain fMRI atlas generated via spatially constrained spectral clustering[J]. Human Brain Mapping, 2012, 33(8): 1914 - 1928.

[41] Moreno-Dominguez D, Anwander A, Knösche T R. A hierarchical method for whole-brain connectivity-based parcellation[J]. Human Brain Mapping, 2014, 35: 5000 - 5025.

[42] Passingham R E, Stephan K E, Kötter R. The anatomical basis of functional localization in the cortex[J]. Nature Reviews Neuroscience, 2002, 3(8): 606 - 616.

[43] Cui Y, Liu B, Zhou Y, et al. Genetic effects on fine-grained human cortical regionalization[J]. Cerebral Cortex, 2016, 26(9): 3732 - 3743.

[44] Yang Y, Fan L, Chu C, et al. Identifying functional subdivisions in the human brain using meta-analytic activation modeling-based parcellation[J]. NeuroImage, 2016, 124(Pt A): 300 - 309.

[45] Fan L, Li H, Yu S, et al. Human brainnetome atlas and its potential applications in brain-inspired computing[C]//International Workshop on Brain-Inspired Computing, 2015, Cetraro, Italy. Berlin: Springer, 2015: 1 - 14.

[46] Johansen-Berg H, Behrens T E J. Diffusion MRI: From quantitative measurement to in vivo neuroanatomy[M]. Pittsburgh: Academic Press, 2013.

[47] Knösche T R, Anwander A, Liptrot M, et al. Validation of tractography: comparison

with manganese tracing[J]. Human Brain Mapping，2015，36(10)：4116 - 4134.

[48] Maier-Hein K H，Neher P F，Houde J C，et al. The challenge of mapping the human connectome based on diffusion tractography[J]. Nature communications，2017，8(1)：1349.

[49] van den Heuvel M P，de Reus M A，Feldman Barrett L，et al. Comparison of diffusion tractography and tract-tracing measures of connectivity strength in rhesus macaque connectome[J]. Human Brain Mapping，2015，36(8)：3064 - 3075.

[50] Azadbakht H，Parkes L M，Haroon H A，et al. Validation of high-resolution tractography against in vivo tracing in the macaque visual cortex[J]. Cerebral Cortex，2015，25(11)：4299 - 4309.

[51] Reveley C，Seth A K，Pierpaoli C，et al. Superficial white matter fiber systems impede detection of long-range cortical connections in diffusion MR tractography [J]. Proceedings of the National Academy of Sciences，2015，112(21)：E2820 - E2828.

[52] Thomas C，Ye F Q，Irfanoglu M O，et al. Anatomical accuracy of brain connections derived from diffusion MRI tractography is inherently limited[J]. Proceedings of the National Academy of Sciences，2014，111(46)：16574 - 16579.

[53] Wiegell M R，Tuch D S，Larsson H B，et al. Automatic segmentation of thalamic nuclei from diffusion tensor magnetic resonance imaging[J]. NeuroImage，2003，19(2)：391 - 401.

[54] Behrens T E J，Johansen-Berg H. Relating connectional architecture to grey matter function using diffusion imaging[J]. Philosophical Transactions of the Royal Society B：Biological Sciences，2005，360(1457)：903 - 911.

[55] Anwander A，Tittgemeyer M，von Cramon D Y，et al. Connectivity-based parcellation of Broca's area[J]. Cerebral cortex，2006，17(4)：816 - 825.

[56] Beckmann M，Johansen-Berg H，Rushworth M F. Connectivity-based parcellation of human cingulate cortex and its relation to functional specialization[J]. Journal of Neuroscience，2009，29(4)：1175 - 1190.

[57] Behrens T E，Woolrich M W，Jenkinson M，et al. Characterization and propagation of uncertainty in diffusion-weighted MR imaging[J]. Magnetic resonance in medicine，2003，50(5)：1077 - 1088.

[58] Behrens T E，Woolrich M W，Jenkinson M，et al. Characterization and propagation of uncertainty in diffusion-weighted MR imaging[J]. Magnetic Resonance in Medicine，2003，50(5)：1077 - 1088.

[59] Behrens T E J，Berg H J，Jbabdi S，et al. Probabilistic diffusion tractography with multiple fibre orientations：What can we gain？ [J] NeuroImage，2007，34 (1)：144 - 155.

［60］ von Luxburg U. A tutorial on spectral clustering［J］. Statistics and Computing，2007，17(4)：395－416.

［61］ Nanetti L，Cerliani L，Gazzola V，et al. Group analyses of connectivity-based cortical parcellation using repeated k-means clustering［J］. NeuroImage，2009，47（4）：1666－1677.

［62］ Munkres J. Algorithms for the assignment and transportation problems［J］. Journal of the Society for Industrial and Applied Mathematics，1957，5(1)：32－38.

［63］ Chen C H，Gutierrez E D，Thompson W，et al. Hierarchical genetic organization of human cortical surface area［J］. Science，2012，335(6076)：1634－1636.

［64］ Bludau S，Eickhoff S B，Mohlberg H，et al. Cytoarchitecture，probability maps and functions of the human frontal pole［J］. NeuroImage，2014，93(Pt 2)：260－275.

［65］ Petrides M，Pandya D N. Comparative cytoarchitectonic analysis of the human and the macaque ventrolateral prefrontal cortex and corticocortical connection patterns in the monkey［J］. European Journal of Neuroscience，2002，16(2)：291－310.

［66］ Eickhoff S B，Stephan K E，Mohlberg H，et al. A new SPM toolbox for combining probabilistic cytoarchitectonic maps and functional imaging data［J］. NeuroImage，2005，25(4)：1325－1335.

［67］ Baldwin A L. Mathematical Methods of Statistics［J］. Psychometrika，1947，12：59－60.

［68］ Dice L R. Measures of the amount of ecologic association between species［J］. Ecology，1944，26(3)：297－302.

［69］ Meila M. Comparing clusterings by the variation of information［M］//Scholkopf B，Warmuth M K. Learning Theory and Kernel Machines. Berlin：Springer-Verlag，2003：173－187.

［70］ Rousseeuw P J. Silhouettes：A graphical aid to the interpretation and validation of cluster analysis［J］. Journal of Computational and Applied Mathematics，1987，20：53－65.

［71］ Kahnt T，Chang L J，Park S Q，et al. Connectivity-Based Parcellation of the Human Orbitofrontal Cortex［J］. Journal of Neuroscience，2012，32(18)：6240－6250.

［72］ Tungaraza R L，Mehta S H，Haynor D R，et al. Anatomically informed metrics for connectivity-based cortical parcellation from diffusion MRI［J］. IEEE Journal of Biomedical and Health Informatics，2015，19(4)：1375－1383.

［73］ Kelly C，Uddin L Q，Shehzad Z，et al. Broca's region：Linking human brain functional connectivity data and non-human primate tracing anatomy studies［J］. European Journal of Neuroscience，2010，32(3)：383－398.

［74］ Bzdok D，Heeger A，Langner R，et al. Subspecialization in the human posterior medial cortex[J]. NeuroImage, 2015, 106: 55 - 71.

[75] Jain A K. Data clustering: 50 years beyond k-means[J]. Pattern Recognition Letters, 2010, 31(8): 651 - 666.

[76] Eickhoff S B, Thirion B, Varoquaux G, et al. Connectivity-based parcellation: critique and implications[J]. Human Brain Mapping, 2015, 36(12): 4771 - 4792.

[77] Glasser M F, Sotiropoulos S N, Wilson J A, et al. The minimal preprocessing pipelines for the Human Connectome Project[J]. NeuroImage, 2013, 80: 105 - 124.

[78] Glasser M F, Coalson T S, Robinson E C, et al. A multi-modal parcellation of human cerebral cortex[J]. Nature, 2016, 536(7615): 171 - 178.

[79] Toga A W, Thompson P M, Mori S, et al. Towards multimodal atlases of the human brain[J]. Nature reviews Neuroscience, 2006, 7(12): 952 - 966.

[80] Amunts K, Zilles K. Architectonic mapping of the human brain beyond Brodmann [J]. Neuron, 2015, 88(6): 1086 - 1107.

[81] Fan L, Li H, Zhuo J, et al. The Human Brainnetome Atlas: A new brain atlas based on connectional architecture[J]. Cerebral Cortex, 2016, 26(8): 3508 - 3526.

[82] Behrens T E, Johansen-Berg H, Woolrich M W, et al. Non-invasive mapping of connections between human thalamus and cortex using diffusion imaging[J]. Nature Neuroscience, 2003, 6(7): 750 - 757.

[83] Cohen M X, Lombardo M V, Blumenfeld R S. Covariance-based subdivision of the human striatum using T1 - weighted MRI[J]. European Journal of Neuroscience, 2008, 27(6): 1534 - 1546.

[84] Kim J H, Lee J M, Jo H J, et al. Defining functional SMA and pre-SMA subregions in human MFC using resting state fMRI: Functional connectivity-based parcellation method[J]. NeuroImage, 2010, 49(3): 2375 - 2386.

[85] Craddock R C, James G A, Holtzheimer P E, et al. A whole brain fMRI atlas generated via spatially constrained spectral clustering[J]. Human Brain Mapping, 2012, 33(8): 1914 - 1928.

[86] Eickhoff S B, Bzdok D, Laird A R, et al. Co-activation patterns distinguish cortical modules, their connectivity and functional differentiation[J]. NeuroImage, 2011, 57(3): 938 - 949.

[87] Yang Y, Fan L, Chu C, et al. Identifying functional subdivisions in the human brain using meta-analytic activation modeling-based parcellation[J]. NeuroImage, 2016, 124(Pt A): 300 - 309.

[88] Chen C H, Gutierrez E D, Thompson W, et al. Hierarchical genetic organization of human cortical surface area[J]. Science, 2012, 335(6076): 1634 - 1636.

[89] Cui Y, Liu B, Zhou Y, et al. Genetic Effects on Fine-Grained Human Cortical

Regionalization[J]. Cerebral Cortex, 2016, 26(9): 3732 - 3743.

[90] Zhang W, Wang J, Fan L, et al. Functional organization of the fusiform gyrus revealed with connectivity profiles [J]. Human Brain Mapping, 2016, 37 (8): 3003 - 3016.

[91] He J H, Cui Y, Song M, et al. Decreased functional connectivity between the mediodorsal thalamus and default mode network in patients with disorders of consciousness[J]. Acta Neurologica Scandinavica, 2015, 131(3): 145 - 151.

[92] Genon S, Li H, Fan L, et al. The right dorsal premotor mosaic: Organization, functions, and connectivity[J]. Cerebral Cortex, 2017, 27(3): 2095 - 2110.

[93] Genon S, Reid A, Li H, et al. The heterogeneity of the left dorsal premotor cortex evidenced by multimodal connectivity-based parcellation and functional characterization [J]. NeuroImage, 2018, 170: 400 - 411.

[94] Cui Z, Zhao C, Gong G. Parallel workflow tools to facilitate human brain MRI post-processing[J]. Frontiers in Neuroscience, 2015, 9: 171.

[95] Rex D E, Ma J Q, Toga A W. The LONI pipeline processing environment[J]. NeuroImage, 2003, 19(3): 1033 - 1048.

[96] Lucas B C, Bogovic J A, Carass A, et al. The Java Image Science Toolkit (JIST) for rapid prototyping and publishing of neuroimaging software [J]. Neuroinformatics, 2010, 8(1): 5 - 17.

[97] Gorgolewski K, Burns C D, Madison C, et al. Nipype: A flexible, lightweight and extensible neuroimaging data processing framework in python[J]. Front Neuroinform, 2011, 5: 13.

[98] Cui Z, Zhong S, Xu P, et al. PANDA: A pipeline toolbox for analyzing brain diffusion images[J]. Frontiers in Human Neuroscience, 2013, 7: 42.

[99] Wang J, Wang H. A supervoxel-based method for groupwise whole brain parcellation with resting-state fMRI data[J]. Frontiers in Human Neuroscience, 2016, 10: 659.

[100] Lefranc S, Roca P, Perrot M, et al. Groupwise connectivity-based parcellation of the whole human cortical surface using watershed-driven dimension reduction[J]. Medical Image Analysis, 2016, 30: 11 - 29.

[101] Honey C J, Sporns O, Cammoun L, et al. Predicting human resting-state functional connectivity from structural connectivity[J]. Proceedings of the National Academy of Sciences of the United States of America, 2009, 106(6): 2035 - 2040.

[102] van den Heuvel M P, Mandl R C, Kahn R S, et al. Functionally linked resting-state networks reflect the underlying structural connectivity architecture of the human brain [J]. Human Brain Mapping, 2009, 30(10): 3127 - 3141.

[103] Eickhoff S B, Jbabdi S, Caspers S, et al. Anatomical and functional connectivity of

cytoarchitectonic areas within the human parietal operculum[J]. The Journal of Neuroscience, 2010, 30(18): 6409 - 6421.

[104] Ashburner J, Neelin P, Collins D L, et al. Incorporating prior knowledge into image registration[J]. NeuroImage, 1997, 6(4): 344 - 352.

[105] Ashburner J, Friston K J. Nonlinear spatial normalization using basis functions [J]. Human Brain Mapping, 1999, 7(4): 254 - 266.

[106] Tomassini V, Jbabdi S, Klein J C, et al. Diffusion-weighted imaging tractography-based parcellation of the human lateral premotor cortex identifies dorsal and ventral subregions with anatomical and functional specializations [J]. The Journal of Neuroscience, 2007, 27(38): 10259 - 10269.

[107] Makuuchi M, Bahlmann J, Anwander A, et al. Segregating the core computational faculty of human language from working memory[J]. Proceedings of the National Academy of Sciences of the United States of America, 2009, 106(20): 8362 - 8367.

[108] Heiervang E, Behrens T E, Mackay C E, et al. Between session reproducibility and between subject variability of diffusion MR and tractography measures [J]. NeuroImage, 2006, 33(3): 867 - 877.

[109] Johansen-Berg H, Della-Maggiore V, Behrens T E, et al. Integrity of white matter in the corpus callosum correlates with bimanual co-ordination skills[J]. NeuroImage, 2007, 36 (Suppl 2): T16 - T21.

[110] Fan L, Wang J, Zhang Y, et al. Connectivity-based parcellation of the human temporal pole using diffusion tensor imaging[J]. Cerebral Cortex, 2014, 24(12): 3365 - 3378.

[111] Liu H, Qin W, Li W, et al. Connectivity-based parcellation of the human frontal pole with diffusion tensor imaging[J]. The Journal of Neuroscience, 2013, 33(16): 6782 - 6790.

[112] Xia X, Fan L, Cheng C, et al. Multimodal connectivity-based parcellation reveals a shell-core dichotomy of the human nucleus accumbens[J]. Human Brain Mapping, 2017, 38(8): 3878 - 3898.

[113] de Reus M A, van den Heuvel M P. The parcellation-based connectome: limitations and extensions[J]. NeuroImage, 2013, 80: 397 - 404.

[114] Amunts K, Lepage C, Borgeat L, et al. BigBrain: An ultrahigh-resolution 3D human brain model[J]. Science, 2013, 340(6139): 1472 - 1475.

[115] Toga A W, Thompson P M, Mori S, et al. Towards multimodal atlases of the human brain[J]. Nature Reviews Neuroscience, 2006, 7(12): 952 - 966.

[116] Van Essen D C. Cartography and Connectomes[J]. Neuron, 2013, 80(3): 775 - 790.

[117] Zhang Y, Fan L, Zhang Y, et al. Connectivity-Based parcellation of the human posteromedial cortex[J]. Cerebral Cortex, 2014, 24(3): 719 - 727.

[118] Wang J, Fan L, Zhang Y, et al. Tractography-based parcellation of the human left inferior parietal lobule[J]. NeuroImage, 2012, 63(2): 641 - 652.

[119] Li W, Qin W, Liu H, et al. Subregions of the human superior frontal gyrus and their connections[J]. NeuroImage, 2013, 78: 46 - 58.

[120] Liu H, Qin W, Li W, et al. Connectivity-Based parcellation of the human frontal pole with diffusion tensor imaging[J]. The Journal of Neuroscience, 2013, 33 (16): 6782 - 6790.

[121] Fan L, Wang J, Zhang Y, et al. Connectivity-Based parcellation of the human temporal pole using diffusion tensor imaging[J]. Cerebral Cortex, 2014, 24(12): 3365 - 3378.

[122] Xu J, Wang J, Fan L, et al. Tractography-based parcellation of the human middle temporal gyrus[J]. Scientific Reports, 2015, 5: 18883.

[123] Zhuo J, Fan L, Liu Y, et al. Connectivity profiles reveal a transition subarea in the parahippocampal region that integrates the anterior temporal-posterior medial systems [J]. The Journal of Neuroscience, 2016, 36(9): 2782 - 2795.

[124] Cui Y, Liu B, Zhou Y, et al. Genetic effects on fine-grained human cortical regionalization[J]. Cerebral Cortex, 2016, 26(9): 3732 - 3743.

[125] Genon S, Li H, Fan L, et al. The right dorsal premotor mosaic: organization, functions, and connectivity[J]. Cerebral Cortex, 2017, 27(3): 2095 - 2110.

[126] Uğurbil K, Xu J, Auerbach E J, et al. Pushing spatial and temporal resolution for functional and diffusion MRI in the Human Connectome Project[J]. NeuroImage, 2013, 80: 80 - 104.

[127] Sotiropoulos S N, Jbabdi S, Xu J, et al. Advances in diffusion MRI acquisition and processing in the Human Connectome Project [J]. NeuroImage, 2013, 80: 125 - 143.

[128] Craddock R C, James G A, Holtzheimer P E 3rd, et al. A whole brain fMRI atlas generated via spatially constrained spectral clustering[J]. Human Brain Mapping, 2012, 33(8): 1914 - 1928.

[129] Glasser M F, Coalson T S, Robinson E C, et al. A multi-modal parcellation of human cerebral cortex[J]. Nature, 2016, 536(7615): 171 - 178.

[130] Fischl B, Salat D H, Busa E, et al. Whole brain segmentation: Automated labeling of neuroanatomical structures in the human brain [J]. Neuron, 2002, 33 (3): 341 - 355.

[131] Eickhoff S B, Stephan K E, Mohlberg H, et al. A new SPM toolbox for combining

probabilistic cytoarchitectonic maps and functional imaging data[J]. NeuroImage, 2005, 25(4): 1325 - 1335.

[132] Chen C H, Gutierrez E D, Thompson W, et al. Hierarchical genetic organization of human cortical surface area[J]. Science, 2012, 335(6076): 1634 - 1636.

[133] Petrides M, Pandya D N. Dorsolateral prefrontal cortex: comparative cytoarchitectonic analysis in the human and the macaque brain and corticocortical connection patterns [J]. European Journal of Neuroscience, 1999, 11(3): 1011 - 1036.

[134] Amunts K, Lenzen M, Friederici A D, et al. Broca's region: novel organizational principles and multiple receptor mapping[J]. PLoS Biology, 2010, 8(9): e1000489.

[135] Morel A, Gallay M N, Baechler A, et al. The human insula: Architectonic organization and postmortem MRI registration [J]. Neuroence, 2013, 236: 117 - 135.

[136] Caspers S, Eickhoff S B, Geyer S, et al. The human inferior parietal lobule in stereotaxic space[J]. Brain Structure & Function, 2008, 212(6): 481 - 495.

[137] Scheperjans F, Eickhoff S B, Hömke L, et al. Probabilistic maps, morphometry, and variability of cytoarchitectonic areas in the human superior parietal cortex [J]. Cerebral Cortex, 2008, 18(9): 2141 - 2157.

[138] Vogt B A, Nimchinsky E A, Vogt L J, et al. Human cingulate cortex: Surface features, flat maps, and cytoarchitecture[J]. The Journal of Comparative Neurology, 1995, 359(3): 490 - 506.

[139] Zhang Y, Fan L, Zhang Y, et al. Connectivity-based parcellation of the human posteromedial cortex[J]. Cerebral cortex, 2014, 24(3): 719 - 727.

[140] Cieslik E C, Müller V I, Kellermann T S, et al. Shifted neuronal balance during stimulus-response integration in schizophrenia: An fMRI study[J]. Brain structure & function, 2015, 220(1): 249 - 261.

[141] Clos M, Amunts K, Laird A R, et al. Tackling the multifunctional nature of Broca's region meta-analytically: co-activation-based parcellation of area 44[J]. NeuroImage, 2013, 83: 174 - 188.

[142] Fox P T, Lancaster J L, Laird A R, et al. Meta-analysis in human neuroimaging: computational modeling of large-scale databases[J]. Annual Review of Neuroscience, 2014, 37: 409 - 434.

[143] Gong G, He Y, Concha L, et al. Mapping anatomical connectivity patterns of human cerebral cortex using in vivo diffusion tensor imaging tractography[J]. Cerebral Cortex, 2009, 19(3): 524 - 536.

[144] Van Essen D C. Cartography and connectomes [J]. Neuron, 2013, 80 (3): 775 - 790.

［145］ Evans A C, Janke A L, Collins D L, et al. Brain templates and atlases［J］. NeuroImage, 2012, 62(2): 911 - 922.

［146］ von Economo C F, Koskinas G N. Die Cytoarchitektonik der Hirnrinde des erwachsenen Menschen［M］. Berlin: Springer-Verlag, 1925.

［147］ Talairach J, Tournoux P A. Co-planar stereotaxic atlas of the human brain［M］. New York: Thieme, 1988.

［148］ Tang Y, Hojatkashani C, Dinov I D, et al. The construction of a Chinese MRI brain atlas: a morphometric comparison study between Chinese and Caucasian cohorts ［J］. NeuroImage, 2010, 51(1): 33 - 41.

［149］ Behrens T E J, Johansen-Berg H, Woolrich M W, et al. Non-invasive mapping of connections between human thalamus and cortex using diffusion imaging［J］. Nature Neuroscience, 2003, 6(7): 750 - 757.

［150］ Wang J, Yang Y, Fan L, et al. Convergent functional architecture of the superior parietal lobule unraveled with multimodal neuroimaging approaches［J］. Human Brain Mapping, 2015, 36(1): 238 - 257.

［151］ Wang J, Fan L, Wang Y, et al. Determination of the posterior boundary of Wernicke's area based on multimodal connectivity profiles ［J］. Human Brain Mapping, 2015, 36(5): 1908 - 1924.

［152］ Paxinos G. Human brainnetome atlas: A new chapter of brain cartography［J］. Science China Life Sciences, 2016, 59(9): 965 - 967.

5
脑影像与脑网络在语言脑机制中的应用

蔡清 王 帅 杨 阳

蔡清,华东师范大学心理与认知科学学院,电子邮箱：miao. cai@gmail. com
王帅,华东师范大学心理与认知科学学院,电子邮箱：ws1011001@gmail. com
杨阳,华东师范大学心理与认知科学学院,电子邮箱：13817406310@163. com

人类语言的脑机制研究开始于百余年前，抛开颅相学不提，Broca 与 Wernicke 的研究奠定了至今仍非常重要的两个语言区，即 Broca 区与 Wernicke 区。Broca 区是人脑中的运动性语言中枢，负责说话；Wernicke 区是理解性语言中枢，负责理解言语[1]。当然，大脑并非如此简单，在这百余年间，尤其是非侵入性脑影像技术产生之后，语言脑机制研究领域硕果累累，而本章作者尝试基于这些成果，概括总结一部分以脑网络观点为主的研究。这里的网络一词定义宽泛，既指一种网络的观点，又指脑网络方法。从网络的视角（神经回路、脑区间连接）来看待大脑，自 19 世纪 Camillo Golgi、Santiago Cajal 和 Carl Wernicke 等人就已在语言领域开展研究，到 Norman Geschwind 提出了 WLG 模型（Wernicke-Lichtheim-Geschwind model），但那时对于"连接"的研究基本上依赖于解剖和临床方法，更无从在脑功能上定义"连接"[2]。随着 PET、fMRI 技术的兴起，脑功能定位成为主流。直至 1994 年，LeBihan 等人[3]发表了弥散张量成像（DTI）的文章，使得非侵入性技术用于研究人脑结构（白质）连接成为可能。在那之后一年，Biswal[4]发表了静息态功能连接的开创性文章，催生了一系列有关静息态功能连接的研究。随后的研究无论在理论观点还是在研究方法上，都将语言的脑机制研究推向了系统、网络的层面。

Peter Hagoort 曾总结道[5]，人类语言的神经生物学模型应当满足两个要求：一是将复杂的语言能力（如说与听）分解为相应的知识与加工步骤（认知架构）；二是解释人脑如何内化和支持上述认知步骤的（神经架构）。Hagoort 的总结既明确了目标又指出了困境——这个困境体现在不同学科概念间的复杂关系。对于语言的脑机制研究来说，其涉及 3 个层面：① 语言学/行为学；② 认知科学/心理学；③ 脑科学。这 3 个层面的任意两者之间都存在着多对多的关系。举例来说，某个人阅读一个词，这一过程会涉及汉字正字法、语音和语义，甚至手写运动信息的加工整合，最终形成词汇表征。但在脑机制层面，上述认知/心理学概念很难对应到特定的脑区，于是"阅读一个词"这个行为在认知架构和神经架构上都存在解析的可能，但目前均不清楚。研究人员所感兴趣的是脑机制/脑现象与基本认知学和心理学概念之间的对应，如正字法加工涉及哪些脑区或脑网络，负责语义的脑区或脑网络又是什么，等等。但在实际研究中，相对于认知学和心理学概念，任务或测量模态大多本身是复杂的，如意图研究正字法加工的任务可能会涉及语音及语义过程且依赖于基本视觉加工。传统的任务相减方法未必能反映真实的加工关系，且同一类型研究间往往采用任务的各类变式，甚至不同的任务，这使得相应的推论存在很大的问题，而连接/网络的方法保有脑现象的完整性并可刻画脑区之间的关系，在此时可能会更有效地描述和解释相应加工过程。

另外,静息态研究没有不同任务间差异的问题,并且在静息态下的连接或网络与脑结构、任务态激活,甚至基因表达间都存在紧密关系,适用于描述不同脑区间或者全脑的基本/内在的连接或网络结构。目前的语言脑机制模型也多呈现出网络的形式,如言语加工(speech processing)的双通路模型[6],认为语言系统存在背侧通路与腹侧通路,早期的言语加工,如时频计算发生在双侧颞上回(superior temporal gyrus,STG)背部,之后语音层面的加工发生在双侧 STG 中后部,从此处开始分为两条通路:

(1)背侧通路,将感觉或语音表征对应到发音表征上。这个主要左偏侧的通路包括顶颞交界处(parietal-temporal boundary area)、额下回(inferior frontal gyrus,IFG)后部、前运动区(premotor cortex)和脑岛(insula)前部。

(2)腹侧通路,将感觉或语音表征对应到词汇的概念/语义表征上,腹侧通路偏侧不明显,包括颞下沟(inferior temporal sulcus,ITS)前部和后部、颞中回(middle temporal gyrus,MTG)前部和后部。

值得注意的是,该模型认为概念表征的网络(conceptual network)是分布式的、没有特化的脑区(widely distributed)。

对于语言相关的脑网络或者脑区连通性的研究,大致可以分为结构(DTI)和功能(resting-state or task fMRI)两部分,分别通过描述脑区之间结构性联系的白质纤维束连接和功能性联系的功能连接及有效连接这两个部分来进行语言脑机制的研究,而图论方法可以为研究连接间组织的拓扑属性及脑网络的架构提供帮助(将在第 5.3 节中进行讨论)。除此之外,多体素模式分析/表征相似性分析、磁共振波谱成像(magnetic resonance spectrum,MRS)及量化元分析等方法也被用于语言脑机制的研究,在连接/网络层面之外提供了新的研究角度。

5.1 结构连接

结构连接(structural/anatomical connectivity)一词指白质纤维束,而结构连接研究主要使用 DTI 方法来研究与语言系统有关的白质纤维束,这里称其为结构连接是为了与后面的功能连接(functional connectivity)、有效连接(effective connectivity)相对应,以明确各类连接的主要形式和作用。

在 DTI 研究方法出现并成熟后,人脑中的结构连接越来越多地被证实或发现。对于语言系统,从背侧通路与腹侧通路的观点来看存在两簇主要的结构连接,背侧通路有上纵束/弓状束,腹侧通路可能对应钩束、下纵束、下额枕束等多条白质纤维束。关于这些结构连接的研究为语言系统的神经生物学模型提供了更多的证据,也将其逐步精细化与深化。

DTI 技术成熟后,Catani 等人利用该方法示踪白质纤维束,围绕着传统的 WLG 模型中的弓状束(arcuate fasciculus)重新研究了语言系统的结构(白质)连接。传统的 WLG 模型认为 Broca 区与 Wernicke 区之间存在直接的结构连接,即弓状束。该连接的损伤会导致所谓的"传导性失语症(conduction aphasia)",患有该症的病人保有流畅的言语表达和理解能力,但无法复述听到的话。Catani 等人[7]于 2005 年发现,Broca 区与 Wernicke 区之间除了存在一条直接的白质连接外,还存在一条间接通路,即 Broca 区连接到顶下皮层(anterior segment),顶下皮层连接到 Wernicke 区(posterior segment),展现出语言区间更为复杂的结构联系。之后的研究也支持了此发现[8,9]。有研究者将弓状束划分为两部分[10],即中颞叶至额下回的词义部分(lexico-semantic segment)和上颞叶至额下回的语音部分(phonological stream segment)。随后的研究针对弓状束的偏侧性、行为学联系展开[11]:普通人群体中高达 60% 以上存在左偏侧的弓状束[12],而弓状束左偏侧的倾向在 1~4 个月的婴儿中已有发现[13]。

另一项发展性研究——针对弓状束三段不同的偏侧性在 9~40 岁群体中进行分析,研究发现从 Broca 区到 Wernicke 区的直接连接始终呈较强的左偏侧,Broca 区到顶下皮层的连接始终呈右偏侧,而顶下皮层与 Wernicke 区间的连接在大约青春期前(16 岁前)呈右偏侧,但之后逐渐去偏侧化且体积下降。但之前的一项研究发现弓状束的偏侧性与语言能力呈负相关关系,即弓状束左偏侧越强,其语言成绩,如测量英文词语记忆能力的 California Verbal Learning Test 就越差[14]。这种结构连接层面与语言行为层面难以解释的关系提示我们,仅从结构上发现并完善语言区间的连接还不能解释和预测语言系统。结构连接结合脑功能方法与行为学会更有效,如 Lopez-Barroso 等人[15]在 2013 年的研究中发现,词汇学习能力与弓状束的直接连接存在较强的关系,且与 Broca 区与 Wernicke 区间的功能连接存在相关,这说明学习新词与两个重要语言区间的直接且高效的连接息息相关,这显示了直接连接的重要作用。另一项研究则显示[16],弓状束的左偏侧性可以正向预测外语模仿能力(speech imitation),展现出脑结构连接机制与语言行为学现象间紧密且复杂的联系。另外,这种联系也被跨物种比较性研究所支持,即人类在脑结构连接,如弓状束上的独特性[17],这里不再赘述。

除弓状束外,其他几条重要的结构连接也被研究者用 DTI 方法加以研究,如下纵束(inferior longitudinal fasciculus)、下额枕束(inferior fronto-occipital fasciculus)和钩束(uncinate fasciculus)等。下纵束连接了颞叶皮层和枕叶皮层,可能参与了视觉、听觉两个模态信息的传输、整合及语义加工过程;下额枕束直接连接了额叶和枕叶,可能参与了语言系统中视觉模态有关的一系列过程,如词汇识别、阅读;钩束连接了眶额皮层与前颞叶,被认为与命名、单词理解及语义联想等过程有关。这些结构连接被对应于语言系统的腹侧通路,而语言功能脑区之间的结构连接往往同时包括腹侧通路与背侧通路。例如,有研究[18]发现存在3条白质纤维束连接到视觉词汇形成区(visual word form area,VWFA),包括下纵束、下额枕束与竖枕束(vertical occipital fasciculus),其中下纵束和下额枕束将VWFA经腹侧联系到其他语言区,而竖枕束则通过背侧将VWFA联系到其他语言区。

另外,除了结构连接形式和语言系统功能上的研究,一些研究从连接假说出发,试图证实结构连接与功能发展密切相关。比如,Saygin等人[19]在2016年的研究中测量了儿童5岁时左侧下颞叶与梭状回间的白质连接,发现该连接的模式可以预测儿童8岁时左侧梭状回部分对词的功能反应模式,这说明了结构连接在语言功能发展中的重要作用。

当然,DTI方法也有一些局限性,如无法提供脑区之间连接的方向性信息、对于模型和ROI选取的主观性及存在难以辨别的纤维束(如部分容积,交叉纤维束)等问题。目前的一些方法,如高角度分辨率扩散成像(high angular resolution diffusion imaging,HARDI)可以较好地解决交叉纤维束等问题。同时,DTI方法提供的结构连接本身对脑功能的解释也较弱,需要与行为学、磁共振任务态、功能连接及有效连接等方法结合,这样才能提供更全面的解释。

5.2　动态连接

通常将磁共振研究中任务态或静息态下的衡量脑区之间连接的方法统称为"动态连接",包括功能连接、有效连接,以及在这两个概念之下的独立成分分析(independent component analysis,ICA)、动态功能连接(dynamic functional connectivity,dFC)、beta序列连接(beta series connectivity)、动态因果模型(dynamic causal modeling,DCM)与心理生理交互(psychophysiological interaction,PPI)等。这些连接方法可以描述结构连接无法估计的、脑区间功能性的动态联系(包括理论意义上的因果联系)。在定位主义与连接主义的争论逐渐消散的今天,"连接"更多的关系到脑功能的分化与整合,一些脑区会有各自的功能特化(specialization),如左侧梭状回的 VWFA 与左侧额下回的 Broca 区。但一项脑功能的执行需要调用多个脑区并经过功能整合来完成,在这个意义上功能分化与整合是相互依存的[20]。而对于语言脑机制的研究来说,语言功能的特化可以被视为发生在网络层面,即语言网络或某种语言功能网络(如阅读网络)。下面介绍的各部分正是在这种背景下讨论的语言脑机制研究。

5.2.1 功能连接

1998 年,Horwitz 等人[21]利用 PET 研究了角回(angular gyrus)与全脑在英语单词阅读任务下的功能连接,研究发现相对于正常被试,患有阅读障碍的被试的左侧角回与左脑额叶、颞叶和枕颞结合区(occipito-temporal area)等区域的连接都呈下降的现象;该现象随后被 Pugh 等人[22]利用 fMRI 下的功能连接方法所证实,并发现阅读障碍患者的此类功能连接的下降只发生在需要大量语音加工的任务中,这说明了阅读障碍与语音加工的密切关系;随后的研究[23]继续用 fMRI 任务下的功能连接方法研究词汇阅读,发现左侧额下回的腹侧和背侧在不同任务下会呈现不同的功能连接强度,被认为负责语义加工的腹侧在加工词汇时对颞叶和枕叶有更强的功能连接,而被认为负责语音加工的背侧在加工含有语音信息的刺激如词汇、伪词时有更强的功能连接。

然而上述这些研究都是在任务态下估计功能连接,其结果是组层面的效应且受到特定任务的影响。在此背景下的阅读网络具有理论意义,但并未揭示出稳定一致的脑网络。Hampson 等人[24]于 2006 年在任务态和静息态下发现了 Broca 区与左侧角回和左侧枕颞区(occipito-temporal cortex)之间在统计上显著的功能连接,且这些功能连接的强度与被试阅读能力相关,该研究揭示了静息状态下阅读相关脑区之间的功能连接,并基于被试间差异说明了这些连接可能的功能意义。另有研究[25]利用任务态 fMRI 在任务成分回归及低通滤波(小于0.1 Hz)后发现了特定的语言网络,包括左侧额下回、上颞叶等区域,这也从静息态的角度说明了语言网络的存在。这些研究虽然没有使用绝对意义上的静息态,但使用静息模块设计的功能连接被证实已经很接近绝对意义上的静息态,其发现也启示了之后基于静息态的语言网络功能连接研究。

2010 年,Koyama 等人[26]使用静息态(fMRI)手段研究了基于种子点的阅读网络,其种子点选取自两个阅读相关的元分析研究,包括左半脑的额下回(inferior frontal gyrus,IFG)、颞上回(superior temporal gyrus,STG)、梭状回(fusiform gyrus,FG)、颞顶联合区(temporoparietal junction,TPJ)、中央前回

(precentral gyrus，PCG)和枕下回(inferior occipital gyrus，IOG)，研究发现了在正功能连接下的稳定的阅读网络及负连接下种子点与默认态网络(default mode network，DMN)间的关系。随后的研究[27]也基于上述种子点，并发现了阅读能力与阅读网络功能连接间的相关性及这种关系在儿童与成人间的分离，如成人中左侧梭状回与 Broca 区和顶下小叶间的功能连接强度与阅读能力正相关，左侧梭状回与默认态网络间的功能连接强度与阅读能力负相关，说明了静息态阅读网络与阅读能力的关系及其与默认态网络的关系在自动化阅读上可能的作用。

阅读网络中重要脑区的静息态功能连接也被深入研究，如 VWFA 所在的左侧梭状回区域。有意思的是，一项研究显示以 VWFA 作为种子点，其静息态功能连接主要存在于顶叶的注意网络而不是传统的阅读相关脑区，而且此功能连接强度也与阅读能力相关，因此左侧梭状回可能负责普遍的视觉加工而不只是进行特化到视觉词汇的加工。随后的研究[28]则指出 VWFA 的确存在与语言系统的独特的功能连接且存在对视觉词汇加工的特化，因此这是语言网络的一个重要脑区。

Stevens 等人[29]利用静息态功能连接及多体素模型分析等方法，首先发现 VWFA 的表征相似性(representational similarity)可以用来区分真词和伪词，而非其他视觉刺激，且其表现超过梭状回面孔区(fusiform face area，FFA)等区域，进一步的研究发现经过个体功能定位后的 VWFA 区域，在静息态下与语言系统区域有着更强的功能连接，包括 Broca 区与 Wernicke 区，并且 VWFA 与 Wernicke 区之间的功能连接可以预测被试在语义分类任务中的表现(而非其他非语言分类任务)。

学习对 VWFA 静息态连接的影响被证实在 9 个月内即可发生在成人身上。Siuda-Krzywicka 等人[30]于 2016 年使用"前测-学习-后测"的方式研究了健康成人 VWFA 静息态功能连接的改变，学习内容为 9 个月的盲文阅读(感觉)，经过学习后，VWFA 区域呈现出了对躯体感觉皮层增强的功能连接和对其他视觉区减弱的功能连接，并且 VWFA 与左侧初级体感皮层的功能连接强度与被试的盲文成绩呈较强的正相关关系。

上述研究均基于种子点功能连接方法，这一方法为我们了解语言和阅读的神经机制提供了丰富的证据，但该方法只能估计其他脑区与种子点间的功能连接关系，不能观测全脑层面的现象，而全脑层面的功能连接分析可以进一步发现此类研究不容易发现的语言相关机制。

例如，一项使用独立成分分析(independent component analysis，ICA)的研

究[31]发现,阅读障碍患者和对照组在磁共振中进行语言工作记忆任务,经独立成分分析方法得到 18 个独立成分,其中在两个独立成分(左偏侧的语音网络及双侧化的执行网络)中发现阅读障碍患者与对照组存在差异,包括左侧前额叶与顶叶皮层增强的功能连接,以及双侧背外侧前额叶与顶叶后部减弱的功能连接,说明这些存在差异的网络可能与阅读障碍患者言语工作记忆的问题有关,其准确率随任务难度上升而下降。另一项研究[32]结合静息态与独立成分分析方法,研究与儿童阅读成绩有关的脑网络,发现一个左偏侧的静息态网络,除去传统的语言相关区域,如 Broca 区、Wernicke 区外,还包括了前额叶区域、小脑与皮层下区域等,且其功能连接与阅读表现相关。

另外,还有研究[33]使用全脑性的功能连接密度(functional connectivity density,FCD)方法研究静息态下的语言网络,发现语言网络中主要是短距离的功能连接,说明了该网络主导性的局部区域加工。功能连接密度方法在体素层面估计全脑的功能连接,并计算每个体素存在的有意义的连接(如皮尔逊相关系数 $r > 0.6$)数量(global FCD,gFCD),其中形成局部体素簇(cluster)的体素连接密度被视为短距离功能连接密度(short-range FCD)。该方法已接近图论分析方法,其中 gFCD 相当于图论中的度中心性(degree centrality),因此具有描述静息态下功能连接拓扑组织的能力,结合对连接空间属性的分析(如短距离功能连接密度),可以同时从拓扑属性和空间属性上研究脑网络。

5.2.2　有效连接

功能连接揭示了脑区间活动的相关性或者共变性,而有效连接进一步考察了"一个神经系统直接或间接施加于另一个系统的影响"[34],以此阐明脑区间的信息是如何交互的。除了基于一般线性模型的心理-生理交互作用模型外,结构方程模型、多元自回归模型、动态因果模型等都可用于对有效连接进行分析。

动态因果建模(dynamic causal modelling,DCM)是一种通过动态分析大脑活动来推断隐藏或未观察到的神经元群状态的方法,它提供了控制论意义上的因果关系。这描述了一个神经元群体中的动力学如何引起另一个神经元群体的动力学,以及这些相互作用如何通过实验操作或内源性大脑活动调节。自2003 年推出以来,DCM 方法逐渐成为主流神经影像分析技术的一部分。

在语言领域,由于 DCM 方法对动态网络过程分析的极大优势,早期一项非常著名的研究使用了该方法,并明确了在押韵和拼写中语言网络内有效连接的转变[34]。该研究考察了不同词汇处理任务如何改变左半脑语言网络内的动态交互。当被试对视觉呈现的单词进行拼写或押韵判断时,其参与任务的脑区包括左半脑的梭状回(FG),额下回(IFG),顶内沟(IPS)的皮层和颞侧外侧皮层(LTC)的中间部分。DCM 结果表明,每个任务优先且显著地加强了其任务特定的语言网络,押韵任务主要加强激活了 LTC,在切换到拼写任务时主要激活了 IPS,并且 IFG 和 FG 也参与完成了这两项任务。过去的研究显示 LTC 和 IPS 区域分别担任语音和视觉处理的角色,而此实验结果表明不同性质的语言任务对应着不同的脑网络区域,并且任务的变动会使特定于该任务的脑网络成分进行动态整合或分离。此研究结果表明,切换任务也导致了 IFG 所影响的目标脑区的变化,说明 IFG 可能在为任务设定认知情境。这一研究借助动态因果模型的优势,双向验证了 LTC 与 IPS 在语言任务中的功能,并确立了语言网络各部分动态结合的观点,为语言网络的研究指明了一条可行之路。

此外,2007 年的研究[35]还利用 DCM 方法发现了小脑和基底神经节对语言任务的影响。小脑和基底神经节的作用在各类文献中通常被认为用于运动规划和控制。但是越来越多的证据表明,这些组织涉及更多的认知加工,如语言处理。Desmond 等人[36]提出右侧小脑(lobule Ⅵ/Crus Ⅰ)的上部参与关节控制,而下部(Ⅶ)的右侧小脑涉及语音工作记忆。Houk 提出[37],基底神经节可能负责启动和运动规划或与思考有关的大脑皮层活动,而小脑可以放大和细化行为或思考,为其执行提供了纠错机制,因此小脑也可能参与语言处理。

研究表明,基底神经节可以参与各种语言或阅读任务的语音、句法等加工过程[36,38]。在此基础上,Booth 等[35]主要考察了基底神经节和小脑在调节涉及音位处理的皮层区域(左下额叶皮质和左侧颞叶皮层)中的有效连通性。任务过程是依次出现 3 个视觉单词,被试需要判断最后一个词是否与其他任何一个词押韵。其中一半押韵试次的目标词与在它之前出现的一个词具有相似的正字法(字形),另一半试次的目标词则不具有正字法上的相似性。DCM 可以显示网络区域在任务中具有方向性的信息传递,所以这一研究采用 DCM 考察语言局部网络之间的有效连通性。结果显示小脑与左侧额下回和左外侧颞叶皮层具有双向信息传递且非常显著,壳核与这两个脑区域具有单向联系。此结果与先前的研究和猜测一致,依据此结果与先前对运动规划和控制的研究,可以认为基底神经节负责启动与语音加工相关的大脑皮层活动,而小脑通过与额下回与外侧颞叶的双环路放大和细化保证了相关脑区语音加工的正确执行。此研究是 Houk 提出小脑与基底神经节功能猜想后第一个提出重要证据的研究,具有非常强的启示意义,推动了之后关于语言产生神经机制的一个系统性计算模型的提出[39]。动态因果模型(DCM)通过 fMRI 数据极大程度地验证了此系统的可信性,该系统将 BA44 的信息通过前脑岛和两个并行节点(小脑/基底节)之间的有效连接,传递到 PMC,最终到达 M1 区域。参数推断表明,从岛叶皮层到小脑/基底神经节的有效连接主要由任务驱动,而输入到皮层运动系统的信息速度依赖于实际的字词生成速率。此模型可以作为调查病理状态的神经生物学如遗传性语言障碍和语言障碍的参考。

　　一般而言,有效连接可用于考察与特定心理活动或神经活动有关的脑区之间的联系。具体分析方法不同,从数据中提取的连接信息的类型也不同,因此不同技术得到的实验结果并不相同,必须选择一种对特定实验问题和数据类型有效的技术。心理生理交互(PPI)分析最初由 Friston 等人[40]在 1997 年提出,PPI分析是一种使用 fMRI 数据研究不同脑区活动之间特定任务变化的方法。具体而言,PPI 分析特定任务或刺激引起的脑区之间功能连接的改变,以此解释区域之间功能连接与此特定任务/加工过程的关系。由此可见,它与基于任务的功能磁共振成像研究(指示哪个大脑区域参与任务)和静息态功能连通性(大脑的内在功能网络)具有互补性。需要强调的是,PPI 的主要功能为识别出大脑中哪些区域之间的连通性与特定任务相关。但是与 DCM 方法不同,它并不能发现其中的信息流方向,即因果关系。PPI 检测到种子区域与大脑其余部分之间的关联性会随着特定任务而增加,这是通过一个区域与另一个区域之间活动的相关性强度来衡量的,并不能显示种子区域是否驱动或者功能连接是否是直接的。

　　早期一项著名的研究[41]将 PPI 扩展并应用于双语中语法生成研究,实验分析了不同任务(词语阅读或语句生成)和不同语言对多个脑区之间连通性的调节作用,在双语化背景下为语言生产机制带来新的见解。该研究与传统 PPI 最大的区别在于,它分析了多个区域之间连接调节(correlation modulation, CM)组成的网络,而 PPI 一次只考虑单个区域,并产生与功能连接图相似的映射关系。从观测角度上讲,此方法更具有宏观视角。实验研究对象是 10 位母语为法语的人士,具有 4~6 年的英语学习历史,英语熟练程度不同,并进行了英语评估(托福考试)。结果显示,句子生成与词语阅读任务之间最引人注目的差异体现在左侧 LFG 与多个其他脑区之间的联系,特别是枕叶和对侧脑区。在这个分析中显示出联系的区域包括之前显示涉及语法和语言生成的区域(IFG、左脑岛、内侧额叶皮层、前中央区和 SMA)。两个最强的正联系发生在 IFG 和左右枕区。这个发现表明,与单词阅读任务相比,句子生成更多涉及低级视觉区域和高级语言区域(如 IFG)之间的信息交互。"英语"与"法语"(第二语言和母语)的差异则只涉及少数几个区域之间的联系。这一方面说明,在"法语"情况下脑区之间存在更强的相关性,另一方面也可能与被试个体差异有关。因此该研究进一步考察了被试个体在其托福考试中的句法成绩与 CM 网络之间的关系,并发现 CM 网络中多个句法加工与语言产生相关的脑区间的有效连接强度和个体对第二语言的熟练度有关。

这一研究拓展了 PPI 方法,更好地揭示了语言加工的神经机制。近期的一项语言研究则使用 PPI 方法对后扣带皮层(pCC)在语言网络中的功能进行了考察,并获得新的发现[42]。后扣带皮层(pCC)在过去的研究中被认为在认知上有着核心地位,是所谓默认网络中的关键枢纽,但其具体作用仍不明确。先前的研究认为,pCC 可能通过改变与其他脑区的信息传递来支持自动和受控的记忆处理。这项研究通过描绘 pCC 在简单语义任务和困难语义任务中的功能耦合来检验这一假设,结果发现越困难的语义任务越会导致 pCC 的负激活。但是 PPI 分析发现,相比于简单语义任务和休息阶段,在困难任务中,pCC 会与背外侧前额叶皮层(dlPFC)具有更强的连接。另一项研究发现,在语义任务中表现得更好的被试,在静息态时其 pCC 与 dlPFC 的连接更强。由此可以推测,虽然 pCC 的激活水平在外源性任务中会降低,但 pCC 会与执行控制脑区具有更强的功能连接,从而有目标性地在记忆中检索信息。

5.3　脑网络与图论

在图论与复杂网络分析被引入脑科学研究,尤其是磁共振研究领域之后,出现了许多将脑建模为网络的研究,而上述的结构连接与功能连接也作为构建脑网络的基本方法从全脑性复杂网络的角度提供了很多新的发现。Sheppard 等[43]研究了脑网络拓扑属性与听觉词汇习得之间的关系,研究使用了覆盖全脑的 998 个感兴趣区域作为节点,利用磁共振下音调分辨任务提取脑网络并计算小世界属性等网络拓扑属性,并通过人工语言来测量被试学习新词的能力,研究发现成功学习者的脑网络呈现出下降的局部效率(local efficiency)、上升的全局效率(global efficiency)和更经济的脑网络组织(cost-efficiency),这揭示了全脑网络的拓扑属性与语言学习能力间的关系,且成功学习者与不成功学习者之间的差异呈现在与听觉语言区相关的节点上,这也说明了语言网络在其中的作用。

另一个项目研究了言语产生的全脑网络[44]。言语的产生需要多个脑区的参与,以往的研究多针对言语产生的某部分,如言语运动控制、语音加工和语义加工及言语工作记忆等,而该研究基于静息态及任务态构建多个全脑网络,从复杂网络的角度在整体过程上探究言语产生的脑机制,发现了由感觉运动区域(包括初级感觉运动区和顶叶区域)组成的一个核心子网络,该网络参与上述所有过程。其中,初级感觉运动区作为核心节点依任务不同参与了不同的子网络,并可以调控长距离连接,这说明其作为低级脑区依然具有高级的网络功能;相对于其他任务如听觉时间分辨和音节产生,言语产生拥有最多的网络模块,揭示了因加工复杂性而生的网络变化。研究者还利用动态网络方法研究了语言加工过程。Chai 等[45]采用了故事理解任务,以 40 s 的时间窗构建了动态脑网络,发现了一个主要在左脑的稳定核心网络,包括额下回和颞叶区域,以及一个主要在右脑的边缘网络,包括额叶区域、颞叶后部和角回等,该研究证实了传统语言相关区域的重要作用,并从全脑角度展示了语言任务中脑区间功能分化和整合的动态特征。

5.4 结语

本章从认知、结构、功能、网络这 3 个层面介绍了脑影像与脑网络方法应用于语言机制研究领域的前沿成果。随着近年来无损脑影像技术的突破以及认知神经机制领域研究的不断深入,人们对语言等大脑高级认知功能的理解不再受限于解剖、脑损伤或者直接电刺激等传统方法,而是能够直接在活体中使用多模态脑影像方法来了解脑结构发育与功能发展之间的紧密关联。

近些年,关于语言的机制研究在结构与功能层面都有了长足的发展,并获得很多重要的研究成果。为了更深入地解析语言加工的神经机制,未来的研究将走向多模态影像学方法,如利用高角度分辨率扩散成像方法构建脑结构网络,利用动态脑功能网络特征分析脑区之间的交互因果关联,并结合图论分析方法等手段来考察语言相关的脑网络静态和动态拓扑属性等。通过进一步与脑结构形态学、神经化学以及个体行为差异等结合,这些多模态、多尺度的脑影像分析将成为阐明人类语言加工机制的关键,帮助人们完整地勾勒出人类大脑高级语言能力的神经机制,以及语言系统发展和进化的过程。

参考文献

［1］ Kennison S M. Introduction to language development[M]. Los Angeles：Sage, 2013.

［2］ Hagoort P. The neural basis for primary and acquired language skills[M]// Segers E, Paul V D B(Eds.). Developmental perspectives in written language and literacy.

Amsterdam: John Benjamins, 2017.

[3] Basser P J, Mattiello J, LeBihan D. MR diffusion tensor spectroscopy and imaging [J]. Biophysical Journal, 1994, 66(1): 259 - 267.

[4] Biswal B, Yetkin F Z, Haughton V M, et al. Functional connectivity in the motor cortex of resting human brain using echo-planar MRI[J]. Magnetic Resonance in Medicine, 1995, 34: 537 - 541.

[5] Groot A M B de, Hagoort P. Research methods in psycholinguistics and the neurobiology of language: A practical guide[M]. Hoboken, NJ: Wiley, 2017.

[6] Hickok G, Poeppel D. The cortical organization of speech processing[J]. Nature Reviews Neuroscience, 2007, 8(5): 393 - 402.

[7] Catani M, Jones D K, Ffytche D H. Perisylvian language networks of the human brain [J]. Annals of Neurology, 2005, 57(1): 8 - 16.

[8] Catani M. Chapter 18: The connectional anatomy of language: Recent contributions from diffusion tensor tractography[M]// Heidi J B, Timothy E J B (Eds.). Diffusion MRI. San Diego: Academic Press, 2009: 403 - 413.

[9] Brauer J, Anwander A, Friederici A D. Neuroanatomical prerequisites for language functions in the maturing brain[J]. Cerebral Cortex, 2011, 21(2): 459 - 466.

[10] Glasser M F, Rilling J K. DTI tractography of the human brain's language pathways [J]. Cerebral Cortex, 2008, 18(11): 2471 - 2482.

[11] Lebel C, Beaulieu C. Lateralization of the arcuate fasciculus from childhood to adulthood and its relation to cognitive abilities in children[J]. Human Brain Mapping, 2009, 30: 3563 - 3573.

[12] Wise R J, Scott S K, Blank S C, et al. Separate neural subsystems within 'Wernicke's area'[J]. Brain, 2001, 124(Pt 1): 83 - 95.

[13] Dubois J, Hertz-Pannier L, Cachia A, et al. Structural asymmetries in the infant language and sensori-motor networks[J]. Cerebral Cortex, 2009, 19(2): 414 - 423.

[14] Budisavljevic S, Dell'Acqua F, Rijsdijk F V, et al. Age-Related Differences and Heritability of the Perisylvian Language Networks[J]. Journal of Neuroscience, 2015, 35(37): 12625 - 12634.

[15] López-Barroso D, Catani M, Ripollés P, et al. Word learning is mediated by the left arcuate fasciculus[J]. Proceedings of the National Academy of ences, 2013, 110(32): 13168 - 13173.

[16] Vaquero L, Rodríguez-Fornells A, Reiterer S M. The left, the better: White-matter brain lntegrity predicts foreign language imitation ability[J]. Cerebral Cortex, 2017, 27(8): 3906 - 3917.

[17] Thiebaut D S M, Dell'Acqua F, Valabregue R, et al. Monkey to human comparative

anatomy of the frontal lobe association tracts[J]. Cortex, 2012, 48(1): 82 - 96.

[18] Yeatman J D, Rauschecker A M, Wandell B A. Anatomy of the visual word form area: adjacent cortical circuits and long-range white matter connections[J]. Brain and Language, 2013, 125(2): 146 - 155.

[19] Saygin Z M, Osher D E, Norton E S, et al. Connectivity precedes function in the development of the visual word form area[J]. Nature Neuroscience, 2016, 19(9): 1250 - 1255.

[20] Kanwisher N. Functional specificity in the human brain: A window into the functional architecture of the mind[J]. Proceedings of the National Academy of Sciences, 2010, 107(25): 11163 - 11170.

[21] Horwitz B, Rumsey J M. Donohue B C. Functional connectivity of the angular gyrus in normal reading and dyslexia[J]. Proceedings of the National Academy of Sciences, 1998, 95(15): 8939 - 8944.

[22] Pugh K R, Mencl W E, Shaywitz B A, et al. The angular gyrus in developmental dyslexia: task-specific differences in functional connectivity within posterior cortex [J]. Psychological Science, 2000, 11(1): 51 - 56.

[23] Frost S J, Mencl W E, Sandak R, et al. A functional magnetic resonance imaging study of the tradeoff between semantics and phonology in reading aloud [J]. Neuroreport. 2005, 16(6): 621 - 624.

[24] Hampson M, Tokoglu F, Sun Z, et al. Connectivity-behavior analysis reveals that functional connectivity between left BA39 and Broca's area varies with reading ability [J]. Neuroimage. 2006, 31(2): 513 - 519.

[25] Lohmann G, Hoehl S, Brauer J, et al. Setting the frame: the human brain activates a basic low-frequency network for language processing[J]. Cerebral Cortex, 2010, 20(6): 1286 - 1292.

[26] Koyama M S, Kelly C, Shehzad Z, et al. Reading networks at rest[J]. Cerebral Cortex. 2010, 20(11): 2549 - 2559.

[27] Koyama M S, Di Martino A, Zuo X N, et al. Resting-state functional connectivity indexes reading competence in children and adults[J]. Journal of Neuroscience, 2011, 31(23): 8617 - 8624.

[28] Chen L, Wassermann D, Abrams D A, et al. The visual word form area (VWFA) is part of both language and attention circuitry[J]. Nature Communications, 2019, 10(1): 5601.

[29] Stevens W D, Kravitz D J, Peng C S, et al. Privileged Functional Connectivity between the Visual Word Form Area and the Language System[J]. Journal of Neuroscience, 2017, 37(21): 5288 - 5297.

[30] Siuda-Krzywicka K, Bola Ł, Paplińska M, et al. Massive cortical reorganization in sighted Braille readers[J]. Elife, 2016, 5: e10762.

[31] Wolf R C, Sambataro F, Lohr C, et al. Functional brain network abnormalities during verbal working memory performance in adolescents and young adults with dyslexia [J]. Neuropsychologia, 2010, 48(1): 309 - 318.

[32] Koyama M S, Di Martino A, Zuo X N, et al. Resting-state functional connectivity indexes reading competence in children and adults[J]. Journal of Neuroscience, 2011, 31(23): 8617 - 8624.

[33] Tomasi D, Volkow N D. Resting functional connectivity of language networks: characterization and reproducibility[J]. Molecular Psychiatry, 2012, 17 (8): 841 - 854.

[34] Bitan T, Booth J R, Choy J, et al. Shifts of effective connectivity within a language network during rhyming and spelling[J]. Journal of Neuroscience, 2005, 25 (22): 5397 - 5403.

[35] Booth J R, Wood L, Lu D, et al. The role of the basal ganglia and cerebellum in language processing[J]. Brain Research, 2007, 1133(1): 136 - 144.

[36] Marvel C L, Desmond J E. Functional topography of the cerebellum in verbal working memory[J]. Neuropsychology Review, 2010, 20(3): 271 - 279.

[37] Houk J C. Agents of the mind[J]. Biological Cybernetics, 2005, 92(6): 427 - 437.

[38] Moro A, Tettamanti M, Perani D, et al. Syntax and the brain: Disentangling grammar by selective anomalies[J]. Neuroimage, 2001, 13(1): 110 - 118.

[39] Eickhoff S B, Heim S, Zilles K, et al. A systems perspective on the effective connectivity of overt speech production[J]. Philosophical Transactions of the Royal Society A, 2009, 367(1896): 2399 - 2421.

[40] Friston K J, Buechel C, Fink G R, et al. Psychophysiological and modulatory interactions in neuroimaging[J]. Neuroimage, 1997, 6(3): 218 - 229.

[41] Dodel S, Golestani N, Pallier C, et al. Condition-dependent functional connectivity: Syntax networks in bilinguals[J]. Philos Trans R Soc Lond B Biol Sci., 2005, 360 (1457): 921 - 935.

[42] Krieger-Redwood K, Jefferies E, Karapanagiotidis T, et al. Down but not out in posterior cingulate cortex: Deactivation yet functional coupling with prefrontal cortex during demanding semantic cognition[J]. Neuroimage, 2016, 141: 366 - 377.

[43] Sheppard J P, Wang J P, Wong P C. Large-scale cortical network properties predict future sound-to-word learning success[J]. Journal of Cognitive Neuroence, 2012, 24(5): 1087 - 1103.

[44] Simonyan K, Fuertinger S. Speech networks at rest and in action: Interactions

between functional brain networks controlling speech production [J]. Journal of Neurophysiology, 2015, 113(7): 2967 - 2978.

[45] Chai L R, Mattar M G, Blank I A, et al. Functional network dynamics of the language system. Cerebral Cortex, 2016, 26(11): 4148 - 4159.

6

脑网络和脑图谱在临床医学中的应用

胡德文　沈　辉

胡德文，中国人民解放军国防科技大学智能科学学院，电子邮箱：dwhu@nudt.edu.cn
沈辉，中国人民解放军国防科技大学智能科学学院，电子邮箱：shenhui@nudt.edu.cn

6.1 脑疾病的脑网络异常假说

人脑总是作为一个整体网络来运作,虽然人脑的不同区域具有相对不同的功能,但即使要完成一项非常简单的任务时也需要人脑多个不同的功能区域相互作用、互相协调,共同构成一个网络来发挥其功能。换句话说,人脑的功能执行总是依赖于多个脑区之间广泛的交互。目前人类对人脑复杂功能网络的全局组织结构,以及这个复杂网络组织结构如何使得人脑极为高效、灵活地实时处理来自外界及人脑内部的各种复杂信息等问题仍然所知甚少。

复杂网络分析可以从一个全局的角度来研究脑网络的组织原则和特性,从而可以从宏观的角度来揭示人脑对各种信息进行处理加工的机制,为人们从全局和整体的角度来考察人脑功能提供新的研究视角,脑网络与脑认知能力的关系示意如图 6 - 1 所示。

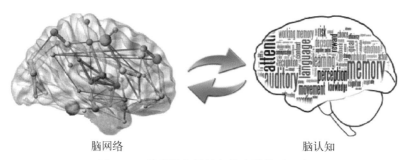

脑网络 脑认知

图 6 - 1 脑网络与脑认知能力的关系示意

功能分化(functional specialization)与功能整合(functional integration)是人脑的两个基本组织原则[1,2]。脑网络分析已成为当今科学研究的热点之一,人们提出各种网络指标来刻画复杂脑网络的拓扑结构。因此,从网络的角度来研究人脑的功能是极为必要的。越来越多的研究表明:人脑是一个极其复杂但又高效的小世界网络。这一性质可以使人脑实时地在多个系统之间传递信息、有效组织内外界信息,从而实现在不同功能脑区之间高效地交换信息。脑网络的小世界属性既反映了脑的功能分化和功能整合的信息交换属性,又反映了人脑对各种刺激的超强的自适应能力。另外,脑的信息传递效率属性反映出信息在人脑中是如何快速传输的。因此,高效的小世界拓扑组织结构是一个最适合描述人脑网络的独特模型[3]。脑网络研究技术发展至今已有 20 多年,已被广泛应用于各种神经精神疾病的研究中,这些研究涉及重要的脑网络特性、脑结构或脑功能与临床认知的复杂关系,极大地推动了对精神疾病异常的神经机制的理解。

随着磁共振、脑电程序和脑磁成像等技术的发展,人们利用脑网络技术研究了各种神经精神疾病的变化模式,探索疾病的变化表征和脑网络之间的关系[4-13]。例如,精神分裂症是一种失连接症,即精神分裂症的症状及表现并不是源于单一脑区的病理改变,而是由于多个脑区交互作用的紊乱。多项研究证明人脑的复杂网络拓扑结构在精神分裂中遭到了破坏[14-17],主要表现为脑功能网络变得更加稀疏,脑功能网络连接强度下降、脑网络信息交换异常紊乱。Rish等人更是提出"精神分裂症是一种脑网络疾病"[18]。基于图论的概念被越来越多地应用于阿尔茨海默病(AD)患者的脑网络研究中。大量的研究从结构网络、功能网络和解剖网络等方面对 AD 患者的脑网络开展研究,大量的新发现支持AD 是一种失连接的症状[19-23]。上述研究均发现精神疾病的脑网络表现出异常的模式,这些从脑网络角度获得的整合信息可能为理解疾病的病理生理机制以及早期诊断和疗效评价提供了一种新的手段。

6.2 精神疾病的脑网络异常表征

6.2.1 精神分裂症的动态功能连接异常表征

1. 动态功能连接

动态功能连接是相对于静态功能连接而言的,即认为功能连接在一个扫描周期内(一般为 5~10 min)是动态变化的。fMRI 和 EEG 的研究表明,功能连接的动态性在人类和动物大脑中普遍存在[24-27],其体现在连接强度、连接方向和网络节点随时间的变化上[28](见图 6 - 2)。动态功能连接不仅反映了大脑神经信号的波动,被试头动、较低的图像信噪比、心跳呼吸等非神经活动的变化都可能导致计算出来的功能连接随时间而变化[28]。另外,由于功能网络可能在空间上有重叠,如果不能恰当地将这些重叠的网络分开,那么基于重叠网络的时间信号计算得到的功能连接也有可能表现为随时间的波动[29]。

目前为止,滑动窗口分析是计算动态功能连接最常用的方法(见图 6 - 3)。该方法通常选定一个固定长度的时间窗,并利用窗口内的数据点计算功能连接矩阵。接着让窗口以固定数据点间隔在时间轴上滑动,并在每个滑动时间窗内计算功能连接就可以评估功能连接矩阵的波动特性。目前为止,相关系数指标

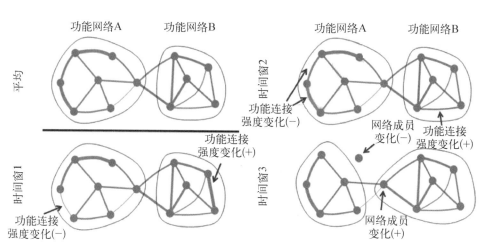

图 6-2　功能连接动态特性示意图[28]

最常用于计算功能连接。尽管该方法的合理性及如何选择合适的参数仍然是不少人关心的问题,但是研究结果表明基于滑动窗口的功能连接显示了潜在的脑功能相关性。例如,Hutchison 等人使用滑动窗口分析法(30 s、60 s、120 s 和 240 s 的窗口)研究发育过程中的动态功能连接变化,结果发现:① 额顶控制网络存在短暂的负功能连接;② 所有功能网络的强功能连接与弱功能连接时期交替出现;③ 短暂的新网络结点在长时间的功能网络分析中将不再出现在该网络中。这些情况无论在清醒的人脑还是麻醉的猴脑中都存在,这表明滑动窗相关性的波动可能不仅是由诸如注意力转移、感觉处理、回忆和决策等认知过程所引起的[30]。

很多研究已经发现功能连接的强度和方向都是随时间而变化的。但是由于一般通过探究组间差异是否存在,或者在不同脑区动态功能连接的性质是否不同来检验动态功能连接的合理性。在早期使用滑动窗功能连接的研究中,Sakoğlu 等人就已经发现正常人和精神分裂症患者在做听觉任务时,其对独立成分分析提取的时间序列存在组间差异,从而表明动态功能连接的特性可能可以作为该疾病的异常表征[31]。在对不同脑区间连接波动幅值的研究中,研究者指出在一定窗口范围内,具有最稳定功能连接的脑区大部分是具有双向结构连接的脑区,还有一部分是具有单向结构连接的脑区和没有直接连接的脑区[28]。类似地,首先是两侧相似脑区的功能连接显示出最小的波动性,接下来是感觉和运动网络内脑区之间的功能连接,再接着是高级认知网络脑区之间的功能连接,最后是那些初级网络之外的脑区之间的连接。这些动态功能连接的研究表明,具有稳定连接的脑区往往也具有较强的结构连接,特别是具有相似的功能角色。

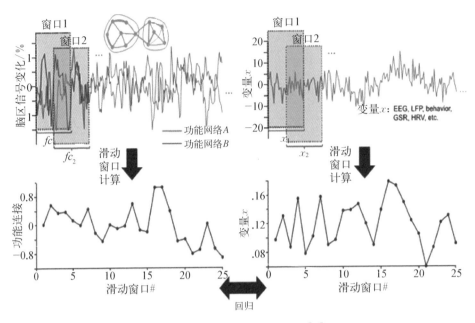

图 6-3　滑动窗口分析示意图[28]

相反地,高级脑区的连接呈现出较大的波动性,从而执行更多的功能和拥有更高的复杂度[28]。

　　对于功能连接波动性的评估可以根据不同问题而采用不同的方法。有些研究用连接强度的方差来评估连接波动性,这是一种最简单直观的方法。然而,fMRI 图像中噪声较大,使用现有的数据预处理手段仍然无法将噪声完全去除。例如,由于存在漂移噪声,所得信号的均值会随时间而变动,即使进行去趋势回归的预处理,仍然难以完全去除噪声的影响。因此,需要一个更好的指标来评估连接的波动性。Qin 等人从能量角度考虑,使用信号的低频震荡幅值(amplitude of low-frequency fluctuation,ALFF)来评估连接波动的大小[32],即先对功能连接幅值作离散傅里叶变换得到功率谱,再计算低频段功率谱平方根的平均值就得到功能连接的 ALFF,该指标经试验证明抗噪能力强、鲁棒性较好。

　　研究者使用聚类的方法探究重复出现的短时间的连接模式,这些连接模式称为连接状态或状态。在最近的连接模型和动态性的总结性文章中,Deco 等人指出长时间的功能连接反映的是结构连接,而短时间的功能连接反映了静息功能网络的短时变化[33]。基于以上连接模型,Allen 等人发现了一些稳定的短时连接状态,而且这些状态与静态连接模式并不相同[29]。例如,短时连接状态分析显示默认网络并不是一个整体且稳定的网络,默认网络的组成部分以及它与

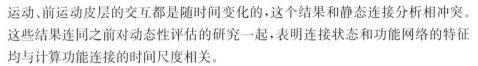

运动、前运动皮层的交互都是随时间变化的，这个结果和静态连接分析相冲突。这些结果连同之前对动态性评估的研究一起，表明连接状态和功能网络的特征均与计算功能连接的时间尺度相关。

2. 动态功能连接在脑疾病研究中的应用

静息态下大脑自发波动的病理改变一般可分为两类：一类是自发波动可变性的异常增强，另一类则以波动的过分稳定性作为特征。特别的是，增强的可变性和过分的稳定性有可能在同一被试的不同时刻发生。相较于静态功能连接，动态功能连接分析能够有效刻画出功能连通性的这种时变特性，从而为研究患者在不同时刻的脑变化提供了有力的分析工具。

基于滑动窗口方法的脑状态检测已被广泛运用于精神分裂症的研究[34-37]。这种技术能够检测患者组与对照组在脑连接状态的动态发生率和连接强度方面的差异。提取到的脑连接状态可以分为两种子类型：① 脑状态表现为特异性脑区间增强的功能连通性；② 脑状态在特定脑区之间具有更低的脑功能连接（失连接）。有趣的是，失连接的脑状态在患者组具有更长的持续时间。空间上，精神分裂症患者同时表现为减弱的网络间连通性，包括皮层与子皮层结构（如丘脑）之间、默认网络与其他功能网络之间的连通性，以及默认网络内的失连接现象[36]。复杂网络的图论也为分析这种空间分布差异提供了线索。例如，在单独关注默认网络的研究中发现，精神分裂症患者动态功能连接状态的平均连接强度、有效性以及聚类系数等指标均呈现减少趋势[38]。更进一步，一些学者将动态功能连接建立在更小的功能单元——元状态（meta-state）的分析基础上，这种假设能够从更加全局的水平对动态功能连接异常进行建模[39]。研究发现精神分裂症患者呈现减少的动态连接模式多样性、更少的元状态及更少的状态间切换频率。值得一提的是，动态功能连接状态异常作为潜在的影像学标记也开始应用于精神疾病的分类研究。例如，Rashid 等人从精神分裂症患者组、正常对照组以及双向情感障碍患者组这 3 类人群中分别抽取了多种脑连接状态[35]。研究发现，正常对照组和双向情感障碍患者组的脑连接模式均可以单独由各自组抽取的脑状态进行解释，而精神分裂症患者组则同时出现了正常对照组和双向情感障碍患者组相关的脑状态，这可以解释为精神分裂症患者的大脑在有些时刻表现为正常人群的脑状态，这体现了在更小时间尺度上研究脑疾病连接模式的优势。

除了精神分裂症，动态功能连接也被应用于诸如自闭症等神经发育疾病。例如，使用基于多个动态网络的分类器，对患者的分类效果显著优于传统的静态连接方法[40]。类似的方法最近也用于轻度认知障碍（MCI）患者的分类，并获得了较基于静态连接特征的分类明显更高的分类精度。部分研究也采用了一些简单但有效的策略进行患者区分。例如,Jones 等观察到阿尔茨海默病(AD)患者的一些特定连接状态的驻留时间明显增大[25]。

动态功能连接分析也应用于其他脑疾病的脑活动异常检测,包括癫痫[41-43]、创伤后应激障碍[44]、慢性疼痛[45]、多发性硬化[46]以及重度抑郁症[47]等。

6.2.2 精神分裂症患者及正常同胞的脑网络表征

1. 全脑功能连接网络的模式分类

近年来,如何通过神经影像学分析来寻找精神分裂症的生物学标记已经成为研究热点,而其中受到关注的是通过静息态功能磁共振的功能连接分析来研究大规模功能网络与病征。以往的研究表明,精神分裂症是一种大脑"失连接"(disconnection)造成的疾病,因此利用功能连接分析对精神分裂症患者及其亲属进行研究,不仅有利于探索精神分裂症的遗传特性,还可能帮助人们更多地了解精神分裂症的病理生理学机制[48]。

为了探寻精神分裂症造成的连接异常,同时了解其遗传特性,本章作者及其团队通过多变量模式的分类方法对精神分裂症病人、病人的健康同胞以及正常人静息态下的功能连接进行分析。Liu 等人的工作通过一对一的模式分类方法分别对三组人的全脑功能连接两两进行分类,得到了病人不同于正常人的异常连接[49]。研究还发现,病人的健康同胞的功能连接也与正常人存在差异,这也揭示了精神分裂症具有一定的遗传特性,并且可能会在病人同胞的行为学上得到体现。

1) 研究材料与方法

本研究中共包括 75 个被试者,其中 25 个精神分裂症患者来自中国长沙中南大学湘雅二医院。所有的精神病患者都经过了《精神疾病诊断与统计手册》(第四版)(DSM - Ⅳ)的诊断确定,并且患者都没有神经学疾病、严重的药物疾病、陋习或者电休克治疗等历史。另外,有 6 名患者有麻醉治疗,而其他的患者正在接受安定药治疗。与精神分裂症患者相对应,研究中还征集了他们的一对一健康同胞,共 25 人。同胞的选择不需要满足 DSM - Ⅳ。除此之外,其包含和剔除原则与精神分裂症患者类似。另外,本团队研究人员还从长沙市征集了25 名正常人志愿者参与该研究。在本研究中,所有的被试都是右利手,在其参与研究前均已提供手写同意书,并通过了中南大学湘雅二医院道德委员会的公证。为了简便起见,分别用缩写 Sch(Schizophrenic patients),HS(healthy siblings)和 HC(healthy controls)来表示精神分裂症患者、其健康同胞和正常人。

用 SPM5 软件进行层间时间校正、去头动、回归无关信号等图像预处理之后,由于被试者头动超过要求的范围或者并未成功进行预处理操作,去除了 1 个精神分裂症被试和 3 个正常被试的磁共振成像数据,最后得到 24 个 Sch,25 个 HS 和 22 个 HC 的数据。

在静息功能磁共振图像进行预处理之后,根据解剖学标签(AAL)模板,将每个脑图像分成 116 个脑区。其中,大脑被分成 90 个脑区,每个半脑包括 45 个脑区;小脑被分成 26 个脑区,每个小脑半区包括 9 个脑区,还包括小脑蚓体部分 8 个脑区。脑区根据空间位置分别组成 9 大脑区,即前额叶、额叶其他区、脑岛、枕叶、颞叶、顶叶、纹状体、丘脑和小脑。

按照 AAL 模板将大脑划分为 116 个脑区后,再将每个被试的 175 个功能磁共振成像时间序列进行脑区内体素平均。如此,每个脑区对应一个平均时间序列,从而每个被试得到 116 个脑区的平均时间序列,对应 116×175 的矩阵。通过计算每个被试脑区间的皮尔逊相关系数,得到 116×116 的功能连接矩阵,该矩阵中的每个元素都表示相应两个脑区之间的功能连接情况,其中正数表示两个脑区之间的功能连接正相关,负数表示两个脑区的功能连接负相关,详细的功能连接矩阵处理流程如图 6 - 4 所示。不难得知,最终得到的功能连接矩阵是对称矩阵,因此取矩阵的下三角数据作为模式分析的初始特征,共 6 670 个。

在对三组被试的功能连接矩阵特征进行模式分类研究之前,首先对被试组间的功能连接进行了统计差异上的研究,期望得出精神分裂症遗传特性在统计意义上的结果。在精神分裂症的医学影像分析研究中,Liang 等人已经从统计学研究中证明了精神分裂症患者组与正常对照组相比存在着广泛的全脑功能连接异常[50]。基于该项研究提出这样的假设,如果精神分裂症的健康同胞有着高于常人的患病概率,那么其与正常对照组相比,也会存在一定的大脑功能连接异常,并且会与精神分裂症患者共享部分异常连接。基于该假设研究人员对 3 组被试的功能连接矩阵进行了统计差异上的研究。

首先,通过双样本 t 检验对精神分裂症患者组的功能连接矩阵与正常人对照组的进行统计差异研究,设定 $P<0.05$,结果得到 533 个减弱的异常连接和 145 个增强的异常连接。然后,同样设定 $P<0.05$,对精神分裂症健康同胞组与正常对照组通过双样本 t 检验进行统计差异研究,最终得到 311 个减弱的异常连接和 233 个增强的异常连接。通过分析上述异常连接结果,得到精神分裂症患者与其未患病同胞共同表现的大脑功能异常连接(见图 6 - 5),包括 97 个减弱的异常连接和 22 个增强的异常连接。其中,减弱的功能异常连接涉及除丘脑以外的其他 8 个大脑区域,增强的功能连接异常也涉及多个大脑区域。

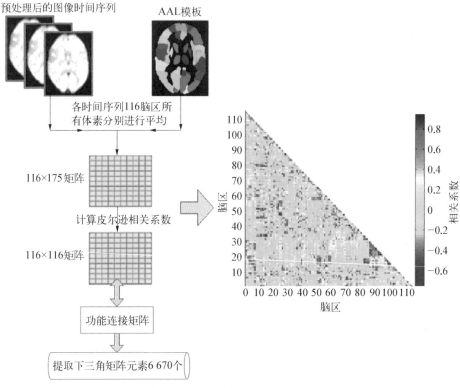

图 6-4 功能连接矩阵处理流程

精神分裂症患者与其健康同胞共同表现的功能连接异常从一定程度上反映出该疾病的遗传特性。Gottesman 等人[51]一直致力于精神分裂症的遗传性研究,他们在行为学上发现精神分裂症的未患病同胞的患病概率是一般正常人的 9 倍。虽然本研究无法给出患病概率的统计意义的结果,但是通过上述功能连接矩阵的统计差异研究可以发现,精神分裂症患者与其健康同胞的确在功能连接异常上存在共性。另外,由图 6-5 可知,这种共同的功能连接异常主要表现为功能连接减弱,即与正常人相比,精神分裂症患者与其健康同胞在很多脑区之间的信息传递上同时出现减弱趋势,在一定程度上影响了大脑整体功能的发挥。从图 6-5 中不难发现,功能减弱异常连接涉及除丘脑以外的其他 8 大脑区,并且以小脑、前额叶、脑岛、颞叶和顶叶的异常程度尤为突出,小脑在异常连接中表现更加突出。人们已经发现,小脑不仅在运动协调中发挥重要作用,在人类认知和情感的调节中发挥的作用也不容小视[52-54]。而小脑区域的蚓体 10 区(Vermis10)与其他脑区之间的减弱连接已呈现出明显的放射性连接,说明该区域在精神分裂症的遗传特性中发挥着重要的作用。

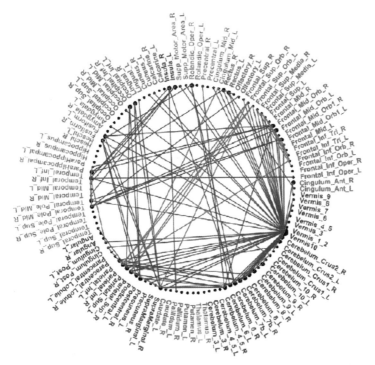

注：蓝色连线表示连接减弱，粉色连线表示连接增强，黑点大小表示异常程度。

图 6 - 5　精神分裂症患者与其未患病同胞共同表现出的大脑功能异常连接

通过计算全脑的功能连接矩阵，每个被试得到了 6 670 个分类特征，针对该特征，本研究团队采用一对一分类方式对 3 组被试数据进行分析来研究精神分裂症疾病的遗传特性。分类过程主要包括两个步骤，特征降维和模式分类。特征降维主要采用经典的主成分分析（principal component analysis，PCA）降维，模式分类采用非线性支持向量机（support vector machine，SVM）进行 3 组被试模式数据的分类器训练，并选取多项式核函数作为分类器训练的核函数。为了得到鲁棒的分类精度估计结果，在分类中采用留一法交叉验证（leave-one-out cross-validation，LOOCV），其分类流程如图 6 - 6 所示。本研究也计算了分类结果的 3 个精度，分别为灵敏度、特异度和分类精度，其计算公式为

$$\begin{cases} Sensivity = \dfrac{TP}{TP+FN} \\[2ex] Specificity = \dfrac{TN}{TN+FP} \\[2ex] Accuracy = \dfrac{TP+TN}{TP+FN+TN+FP} \end{cases}$$

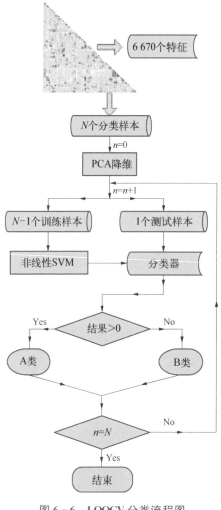

图 6-6　LOOCV 分类流程图

其中，TP、TN、FP 和 FN 分别表示正确分类的病人数目、正确分类的正常人数目、正常人被错分为病人的数目以及病人被错分为正常人的数目。由于本研究涉及 3 组被试数据，因此为了更方便地表示结果，这里将 3 组被试的患病程度定义为精神分裂症患者＞健康同胞＞正常人。

2）研究结果

通过采用 LOOCV 对 3 组被试数据进行两两分类，最终得到的分类结果的灵敏度、特异度和分类精度如表 6-1 所示，分类结果柱状图如图 6-7 所示。另外，为了证明分类精度的有效性，又对原始数据进行了 10 000 次的 Permutation-Test。Permutation-Test 就是将训练样本对应的标签值（1 或者−1）随机打乱，即打乱样本的属性集合，然后在随机打乱的标签下对训练集进行训练获取分类器，对测试被试进行分类。经过 10 000 次 Permutation-Test 后，如果高于正确分类精度的次数少于总次数的 1％，即证明图 6-7 的分类结果有效。

表 6-1　分类结果的灵敏度、特异度和分类精度

组　别	训练集分类正确率	灵敏度	特异度	分类精度
HS_Sch	85.7％	79.2％	76.0％	77.6％
HS_HC	100％	72.0％	86.4％	78.7％
Sch_HC	100％	75.0％	86.4％	80.4％

3 次两两分类的 Permutation-Test 结果显示（见图 6-8），测试中分类识别率大于最终分类识别率的比例均小于 0.001，所以 Permutation-Test 结果证明

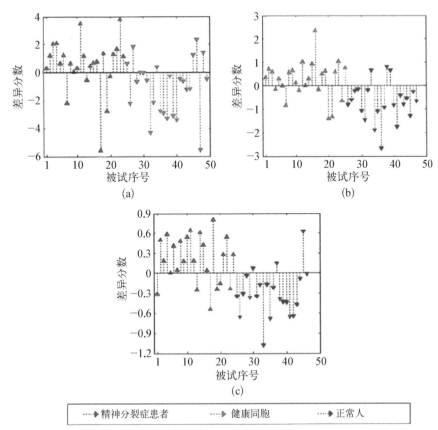

注：三角箭头朝上表示该被试的实际标签为+1，否则表示其实际标签为-1；红色、绿色、蓝色箭头分别表示精神分裂症患者、健康同胞以及正常人。

图 6-7 3 组被试数据两两组间的分类结果

(a) 精神分裂症患者的健康同胞对精神分裂症患者　(b) 健康同胞对正常人　(c) 精神分裂症患者对正常人

了分类结果的有效性。

　　这是本研究团队第一次用模式分类方法进行精神分裂症遗传特性的研究，其中涉及 3 组被试，即精神分裂症患者、其健康同胞以及正常人组。然而，很多以往的研究成功通过模式分类发现了病人和正常人之间在磁共振成像上存在显著差异[55-58]。在先前的研究中[56]采用模式分类方法对精神分裂症患者和正常人进行分类，分类识别率达到 86.5%，在初始特征的确定上，采用种子区方法选择功能连接作为分类的初始特征。一些研究[56]中的分类方法因其具备的高识别率而被用于辅助进行疾病诊断。然而，由于不同的初始特征和不同的分类方法，本研究得到了精神分裂症患者与正常人之间的分类识别率为 80.4%（见

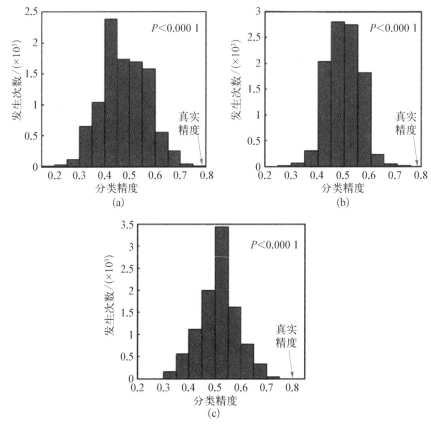

图 6‐8　3 次两两分类的 Permutation‐Test 结果

（a）HC_Sch 分类　（b）HS_HC 分类　（c）Sch_HC 分类

表 6‐1），该识别率的有效性通过 10 000 次 Permutation‐Test 得到证明，说明该识别率同样能够反映出病人和正常人之间存在显著差异，与以往的研究结果是一致的。

　　另外，研究中得到精神分裂症患者与健康同胞之间的识别率为 77.6%，该识别率的有效性同样经过了 Permutation‐Test 的验证。精神分裂症患者的健康同胞是一个特殊群体，与正常人相比有 90% 的概率患精神分裂症，但是在日常生活中他们又是行为正常的群体，所以精神分裂症患者和健康同胞之间的显著差异是合理的且可信服的。

　　然而，从结果看很容易发现精神分裂症患者与健康同胞之间的分类识别率低于精神分裂症患者与正常人之间的分类结果，这可以反映出精神分裂症患者的同胞有患精神分裂症的潜在危险。所以，本研究又尝试通过模式分类验证在健康同胞和正常人之间是否存在显著差异,结果得到 78.7% 的识别率,该识别率同样通过 10 000 次 Permutation-Test 证明了其结果的有效性,反映了精神分裂症患者的健康同胞与正常人相比在脑功能连接上存在潜在的异常,证明了精神分裂症患者的健康同胞从分类角度来看在一定程度上比正常人表现出更高的患病风险,最终反映和验证了精神分裂症的遗传特性。

2. 默认网络与额顶网络间的连接异常表征

静息态脑功能网络由神经元自发活动同步性较高的脑区组成,这些区域可能具有相似的认知功能。默认网络(DMN)与额顶网络(FPN)属于静息态脑网络中被研究较多的系统。默认网络包含内侧前额叶、后扣带回、楔前叶及双侧角回等区域。在一些研究中,海马等颞叶内侧结构也被认为是该网络的一部分[59]。默认网络脑区通常在静息状态和内部思维过程中活动水平较高,而在注意资源指向外界的认知活动中受到抑制。额顶网络包括双侧背外侧前额叶和顶下小叶区域,常表现出任务非特异性的激活,支持多项认知加工过程[60-62]。研究发现默认网络与额顶网络在任务状态和静息状态下存在负相关的活动模式,这种拮抗作用可能反映了注意力资源在内部和外部思维活动中的分配过程[63]。有研究指出,精神分裂症患者在默认网络与额顶网络内部存在功能连接异常[64],在两个网络间也存在功能连接异常[49],但两个网络内部的子系统对精神分裂症病理机制的贡献却甚少有人关注,对于患者未发病同胞的功能子网络研究则更少。

我们假设,作为跨越多个高级认知功能区的系统,默认网络和额顶网络的不同子网络对病理机制的贡献可能不同,受疾病遗传因素影响的程度也可能不同。本研究以健康对照者、精神分裂症患者及其未发病健康同胞为研究对象,采集所有被试的 fMRI 图像进行独立成分分析,构建脑区自发活动具有一致性的功能网络。研究在静息状态下,默认网络与额顶网络子系统在患者和同胞中出现的内部连接(网络空间分布模式)和网络间功能连接改变情况,从功能整合的角度考察了精神分裂症患者的神经生理机制,以及疾病遗传因素在脑网络异常中的可能作用[65]。

1) 材料与方法

采用与第 6.2.2 节中全脑功能连接研究中相同的被试数据,经过标准的层间时间校正、去头动、无关信号回归等预处理之后,将预处理之后的数据利用 GIFT 软件包①进行独立成分分析,由软件自动估计得到 27 个独立成分。通过以下两步计算得到默认网络和额顶网络成分。

① http://icatb.sourceforge.net/

（1）利用 SPM5 提供的灰质、白质、脑脊液先验概率模版对成分进行空间模式匹配，去除与白质、脑脊液相关较高且同时与灰质模板相关较低的成分，这些成分可能与噪声影响有关，而非神经活动信号。

（2）使用先前研究得到的默认网络和额顶网络模版对余下成分进行匹配[66]，得到本研究感兴趣的 4 个成分：左侧额顶网络、右侧额顶网络、前部默认网络和后部默认网络（见图 6-9）。由于默认网络和额顶网络的异质性，在以往研究中也经常自动分离为两个甚至多个子网络[67,68]。

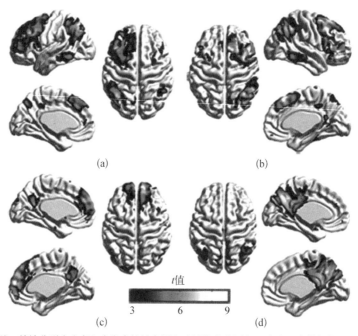

(a)　　　　　　　　　(b)

*t*值

3　　6　　9

(c)　　　　　　　　　(d)

注：精神分裂症患者和未发病的健康同胞子网络分布图与正常人组大体相似。图像呈现使用 BrainNet Viewer 工具包实现②。

图 6-9　4 个静息态功能子网络空间分布图

（a）左侧额顶网络　（b）右侧额顶网络　（c）前部默认网络　（d）后部默认网络

左侧额顶网络主要由左脑背外侧前额叶（dorsolateral prefrontal cortex，DLPFC）、顶下小叶（inferior parietal lobule，IPL）构成，同时包含了小部分同侧颞中回（middle temporal gyrus，MTG）区域和对侧 DLPFC、IPL 脑区。相对应地，右侧额顶网络主要包含右脑 DLPFC、IPL 区域及小部分左侧脑区。前部默认网络由内侧前额叶（medial prefrontal cortex，MPFC）、前扣带回（anterior

---

①　http://www.nitrc.org/projects/bnv/

cingulated cortex，ACC)区域构成,包含小部分后扣带回(posterior cingulated cortex，PCC)和双侧角回(angulargyrus,AG)区域,后部默认网络主要包括楔前叶(precuneus，PCu)、PCC 及双侧 AG 脑区。

2) 结果

单因素方差分析发现除了后部默认网络组间差异不显著以外,其他 3 个子网络空间分布模式均有显著差异(见图 6-10 和表 6-2)。经过分析表明,左侧额顶网络在正常人组与健康同胞组、正常人组与患者组以及健康同胞组与患者组的比较中均有显著差异。与正常人组相比,健康同胞组呈现出楔前叶和左侧顶下小叶处体素值降低,而患者组不仅有相同区域的体素值下降,还有左侧海马旁回、右侧舌回区域体素值增高,表现出更为复杂的异常模式。类似地,在右侧

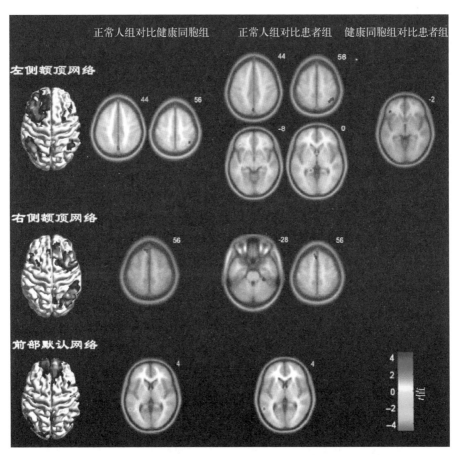

注：图中三列分别为正常人组与健康同胞组、正常人组与患者组、健康同胞组与患者组两两比较的结果。红色体素表示两两比较中前者大于后者,蓝色体素则表示后者体素值较高。

图 6-10 3 个子网络均存在显著的组间差异($P < 0.05$,FDR 校正)

额顶网络,患者组和健康同胞组均存在左额上回体素值降低,但患者组同时还表在现出右侧小脑前叶体素值上升。在前部默认网络,患者组和健康同胞组均有左侧颞中回体素值下降。由此可见,尽管患者的未发病健康同胞在行为学层面并未表现出明显的病理症状,但其自发神经活动已出现异常,患者则表现出更加明显、更为复杂的异常模式。

表 6-2　功能子网络空间分布图两两比较结果

对 比 组	脑区位置	团块大小/体素	体素强度/t 值	峰值体素坐标(MNI)		
				x	y	z
前部默认网络						
正常人组对比健康同胞组	颞中回(左)	19	−3.28	−58	−54	4
正常人组对比患者组	颞中回(左)	21	−4.36	−56	−52	6
左侧额顶网络						
正常人组对比健康同胞组	楔前叶	32	3.53	0	−72	46
	顶下小叶(右)	22	3.78	40	−54	54
正常人组对比患者组	楔前叶	35	4.24	−2	−74	46
	顶下小叶(右)	134	4.82	36	−60	60
	额下回(左)	31	−4.01	−42	34	−6
	海马旁回(左)	57	−4.79	−12	−40	2
	舌回(右)	21	−4.32	16	−92	−10
健康同胞组对比患者组	额下回(左)	20	−3.59	−42	34	−2
右侧额顶网络						
正常人组对比健康同胞组	额上回(左)	31	4.26	−8	34	54
正常人组对比患者组	额上回(左)	23	4.00	−4	24	58
	小脑前叶(右)	38	4.12	28	−36	−26

　　如图 6-11 所示,正常人组和健康同胞组表现出大体相同的功能网络连接,在左侧与右侧额顶网络、前部与后部默认网络、左侧额顶网络与后部默认网络、右侧额顶网络与前部默认网络这 4 条连接中表现出统计显著的正相关($P<0.05$,FDR 校正),即表明这些网络涉及的脑区间有较强的功能协同作用。而患者在 4 个网络间的所有连接都呈现出显著的正相关,反映出网络间功能依赖性的增强。

　　本研究的 24 名患者中有 18 人在实验期间服用抗精神病药物,为排除药物对功能连接的影响,对比了不同用药状况下被试右侧额顶网络与前部默认网络的连接值,发现无明显差异(见图 6-12)。

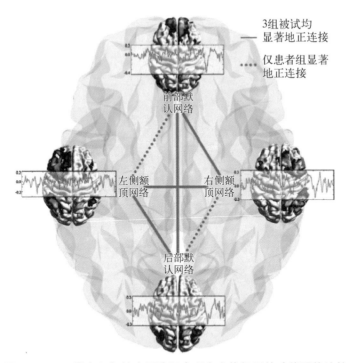

图 6‑11 正常人组与健康同胞组表现出大体相同的功能网络连接

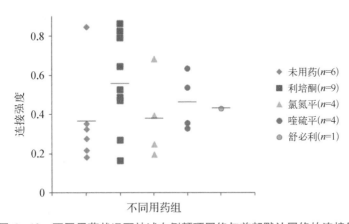

图 6‑12 不同用药状况下被试右侧额顶网络与前部默认网络的连接值

经网络间功能连接的组间比较发现 3 组被试右侧额顶网络与前部默认网络的连接强度存在显著的组间差异,经检验发现,患者组比正常人组连接显著增强,健康同胞组与其他两组均无显著差异($P = 0.243$),但其连接强度值介于正常人组和患者组之间,反映出该连接增强的趋势(见图 6‑13)。

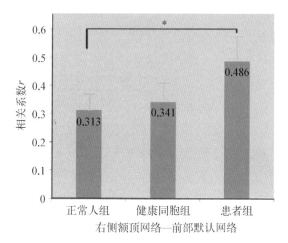

图 6 - 13　**ANOVA 方差分析发现仅右侧额顶网络与前部默认网络连接强度存在显著的组间差异（$P<0.05$，FDR 校正）**

3）研究讨论

本研究发现与正常人组相比，患者和健康同胞在左、右侧额顶网络和前部默认网络 3 个子网络存在空间分布异常，后部默认网络无显著差异。3 组被试在网络间功能连接都表现出左、右侧额顶网络，前、后部默认网络，右侧额顶网络与前部默认网络，左侧额顶网络与后部默认网络的正相关关系，而患者组其余两条连接也存在显著正相关。组间比较发现，与正常人组相比，患者组在右侧额顶网络与前部默认网络的连接增强，健康同胞组与正常人组无明显差异。研究结果显示：健康同胞组在额顶网络及前部默认网络出现的连接异常可能是其认知功能下降的生理机制，这种异常主要受疾病遗传因素调控。除了网络内部连接异常，患者还存在网络间大范围神经活动异常。默认网络前、后部不同的异常表现及其与左、右侧额顶网络不同的连接模式支持了本研究的假设，即高级认知功能网络内部不同区域对病理机制以及受疾病遗传因素影响的程度不同。本研究与以往研究都发现，患者及其健康同胞中存在静息态脑网络功能异常，支持精神分裂症的"失连接"假说，表明行为层面的病理症状和认知缺陷并非局部脑区异常的结果，而是与大范围网络整体的活动以及网络间的相互作用有关。

3. 动态功能的连接异常表征

静态功能连接认为不同脑区间的功能连接在仪器扫描期间是不变的，然而较高时间分辨率的 fMRI 研究已经发现在静息状态下大脑的自发神经活动和相互作用是不断变化的。同时，被试在处于不同的心理状态的时候，其全脑的功能连接也会受到心理活动的影响而发生改变[69]。基于静息态功能连接的详细研究也表明,功能连接的时变性不仅表现在连接强度上,还表现在连接的方向上[70]。这些研究表明,功能连接的时变性特征必须利用动态的方法学来刻画,这样才能更好地建模大脑的自发神经活动。与静态功能连接不同,动态功能连接利用滑动时间窗口的方法,在时域上平移的滑动窗口内对脑区间的功能连接进行建模,这种方法能够更有效地分析在静态功能连接分析中缺失的脑区间暂态的相互作用,为大脑功能研究在更小的时间尺度上提供更加细微和详尽的信息。

本节将通过动态功能连接分析方法对精神分裂症患者、健康同胞以及正常人的静息态功能磁共振影像进行分析。作为一个与精神分裂症患者有着密切关系的群体,健康同胞往往相对于正常人有较高的患病风险。本节的研究希望发现精神分裂症患者及其健康同胞存在与状态相关的异于正常人的共有功能连接,这些特异性连接的发现能在一定程度上解释健康同胞对精神分裂症的易感性,并为该疾病的预防与治疗提供参考与帮助。

1) 材料与方法

采用与第6.2.2节中全脑功能连接研究中相同的被试数据,并进行相同的数据预处理步骤。BOLD时间序列是从160个预先选取的感兴趣区域(region of interest,ROI)中提取的。这些感兴趣区域是通过对一系列任务相关的fMRI研究进行元分析得到的,它们覆盖了全脑的大部分区域,同时这些感兴趣区域距中心的距离至少有10 mm,这保证了各区域之间两两不重叠[60]。由于这些感兴趣区域都是从功能影像的研究中得到的,因此它们能够很好地代表全脑的功能活动,适用于功能连接分析。在得到这160个感兴趣区域中心的MNI坐标后,每个感兴趣区域由该中心点和其半径4 mm球形范围内的26个体素组成,区域的时间序列则是这27个体素的BOLD时间序列的平均,为了消除被试间的个体差异,所有被试的感兴趣区域时间序列都进行了取均值和标准化。动态功能连接分析流程如图6-14所示。

在计算功能连接时,将两个时间序列的皮尔逊相关系数作为它们的功能连接系数。为了更好地刻画大脑自发神经活动在时域上的波动性,揭示出静态功能连接无法提取出的连接模式,本研究选择动态功能连接分析方法对被试的静息态fMRI影像进行分析。根据以往的经验[29],选取了40 s[20个重复时间(TR)]的滑动时间窗口,每次滑动1个重复时间,从而得到156个窗口,在每个窗口内计算160个感兴趣区域间的功能连接,也就是12 720个不同的连接系数,这样每个被试就会得到一个维数为156×12 720的动态功能连接矩阵,其中每一行为一个滑动窗口内的功能连接向量,每一列为某两个脑区之间的功能连

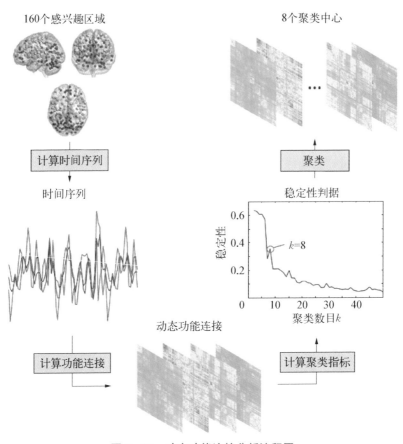

图 6-14　动态功能连接分析流程图

接随时间变化的序列,动态功能连接示意如图 6-15 所示。为了让连接系数的分布更接近正态分布从而方便后面的双样本 t 检验,所有的功能连接系数都进行了 Fisher Z 变换,即从连接系数 r 变换为 Z 分数值,变换公式为

$$Z = 0.5\ln\frac{1+r}{1-r}$$

　　功能连接的维数很高,但在区分大脑状态的时候只有很少一部分连接是有意义的。因此首先利用主成分分析方法(PCA)对所有被试的动态功能连接矩阵进行降维。通过测试发现,当维数从 12 720 降到 30 之后,聚类的结果并没有显著变化,但计算的效率却有显著提升,因此将降维后的数据矩阵保留作为聚类运算的输入。然后采用 k - means 算法对功能连接矩阵进行聚类:第一步确定距离的度量,根据经验,L_1 距离(即城市距离)在衡量高维向量间的距离时要比常

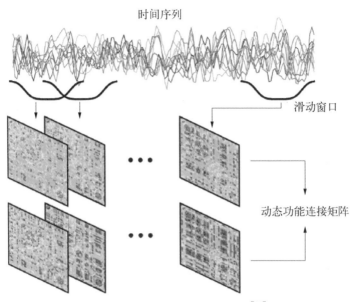

图 6-15 动态功能连接示意图[29]

用 L_2 距离(即欧式距离)更有效;第二步采用稳定性判据来决定聚类数目 k[71],观察在哪一个聚类数目下聚类的稳定性更高。经过计算 2~50 个聚类数目下聚类的稳定性后,最终稳定性判据在 k 为 8 时达到局部最大值(见图 6-16)。同时,根据以往的研究,聚类数目通常在 2~10 之间选择,因此选择聚类数目为 8。最后通过随机给定初始聚类中心的方法对数据运行 500 次 k-means 算法,取其最优结果,将动态功能连接向量分为 8 类,这 8 个的聚类中心(见图 6-17),即其所属的功能连接向量的平均,代表了大脑的 8 个不同的活动状态。

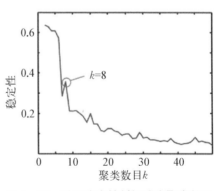

图 6-16 采用稳定性判据确定聚类数目

2) 研究结果

在聚类之后,本研究将功能连接矩阵分成了 8 类(见图 6-18),也就是将所有人的大脑活动划分为 8 个状态,为了比较精神分裂症患者、健康同胞以及正常人的功能连接在同一个状态内是否存在显著的组间差异,本研究在同一个状态内对 3 个组的动态功能连接矩阵进行方差分析(ANOVA),将存在显著组间差异($P<0.000\,01$)的连接取出来,在 3 组人群中两两进行双样本 t 检验(患者组

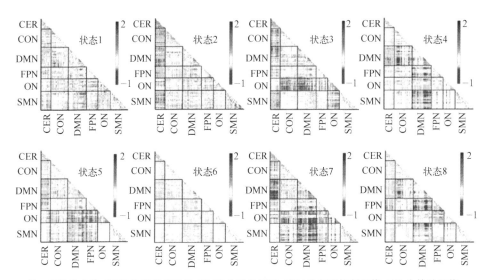

注：CER 为小脑；CON 为带状盖网络；DMN 为默认网络；FPN 为额顶控制网络；ON 为枕叶网络；SMN 为感觉运动网络。

图 6-17　k-means 聚类得到的 8 个聚类中心

对比正常人组，患者组对比健康同胞组，健康同胞组对比正常人组），最终得到一组具有显著组间差异（$P<0.001$，Bonferroni 校正，对应的未校正 P 值为 $P<7.86\times10^{-8}$）的连接。

如图 6-18 所示，这 8 个状态在 3 组人群（患者、健康同胞、正常人）中都有出现，通过统计分析发现 14 个具有显著组间差异的连接（方差分析，$P<0.00001$，未校正；双样本 t 检验，$P<0.001$，Bonferroni 校正，对应的未校正 P 值为 $P<7.86\times10^{-8}$）。有 5 个为精神分裂症患者与其健康同胞异于正常人的连接，相比于正常人，这 5 个连接在患者和健康同胞中的连接强度相对于正常人都有显著的减弱，它们分别如下：

（1）右侧前额叶——右侧楔前叶（患者组对比正常人组，$P<0.001$，Bonferroni 校正；健康同胞组对比正常人组，$P<0.001$，未校正）。

（2）右侧楔前叶——左侧梭状回（患者组对比正常人组，$P<0.001$，Bonferroni 校正；健康同胞组对比正常人组，$P<0.001$，未校正）。

（3）左侧前脑岛——左侧颞下回（患者组对比正常人组，$P<0.001$，未校正；健康同胞组对比正常人组，$P<0.001$，Bonferroni 校正）。

（4）左侧前脑岛——右侧角回（患者组对比正常人组，$P<0.001$，未校正；健康同胞组对比正常人组，$P<0.001$，Bonferroni 校正）。

（5）左侧腹内侧前额叶——右侧内枕叶（患者组对比正常人组，$P<0.001$，

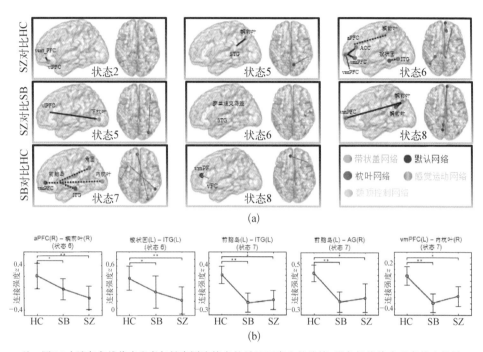

注：图(a)中浅灰色线代表患者与健康同胞特有的异于正常人的连接,黑色粗线代表患者特有的异常连接。圆点代表不同的感兴趣区域的中心,其颜色代表所属的网络(对应关系在右下角的图中);图(b)中SZ代表精神分裂症患者,SB代表健康同胞,HC代表正常人。

图 6 – 18 动态功能连接分析结果

(a) 14 个具有显著组间差异的连接 (b) 患者与健康同胞共有的异于正常人的连接

未校正;健康同胞组对比正常人组,$P<0.001$,Bonferroni 校正)。

这些脑区都分布在带状盖网络(cingulo-opercular network)、枕叶网络(occipital network)和默认网络(default mode network)中,而大部分的只有患者特有的异于正常人的连接都位于默认网络中。

3) 研究讨论

前额叶在高级认知功能,如复杂语言、心智理论等方面具有很重要的作用。相关研究表明,在心智理论的任务中,精神分裂症患者的表现要弱于正常人,而这种能力的弱化与前额叶的激活减弱和灰质体积缩小有密切关系[72]。具体来说,前额叶的前部主要负责两个或者多个独立的认知行为的整合,从而达成更高级别的行为学目标[73],而腹内侧前额叶则是大脑评价系统的核心区域之一。本研究发现的精神分裂症患者中多个脑区与前额叶的这两个部分连接减弱与之前的研究结果一致,这种连接的减弱也解释了精神分裂症患者在认知能力上的缺陷。同样地,患者的健康同胞也存在这两个部位的弱于正常人的功能连接,这说明健康同胞可能在认知功能上已经有不显见的缺陷,这些缺陷可能会导致他们相比于正常人更容易患上精神分裂症。

　　脑岛的解剖学位置决定了它与精神分裂症导致的行为学功能异常存在密切联系。过去的研究表明,精神分裂症患者脑岛的灰质体积,尤其是前部脑岛,要显著小于正常人[74]。进一步的研究表明,在未校正的情况下,健康同胞的脑岛灰质体积也要显著小于正常人。事件相关的 fMRI 研究表明,在连续操作实验中,健康同胞的脑岛出现了异常的激活[75]。角回在语言与思想相关的底层结构中有重要作用。研究表明,精神分裂症患者的左角回体积要显著小于正常人[76]。以上的研究表明,虽然精神分裂症患者的同胞在日常的生活中可能不会表现出明显的缺陷。但他们的有些脑区,如脑岛等,实际上是存在功能异常的,只有在一些特殊的任务中才能体现出来。这些“隐性”的异常在一定的条件下可能会变成显性的行为学异常,这也在一定程度上解释了精神分裂症患者的健康同胞罹患分裂症的高风险。

　　内枕叶和梭状回都是与视觉信号处理有关的脑区。颞叶-枕叶区域一般被认为与视觉信号的早期处理有关。研究表明,在相关任务中精神分裂症患者枕叶的激活相对于正常人是减弱的[77]。高空间分辨率的磁共振研究还发现,精神分裂症患者枕叶的灰质体积要显著小于正常人[78]。与枕叶的异常连接可能意味着精神分裂症患者在警觉注意功能上的缺陷。位于腹侧枕叶-颞叶通路的梭状回是负责人脸识别的脑区。之前的研究发现,与正常人相比,精神分裂症患者的梭状回灰质体积要显著小于正常人[79]。这些神经解剖学上的异常解释了精神分裂症患者在人脸识别、处理和编码上的缺陷[79]。与梭状回和内枕叶的异常连接会导致视觉信号处理出现问题,从而引起精神分裂症患者在社交活动中的能力弱化。与这些脑区的弱化连接也导致了患者同胞在特定任务中表现不佳。

　　楔前叶一般被认为与自我意识有关。研究表明,精神分裂症患者的洞察力保持稳定与楔前叶的高灌注有关,这很可能是对额颞系统缺陷的一种补偿机制[80]。另外,作为默认网络的一部分,楔前叶与网络内的其他脑区也有着很强的相互作用。关于颞下回,尽管已经有研究提出首发精神分裂症患者中该脑区的灰质体积异常[81],相关的功能异常却没有被报道过。因此,本研究拓展了之前解剖学上的发现,表明与颞下回的连接弱化很可能与精神分裂症导致的功能异常相关。

　　本小节研究结果中提到的 5 个连接揭示了精神分裂症患者的健康同胞罹患分裂症的高风险,并可为未来该病的诊断和治疗提供一定的参考作用。

6.2.3 重度抑郁症的脑网络异常表征

1. 全脑连接模式的异常表征

重度抑郁症是一种常见的情感紊乱疾病,表现为持久的抑郁情绪、快感缺失、无价值感和认知障碍。如果没能得到有效医治,超过 10% 的抑郁病人会因自杀而死亡[82]。到目前为止,重度抑郁症的诊断主要依赖病人的自述症状和临床表现,探究重度抑郁症的病理显然成为一种国际责任。

一般认为,重度抑郁症状与包含皮层和边缘系统脑区的神经网络的异常有关,而不只是与单独的某个脑区的功能衰退有关[83-85]。最近,静息功能连接磁共振成像 (resting-state functional connectivity magnetic resonance imaging, rs-fcMRI)在映射大尺度神经网络功能和功能障碍方面受到越来越多的关注。在静息状态下,可以认为功能磁共振成像信号的低频血氧依赖水平波动与自发神经活动相关。相关性分析是测量功能连接网络在神经精神病中(如抑郁症)改变的有效方法[86-88]。重度抑郁核心症状的本质表明,rs-fcMRI 可以用来帮助研究人员提高对重度抑郁症情感和认知障碍的病理学机制的理解和认识[89,90]。采用种子区方法,rs-fcMRI 研究已经检测到了抑郁症患者的脑网络改变,特别是默认网络(default mode network,DMN)和情感网络的异常[88,91-95]。同样地,Craddock 等人采用多体素模式分析方法基于 15 个感兴趣区(regions of interest, ROIs)之间的静息功能连接预测重度抑郁状态[96]。Veer 等人使用独立成分分析方法提取抑郁症病人的静息脑网络,并采用单变量统计方法研究特定的成分[97]。这些研究为揭示重度抑郁症的病理提供了有价值的结果,但他们也有一些明显的局限:① 基于种子区的方法只局限于选定的一些感兴趣区,很难从全脑尺度进行功能连接模式的研究[90];② 传统的组水平统计学方法不能在个体水平评估特定连接的区分能力[96,98]。

作为一种数据驱动的方法,基于全脑 rs-fcMRI 的多变量模式分析能够对基于种子区的和单变量的统计分析形成补充。不像那些只分析事先选定的感兴趣脑区或网络的研究,全脑功能连接分析能够确保脑影像数据中信息的最佳利用。特别地,多变量模式分析方法能够找到潜在的、在个体水平区分病患者和正常人的、基于神经影像的生物学标记,并且能够检测到有意义的空间分布信息以进一步揭示重度抑郁症行为症状的神经机制[99]。最近几年,采用多变量模式分析方法分析精神疾病患者的结构或功能脑影像异常已成为精神疾病病理及临床研究的重要方向[56,96,100,101]。如果多变量模式分类器标定新样本的正确率明显高于随机正确率,那么这两组人极有可能是不同的,并且分类器能够捕获到组间差异[102]。在脑影像多变量模式分析中,分类特征可以是从影像数据中提取的不同的结构或功能属性。对于 rs-fcMRI,用两个 fMRI 信号之间的相关性度量的静息功能连接可以用于精神疾病患者的鉴别[56,96]。

截至目前,并不清楚多变量模式分析方法能否捕获全脑静息功能连接模式,实现对抑郁病患者的个体水平高精度鉴别。本节介绍的研究采用未用药且无并发症的抑郁症患者和匹配的健康被试的全脑 rs-fcMRI 数据研究与疾病显著相关的模式,并将患者从健康人中区分开来。研究希望改变的功能连接主要分布于与情感和认知处理有关的网络中,故将使用解剖上分离的两两脑区之间的功能连接作为分类特征。该研究将有助于发现抑郁症行为症状的神经机制,有利于增强人们对抑郁症病理的理解。

1) 被试与研究方法

本研究的被试包括来自中国医科大学第一附属医院的 32 个重度抑郁症患者和通过广告招募的 33 个与人口统计学匹配的健康志愿者,所有被试都是右利手的本土中国人。3 个患者和 2 个健康被试因在扫描过程中头动过大(平动>2.5 mm 或转动>2°)而被去除。因急剧头动而造成很强的伪相关,另外 5 个病人和 2 个健康被试也被去除。剩下的 24 个抑郁症患者和 29 个健康被试性别、年龄、教育程度和体重均匹配(见表 6 - 3)。

表 6 - 3　被试的人口统计学特征

变　量	均值±标准差（范围）		P 值
	患　者	健康被试	
样本规模	24	29	
性别(男/女)人数	8/16	9/20	0.86[a]
年龄/岁	31.83±10.99(18~52)	33.62±10.29(19~53)	0.54[b]
教育程度/年	11.71±3.13	11.00±3.12	0.66[b]
体重/千克	60.5±10.93	62.55±8.59	0.45[b]
首发年龄/岁	28.71±10.90		
病程数	1.63±0.77		
当前病程/月	5.33±6.29(1~24)		
HDRS	26.42±5.22(18~38)	4.25±1.02(3~6)	
HAMA	20.29±5.25(8~30)	3.55±0.91(2~5)	
CGI - S	5.92±0.65(5~7)		

注：a 表示 Pearson 开方检验；b 表示双样本 t 检验；HDRS 为 Hamilton depression rating scale；HAMA 为 Hamilton anxiety rating scale；CGI - S=clinical global impression scale-severity。

抑郁症患者符合基于 DSM‑Ⅳ 的单级复发重症抑郁症的诊断标准[82]。临床精神病医生采用 SCID‑Ⅰ 临床定式检查对患者进行确诊。所有患者在进行核磁扫描时均未用药。排除标准还包括严重的身体疾病、药物滥用或依赖、导致意识丧失的头部损伤病史、除了抑郁症之外的严重精神或神经疾病,类似的排除标准也适用于健康被试。在扫描当天,采用 17 项 HDRS、HAMA、和 CGI‑S 对患者的抑郁症状进行评估。健康被试也进行了同样的调查。本研究得到了中国医科大学伦理委员会的批准,所有被试都签订了知情同意书。

在实验中,研究人员简单地指导被试者要闭上眼睛、放松、保持清醒、不要想特别的事情。每个扫描周期之后,都询问被试是否保持清醒和放松,所有被试均确认他们是清醒和放松的。所有磁共振数据在 1.5‑T GE SIGNA 扫描仪上进行。为了减少头动,被试头部用标准的泡沫笼罩固定,所有 fMRI 数据采用梯度回波 EPI 序列扫描,扫描参数如下:重复时间/回波时间(TR/TE)＝2 000 ms/50 ms、厚度/间隔＝5 mm/1.5 mm、视野范围 FOV＝240 mm×240 mm、翻转角度 FA＝90°、矩阵＝64×64、层数＝20。每个功能静息扫描周期持续约 8 min,得到 245 个像。

静息 fMRI 数据用 SPM5 工具包做预处理①。对于每个被试,扫描数据的前 5 个图像因磁场饱和原因丢弃。剩下的 240 个图像先进行头动校正,然后将其标准化到 MNI(montreal neurological institute)空间的标准 EPI 模板上,再将得到的图像进行 8 mm 半高宽高斯空间平滑、去线性化,并进行 0.01～0.08 Hz 带通滤波。最后,根据 AAL(automated anatomical labeling)模板将全脑分为 116 个脑区。AAL 模板将大脑分为 90 个区(每侧 45 个),将小脑分为 26 个区(每侧 9 个,以及 8 个蚓部区域)。所有 ROI 的掩模都用 WFU_PickAtlas 软件生成②(第二版)。

对于每个被试,116 个脑区中各个脑区的平均时间序列通过平均该脑区所有体素的 fMRI 时间序列得到。除了带通滤波和头动校正,其他的预处理步骤,如全脑信号回归等,最近也常用于功能连接分析的数据预处理中。全脑信号回归会产生伪负相关,但可以提高正相关额特异性,而且能够去除一些特定的混淆因素以改善神经生理关系的估计,所以做了全脑信号回归的结果更可靠或更利于解释。因此,每个脑区的平均时间序列将通过回归头动和全脑信号进行校正。为了进一步减少不反映神经活动的伪信号,本研究将白质和脑积液平均信号,以

---

① http://www.fil.ion.ucl.ac.uk/spm
② http://www.ansir.wfubmc.edu/

及全脑、白质、脑积液平均信号的一阶导数也放在回归模型中。采用组独立成分分析(independent component analysis，ICA)方法提取的噪声成分的时间序列也用于伪信号的去除。回归后的残差构成了计算功能连接的脑区平均时间序列集。本研究采用皮尔逊相关系数度量脑区之间的功能连接，因此对于每个被试，都得到116×116的静息功能连接矩阵，提取上三角矩阵元素作为分类特征(移除对角线元素)，即分类特征空间由(116×115)/2=6 670维特征向量张成。

异常的静息功能连接模式主要由具有高区分能力的功能连接来描绘，一开始就减少特征数目可以提高计算效率和抑制噪声影响，因此通过提取最具有区分能力的特征而剔除其他特征的特征选择方法来构造分类的特征空间。一个特征的判别能力可以通过它与分类的相关性来度量。这里使用能够对两个变量间独立性进行非参数化检验的 Kendall tau 相关系数来计算每一个特征对分类的关联程度。假设病人组中有 m 个样本，对照组有 n 个样本。令 x_{ij} 表示第 j 个样本的第 i 个功能连接特征，y_j 表示该样本的类别标签($+1$ 为病人，-1 为对照)。第 i 个功能连接特征的 Kendall 相关系数可以定义为

$$\tau_i = \frac{n_c - n_d}{m \times n} \tag{6-1}$$

式中，n_c 和 n_d 分别为调和对和非调和对的个数。由于我们不考虑属于同一分组的两个样本间的关系，总的样本对个数为 $m \times n$。当满足下面条件时，观测 $\{x_{ij}, y_j\}$ 和 $\{x_{ik}, y_k\}$ 为一调和对

$$\operatorname{sgn}(x_{ij} - x_{ik}) = \operatorname{sgn}(y_j - y_k) \tag{6-2}$$

相对地，当满足下面条件时它们为一非调和对

$$\operatorname{sgn}(x_{ij} - x_{ik}) = -\operatorname{sgn}(y_j - y_k) \tag{6-3}$$

因此，一个正的相关系数 τ_i 表示第 i 个功能连接在病人分组中相较于在对照分组中表现出显著增强，而一个负的 τ_i 表示第 i 个功能连接在病人分组中表现出显著减弱。这里判别能力定义为 Kendall tau 相关系数的绝对值，然后将特征按照它们的判别能力进行排序，并选择那些超过某一阈值的功能连接作为最终的分类特征。

由于样本规模有限，本研究采用留一法交叉验证评估分类器的泛化能力，而在每次交叉验证中的训练数据集是有细微差异的，所以通过特征排序最终选择的特征集也是有细微不同的。因此，不同脑区对分类的贡献应是非均匀分布的，有些脑区可能会和其他脑区构成很多具有高区分能力的功能连接，而另外一些

可能不会构成具有高区分能力的连接。这里引入"一致性功能连接"的概念,即在每次交叉验证的最终特征集中都出现的功能连接。脑区权重定义为该脑区在一致性功能连接中出现的次数,可以表征该脑区在分类中的相对贡献大小,一致性功能连接的区分能力定义为交叉验证所有迭代次数中的区分能力的平均值。

在提取了具有高区分能力的特征集之后采用线性 SVM 求解分类问题[103,104]。本研究的所有结果都是基于最优参数设置得到的结果。分类器的性能可以用泛化率、灵敏度和特异度来定量描述。灵敏度表示病人正确分类的比例,特异度表示对照组正确分类的比例,而所有样本正确分类的比例则用泛化率描述。

已有研究人员提出了置换检验评估分类器性能的方法框架[102,105]。选择泛化率作为统计量,置换检验可以用来估计观测的分类精度的统计显著性。在置换检验中,训练集的类别标签在分类器训练之前随机置换,交叉验证将在已置换标签的训练集上进行,类别标签置换重复 10 000 次。如果分类器基于真实类别标签得到的泛化率超过基于随机置换标签泛化率的 95% 的置信区间,则认为分类器从数据中得到了可靠的学习。对于任何待估泛化率的值,P 值定义为观测的分类精度不低于该泛化率的概率。零假设定义为分类器不能可靠地学习数据和类别标签的关联。本研究拒绝该零假设,并且认为分类器学习到该关联的最大犯错概率为 P。

2) 结果

分类结果表明,基于 550 个最具有区分能力的功能连接得到的最终训练集分类正确率为 100%。采用留一法交叉验证,线性 SVM 得到了 94.3% 的精度(患者 100%,健康被试 89.7%,$P < 0.000\ 1$)。以泛化率作为统计量,估计量的置换分布如图 6 - 19 所示,GR_0 是基于真实类别标签得到的泛化率。以泛化率作为统计量,该图表明分类器学习数据和标签的关联犯错的概率小于 0.000 1。

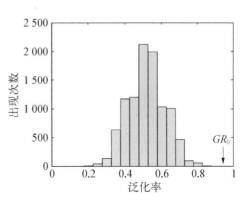

图 6 - 19 选择 550 个最具有区分能力特征的估计量置换分布(重复次数:10 000)

在选择的特征中,有 55.4%±1.0% 在患者中都是减弱的,一致性功能连接有 442 个(见图 6 - 20)。一致性功能连接涉及的脑区主要分布在:① 默认网络,主要包含海马旁回、前扣带皮层、海马、丘脑、颞下回、后扣带皮层和内侧前额叶,该网络在自省活动中扮演了重要角色;② 情感网络,包括杏仁核、颞极、苍白球、脑岛和颞上回,该网络与情绪调节和情感处理有关;③ 视觉皮层区域,包括舌状回、梭状回、枕下回和距状回,该脑区与视觉处理有关。此外,本研究还意外地发现了小脑与默认网络里的颞下回、海马、海马旁回和丘脑,以及情感网络内的杏仁核和颞极之间也存在一致性功能连接(见图6-20)。前100个一致性功能连接构成的最具有区分能力的网络如图6-21所示,其中的大部分都落在这些静息网络内或网络间。

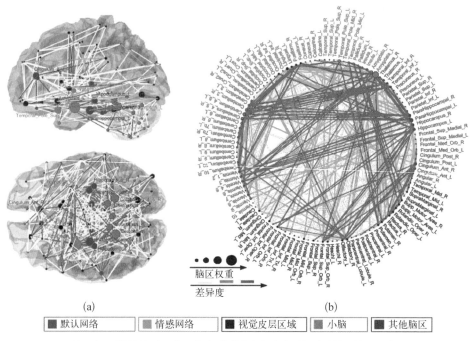

(a)   (b)

| ■ 默认网络 | ■ 情感网络 | ■ 视觉皮层区域 | ■ 小脑 | ■ 其他脑区 |

注:脑区采用颜色来区分网络类别,线条的颜色表示相关功能连接的区分能力。

图6-20 脑区权重和442个一致性功能连接

为了直观表达,本研究用球表示脑区,球的直径对应脑区的权重(见图6-20和图6-21)。有几个脑区表现出比其他脑区更大的权重,包括杏仁核、前扣带皮层、海马旁回和海马。杏仁核表现出最大的区分能力,该脑区与前额叶、视皮层、其他边缘区和小脑之间的连接在重度抑郁症中被改变,前扣带皮层和其他前额叶脑区、海马旁回,以及小脑之间的连接也是异常的。此外,海马旁回与颞下回、颞上极、后扣带皮层、丘脑、梭状回和小脑之间的连接出现了异常,海马与前额叶、枕下叶、杏仁核和小脑的连接在抑郁症病人中也发生了改变。

3) 讨论

基于多变量模式分析方法,本研究论证了采用全脑静息功能连接可以高精度地将抑郁症患者从健康对照组中区分开来。此外,具有高区分能力的大部分功能连接都位于默认网络、情感网络、视皮层区域和小脑内部或之间。特别地,

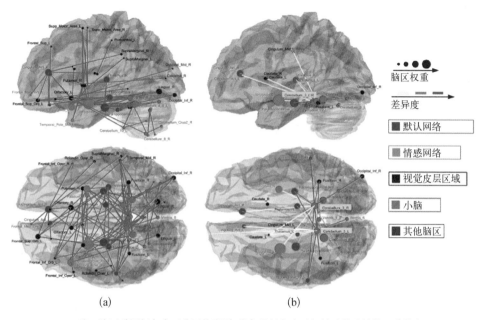

（a）　　　　　　　　　　　　（b）

注：脑区采用颜色来区分网络类别，线条的颜色表示相关功能连接的区分能力。

图 6 - 21　前 100 个一致性功能连接构成的最具有区分能力的网络

（a）左视图和上视图　（b）双侧小脑第Ⅲ小叶一致性功能连接网络

杏仁核、前扣带皮层、海马旁回和海马在分类中表现出很高的区分能力。

本研究首先发现了一些与默认网络相关的异常功能连接，默认网络包含一些与自省活动相关的脑区，如海马/海马旁回、前扣带皮层、丘脑、颞下回、后扣带皮层和内侧前额叶。默认网络在抑郁症中的异常以前有研究报道[88,93-95]。在本研究中，双侧海马/海马旁回、前扣带皮层、丘脑和颞下回表现出较大的脑区权重。海马/海马旁回是抑郁症边缘-皮层紊乱模型的关键脑区[83,84,106,107]，与该脑区相关的异常功能连接可能与抑郁症患者由情感调节的记忆形成不足有关[108,109]。前扣带皮层作为情感调节的关键脑区，已经被证明是抑郁症脑功能紊乱的核心脑区[88,94]。该脑区与默认网络内的其他前额皮层之间的增强连接跟以前的研究报道是一致的[88]。研究人员已经认识到丘脑在抑郁症中的重要作用[88,91]，丘脑与前额叶和边缘区的异常连接可能与抑郁症自律调节紊乱有关[84]。颞下回与复杂的情感视觉刺激处理有关[110]，特别是与视觉记忆密切相关[111]。颞下回的异常功能连接可能与抑郁症患者工作记忆失常有关[112,113]。

与情感网络相关的静息功能连接在抑郁症中也出现了异常，其中杏仁核和颞极具有最大的脑区权重。情感网络在情感/情绪与内脏功能的关联调节方面具有重要作用[114]。在抑郁症中，杏仁核与海马/海马旁回和额眶皮层之间的连接出现了异常,这些异常的连接隶属于边缘区-皮层紊乱模型,并且会对情绪和情感调节造成负面影响。此外,颞极与海马旁回、基底神经节,以及额眶皮层的连接出现了异常,这些异常连接可能反映了抑郁症中内脏监测机能不良[94]。

视皮层区域的功能连接在抑郁症中也出现了异常,主要涉及舌回、梭状回、枕下回和距状回等负责视觉处理的脑区。梭状回与面孔刺激中的情感感知有关,与该脑区有关的异常功能连接可能通过参与消极认知模型造成抑郁症患者的社会回避现象。初级视皮层的静息功能连接也出现了异常,涉及枕叶皮层、距装回以及舌回。之前有研究曾报道过这些结果[97],这些异常可能与抑郁症患者选择注意和工作记忆失常有关[115]。

在本研究中,除了小脑内部的连接异常,还发现了小脑与默认网络和情感网络脑区的连接异常。采用情感或认知任务 fMRI 实验,曾有研究发现小脑在抑郁症中出现异常的结果[116]。本研究发现小脑主要与边缘区的杏仁核、海马/海马旁回、丘脑以及颞上极的连接出现了异常。这些结果在一定程度上与之前研究的小脑与边缘脑区解剖连接负责情感调节的结果相一致[117]。小脑可能参与了一些特定的包括情感和认知处理的非运动功能[118],本研究猜测小脑与默认网络和情感网络之间的异常连接可能也是抑郁症情感和认知症状的神经基础。

结果显示,24 个抑郁症患者 100% 正确分类,而 29 个健康被试组则有 89.7% 正确分类,相应的总的分类精度是 94.3%。最近,有一些脑影像的研究也尝试将抑郁症患者从健康被试组中区分开来[119],但尚没有研究能够以本文的样本规模达到当前的分类精度。因此,本研究认为本文的分类器可靠地探测到了患者与健康被试的组间差异。选择泛化率作为统计量,本研究采用置换检验评估了分类精度的统计显著性。结果显示,线性 SVM 分类器学习数据和标签的关联犯错的概率小于 0.000 1。换句话说,多变量模式分析方法可靠地捕捉到了与疾病相关的静息功能连接模式。

fMRI 数据的模式分类因数据高维、样本个体差异、噪声度量和小样本等因素一直是一项具有挑战性的工作。本研究论证了静息功能连接模式可以以高精度区抑郁症患者和健康被试,但是还有一些可能会影响分类性能的因素需要注意。脑图谱选择可能会影响功能连接度量,最近,通过功能定义的 ROI 已用于全脑功能连接分析。采用 Shirer 等定义的 90 个功能 ROI[120],SVM 分类器得到了 92.5% 的分类精度,因此猜测更加精细的功能图谱可能会提高分类性能。

虽然本研究采用静息功能连接的分类结果还不错,但仍存在样本规模、扫描仪变化、缺乏独立大样本数据集验证结果相关的局限。因此,下一步的重要工作之一就是采用多中心大样本数据来验证本文的结果。心跳和呼吸等生理噪声可能会影响低频 fMRI 信号的信噪比[121],但这些生理噪声的数据在本研究中并没有采集,它们对分类性能的影响需要进一步评估。其他的如结构异常等神经影像证据需要和静息功能连接合在一起,构成综合的生物学标记,以便获得更加可靠的抑郁症临床诊断。有 116 个脑区的 AAL 图谱包含了大脑和小脑,但并未包含脑干部分,而脑干在抑郁症的神经传递的单胺能假设中具有中心地位[122],所以脑干的功能连接也需要进行进一步的研究。此外,一致性功能连接与临床变量之间的相关关系也需要进行评估。

4) 结论

本研究论证了基于静息功能连接磁共振成像的多变量模式分析方法可以以94.3%的分类精度可靠地将重度抑郁症患者从健康被试中鉴别出来。绝大部分最具有区分能力的功能连接主要分布在默认网络、情感网络、视皮层区域和小脑内部或之间,表明这些与疾病相关的静息网络可能是引起重度抑郁症患者情感和认知紊乱的重要原因。此外,杏仁核、前扣带皮层、海马旁回和海马可能在抑郁症病理中扮演了重要角色。将来的研究可以结合全脑静息功能连接和其他神经影像数据(比如结构异常)构造用于可靠的临床诊断综合性的生物学标记。

2. 前扣带功能网络的异常表征

重度抑郁症表现为持续的抑郁情绪或快感缺失及认知障碍[82]。到目前为止,重度抑郁症的病理仍然不清楚,其诊断主要基于病历、自述症状及临床特征。因此,研究客观的神经生物学标记对于诊断系统和治疗决策十分重要[120]。前扣带是脑网络中调节抑郁症状的关键脑区之一[83,84,88]。前扣带的静息功能连接可以为人们理解抑郁症的病理机制提供潜在的有用信息并辅助诊断系统。前扣带的亚区之间的功能连接的特异性之前还没有研究过。因此,刻画健康被试的前扣带功能连接的特异性是评估病人异常的首要步骤。在最近几年,采用机器学习方法分析神经影像数据以研究精神病患者和健康被试之间的脑差异备受关注[99]。到目前为止,采用无监督学习方法基于神经影像数据预测疾病状态的研究很少,本研究尝试基于前扣带亚区的静息功能连接采用最大间隔聚类算法把抑郁症患者从健康被试中鉴别出来。

1) 研究材料与方法

本研究采用与前一部分相同的被试数据。采用 SPM 软件进行静息功能磁共振图像预处理。首先将每个被试的前 5 个像删除,剩下的 240 个像做头动校正:平移不超过 2.5 mm,旋转不超过 1°;然后将数据标准化到标准脑模板;接着做 8 mm 的高斯平滑,再做 0.01~0.08 Hz 的时间滤波,用两个时间序列的相关系数度量功能连接。功能连接图谱通过计算每个体素或脑区信号与其他体素时间序列的相关系数得到,此外,所有相关系数进行了 Fisher r 到 Z 的变换。

本研究采用无监督聚类方法,基于功能连接对前扣带进行分割,以检测该区是否存在具有特异功能连接的亚区。① 根据一些以往的研究定义了前扣带的感兴趣区[123],如图 6 - 22 所示;② 计算前扣带的每个体素到全脑体素的功能连接,然后把所有健康被试的功能连接向量进行平均,得到平均功能连接向量;③ 采用主成分分析方法对特征空间进行降维;④ 采用 c - means 聚类算法对所有体素进行聚类。为了排除初始条件设置的影响,先运行算法 1 000 次,然后计算平均的聚类中心,并重新计算每个体素的类别标签。为了确定最佳的聚类数目采用了贝叶斯信息准则。因此,将前扣带分为几个亚区的分割结果就得到了。在接下来的区分抑郁症患者和健康被试的聚类分析中,分割结果的每个亚区将作为种子区计算其全脑功能连接。

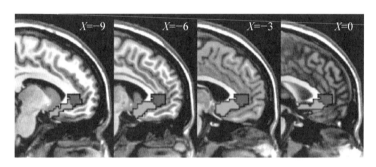

注:亚膝区为绿色;前膝区为红色;X 表示 X 轴。

图 6 - 22　前扣带的位置及 c - means 聚类算法 1 000 次分割的平均结果

本研究基于静息功能连接采用无监督聚类分析方法将抑郁症患者和健康被试分为两组,引入最新提出的最大间隔聚类算法,该算法在两类聚类分析中优于其他常用算法。最近,Li 等人提出了一种新的可扩展的凸规划方法(LG - MMC),该方法通过标签生成来最大化相对聚类之间的间隔,以减轻计算负担,他们的研究表明该方法能够得到满意的聚类性能。本研究使用 LG - MMC 求解最优化问题(线性核,使用 LG - MMC_V2①)[124]。此外,将 LG - MMC 算法与 c - means 和谱聚类算法比较。

特征权值向量表示相应的特征对分类值的贡献。因此,权值越大,该特征对分类值的贡献越大,所以权值大的特征可以认为是最具有区分能力的特征。在本研究中,具有最大权值的前 5% 的特征认为是最具有区分能力的特征。

---

① http://lamda.nju.edu.cn/datacode/LGMMC.htm

2) 结果

根据之前的研究定义了前扣带感兴趣区[123]，如图 6 - 22 所示。c - means 聚类结果表明，根据贝叶斯信息标准得到的最佳的聚类数目是 2，从而将前扣带分为两个亚区的分割结果得以在标准脑空间内生成。有趣的是，这两个聚类正好是前扣带的两个典型亚区，包括亚膝区（见图 6 - 22 中绿色部分）和前膝区（见图 6 - 22 中红色部分）。这两个亚区的静息功能连接图谱如图 6 - 23 所示（单样本 t 检验，FDR 校正，$P < 0.05$，核团规模 > 20 个体素）。

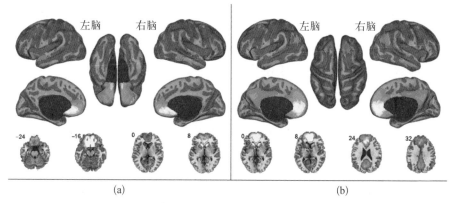

图 6 - 23　亚膝区(a)和前膝区(b)的静息功能连接图谱

本研究使用了最近提出的最大间隔聚类算法求解抑郁症患者和健康对照组的聚类问题（LG - MMC 工具包，线性核，使用 LG - MMC_V2①[124]）。采用不同算法和不同种子区的聚类结果比较如表 6 - 4 所示。采用亚膝区功能连接图谱时，LG - MMC 相比其他两种算法达到更好的性能（患者为 100%，健康被试组为 86.2%，全部为 92.5%）。谱聚类算法达到 83.0% 的精度（患者为 70.8%，健康被试组为 93.1%），而 c - means 算法（100 次运算）达到 82.1% ± 5.1% 的聚类精度（患者为 84.6% ± 7.0%，健康被试组为 80.0% ± 7.1%）。

表 6 - 4　采用不同算法和不同种子区的聚类结果比较

种子区	算　法	聚　类　精　度		
		患　者	健康被试	全　部
亚膝区	最大间隔聚类	100%	86.2%	92.5%
	谱聚类	70.8%	93.1%	83.0%
	c - means	84.6% ± 7.0%	80.0% ± 7.1%	82.1% ± 5.1%

① http://lamda.nju.edu.cn/datacode/LGMMC.htm

（续表）

种子区	算　法	聚　类　精　度		
		患　者	健康被试	全　部
前膝区	最大间隔聚类	87.5%	82.8%	84.9%
	谱聚类	66.7%	93.1%	81.1%
	c - means	62.0%±7.3%	82.0%±3.3%	72.9%±3.8%

为了评价前扣带各亚区的区分能力,本研究也使用了前膝区的静息功能连接图谱对患者和健康被试组进行聚类,采用最大间隔聚类算法、谱聚类算法和 c - means 算法分别得到的精度为 84.9%（患者为 87.5%,健康被试组为 82.8%）, 81.1%（患者为 66.7%,健康被试组为 93.1%）,72.9%±3.8%（患者为 62.0%± 7.3%,健康被试组为 82.0%±3.3%）。

通过重构最具有区分能力的特征提取亚膝区的具有最大权值的前 5% 的功能连接,构成了最具有区分能力的亚膝区功能连接网络,如图 6 - 24 图（a）所示。最具有区分能力的连接主要位于亚膝区和医学皮层区域及边缘结构之间。此外还提取了前膝区的最具有区分能力的前 5% 的功能连接,如图 6 - 24 图（b）所示,具有最大权值的功能连接主要位于前膝区和默认网络的节点之间。

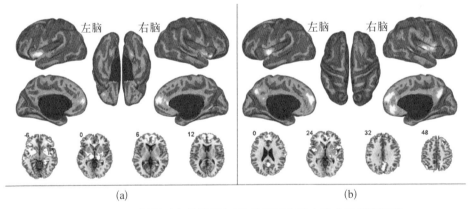

（a）　　　　　　　　　　　　　　（b）

图 6 - 24　亚膝区（a）和前膝区（b）的最具区分能力的功能连接图谱

3）讨论

本研究论证了前扣带和前膝前扣带具有截然不同的功能连接图谱,并且亚膝区的功能连接能够将抑郁症患者从健康被试组中以 92.5% 的精度鉴别出来,而使用前膝区的功能连接时得到的精度稍低。通过重构最具有区分能力的分类特征,我们发现最具有区分能力的亚膝区功能连接网络主要包括前额叶、边缘区和颞叶,而前膝区相关的最具有区分能力的网络主要包括脑岛和默认网络节点。使用亚膝区和前膝区的功能连接图谱,MMC算法得到了92.5％和84.9％的精度。当前结果论证了该聚类算法可靠地从静息功能连接磁共振数据中捕获了与疾病相关的内在的功能连接模式。有监督模式分类要求事先对所有被试进行行为学的诊断,所以这些方法可能会引入临床医生的偏见。相比而言,无监督聚类方法能够在没有先验类别信息的情况下进行分类,所以这些方法能够避免以上偏差[103]。

通过重构最具有区分能力的特征可以发现亚膝区最具有区分能力的功能连接主要是亚膝区和前额叶、边缘区域和颞叶之间。亚膝区和前额叶部分区域的异常功能连接在之前的研究中论证过[88],这些连接可能与抑郁症情感紊乱有关。而前膝区也是抑郁症病理模型中的重要节点。与该区相关的最具有区分能力的功能连接主要在该区和默认网络的节点之间。本研究采用多变量模式分析方法提取了与该区存在异常连接的默认网络的主要节点,与抑郁症边缘到皮层失调节模型比较吻合[83]。

3. 小脑-大脑皮层功能回路的异常表征

近年来的一些研究表明,小脑的不同区域参与了不同的功能,包括运动协调、认知和情感功能[125]。一些学者根据自己的研究提出了一个小脑的假定的功能图谱。在科学家的实验中,通过让被试进行不同的任务,涉及运动的或认知情感的功能,并采集被试的功能磁共振图像。观察分析他们的小脑激活情况,以此来确定小脑可能参与的一些高级功能。Stoodley邀请了9个健康被试,让他们完成5种不同的任务,分别包括根据一定频率用右食指有节奏地敲击(涉及运动协调功能),对不同字母的出现做出不同的反应(涉及工作记忆和执行等认知功能),动词产生(涉及语言认知功能),智力旋转任务(涉及视觉空间处理的认知功能),以及注视国际情感图像系统(international affective picture system)里的图像(涉及情感处理功能)[126]。通过采集的被试的功能磁共振图像表明,小脑Ⅰ叶、Ⅱ叶、Ⅵ叶、Ⅶb叶和蚓体在上述实验任务中存在不同程度的激活,参与了认知和情感功能。

其他的一些科学家通过选择已经确定的大脑参与认知和情感功能的大脑皮层区域作为种子点,研究这些种子区域与小脑之间的功能连接,结果表明小脑特定区域与特定功能的大脑皮层连接较为显著,以此来确定小脑的功能。O'Reilly对12个健康被试采集了功能磁共振图像,他计算出小脑与大脑皮层的前额叶、运动区域、身体感觉区域、视觉皮层以及听觉皮层的功能连接映射图[127]。最后发现,小脑可以被分为至少两个不同的功能划分区,即感觉运动区(包括小脑Ⅵ

叶)和认知处理区(包括Ⅰ叶和Ⅱ叶)。

不同的研究已经证实小脑的一些区域具有认知和情感功能。基于这些先验知识,又考虑到小脑功能的偏侧性[119],本研究挑选了左右小脑共9个种子区域,如图6-25所示,这里使用免费的WFU_PickAtlas软件来产生得到这些预先选择的9个小脑种子区域的模板[128](version 2.0①)。

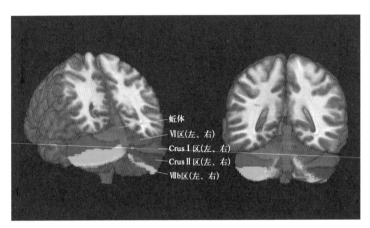

图6-25 9个小脑种子区域示意图

6.3 神经疾病的脑网络异常表征

研究静息态功能脑网络间的连接模式有助于人们更加深入地理解大脑不同神经模块间自发的相互作用和协调反应关系。如果将其运用于一些神经类疾病的研究中,则有助于揭示疾病的病理生理学机制,并为一些精神类疾病的早期诊断提供有价值的依据。

6.3.1 癫痫的网络间功能连接异常表征

特发性全面性癫痫(idiopathic generalized epilepsy,IGE)是一组没有确切病灶所致的、以全面发作为临床表现的癫痫综合征[129],在发作期和发作间期可通过脑电图(electroencephalography,EEG)检测出2.5~4 Hz的全面棘慢波放电(generalized spike and waves)[130]。全面性强直阵挛性癫痫(generalized tonic-clonic seizure,GTCS)是IGE最常见的亚型,IGE-GTCS患者表现出严

---

① http://www.ansir.wfubmc.edu/

重的认知能力损伤,如注意力缺失、记忆衰退及执行控制功能失常等[131],并且已有研究证明这些认知功能损伤与一些静息态脑网络的功能异常有关[132]。由于无法确定患者致病灶的准确位置,研究与癫痫病源和相关认知功能有关的特定脑网络便有可能为理解这类疾病的病理生理学机制提供有力依据。

在几个典型的静息态功能脑网络中,默认网络(default mode network,DMN)和注意网络(attention network,ATN)因表现出相互拮抗(antagonistic)的特性引起了研究者的广泛关注。同时,近几年研究者还探究了额顶控制网络(frontoparietal control network,FPN)与 DMN 和 ATN 之间的关系,发现在一些目标导向型认知(goal-directed cognition)过程中,FPN 起到调节三者之间动态平衡的作用,灵活处理着网络之间的信息通信[133]。就各网络的功能而言,DMN 主要负责与内部心理活动相关的认知决策过程,如推测、设想及反思等[59],ATN 则和外部的注意任务处理有关[134],而 FPN 的功能与记忆和注意力的控制相关[135]。

在 IGE - GTCS 患者的脑网络功能连接研究中,已经证实在 DMN 和 ATN 两个网络内部存在异常功能连接[132,136],然而病患是否表现出异常的网络间功能连接依旧未知。基于此猜想 IGE - GTCS 患者可能在默认、注意及控制网络间存在异常功能连接,而这些异常功能连接可能与患者的一些认知功能损伤有关。本节的研究将采用网络间功能连接分析验证上述假设。

1. 研究材料与方法

为了验证上述假设,本研究从广东三九脑科医院采集了 27 个 IGE - GTCS 患者和 29 个健康被试的静息态 BOLD - fMRI 数据;所有被试均为右利手中国人,患者组和健康被试组在性别、年龄和教育程度方面完全匹配,表 6 - 5 给出了 IGE - GTCS 数据集人口统计学资料。根据国际抗癫痫联盟(ILAE)颁布的诊断标准并结合在家族病史、video - EEG 和神经影像方面的综合评估,所有 IGE 患者均诊断为 GTCS 亚型,并符合如下入组标准:① 表现出 GTCS 的典型临床症状;② 在头表 EEG 检查中均发现全面棘慢波放电;③ 在常规结构 MRI 检查中未发现病灶;④ 无明显病源史。患者均无大规模病变(包括肿瘤、血管畸形及皮质发育畸形)、大脑外部创伤或任何精神疾病。所有患者均经过了抗癫痫药物(antiepileptic drugs,AEDs)治疗,其中 24 名患者是单药治疗,3 名患者是多药治疗,服用的抗癫痫药物包括丙戊酸钠(VPA)、苯妥英(PHT)、卡马西平(CBZ)、拉莫三嗪(LTG)、苯巴比妥(PB)以及托吡酯(TPM)。在接受磁共振扫描前,所有患者均停药 48 h 以上,并且至少一个月没有出现过癫痫发作。本研究经广东三九脑科医院医学伦理委员会通过,所有被试同意参与并签署了知情同意书。

表 6-5 IGE-GTCS 数据集的人口统计学资料

特　　征	IGE-GTCS 患者	健康被试	P 值
性别(男/女)人数	19/8	17/12	0.359[a].*
年龄/岁	24.93±5.95	26.93±7.54	0.273[b].*
教育程度/年	10.59±2.58	11.45±2.40	0.205[b].*
癫痫持续时间/年	7.76±5.62		
发病年龄/岁	17.13±6.11		
亚　　型	GTCS		

注：采用的显著性检验方法,a 表示皮尔逊卡方检验;b 表示双样本 t 检验;* 组间无显著差异($P<$ 0.05)。

静息态 BOLD-fMRI 数据的采集使用 1.5T 飞利浦超导磁共振扫描仪,扫描时被试不执行任何实验任务,保持睁眼的清醒状态,并尽可能减少头动。成像参数为:重复时间/回波时间(TR/TE)＝3 000 ms/30 ms,层厚/层间距＝4.5 mm/0 mm,视场(FOV)＝230 mm×230 mm,翻转角(FA)＝90°,矩阵＝128×128,层数＝31。每个被试的静息态 fMRI 数据扫描持续 8 min,采集得到 160 幅图像。

采用 SPM8 软件包[①](SPM8,Wellcome Department of Cognitive Neurology,Institute of Neurology,London,UK)对数据进行预处理。首先,为了消除磁场稳定性等因素的影响,每个被试序列的前 5 帧被剔除;接着对剩余数据做如下预处理:① 层间时间校正,以消除层间的时间差异;② 头动校正,剔除平动＞2 mm 或转动＞2°的数据;③ 空间标准化,将每个被试的大脑配准到 MNI 空间的 EPI 模板,将体素重采样为 3 mm×3 mm×3 mm;④ 空间高斯平滑(FWHW＝8 mm)。在质量控制方面,经检验,数据患者组和健康被试组在平均头动参数上无显著差异($P＝0.32$,双样本 t 检验)。

使用 GIFT 工具箱[②](版本为 1.3e)对预处理后的 fMRI 数据进行成组独立成分分析,以提取感兴趣的静息态脑网络。最终,GIFT 软件将每个被试的 fMRI 数据分解为 30 个空间独立成分及相应的时间序列,被试间各成分一一对应,同时得到组空间独立成分及其时间序列。

得到空间独立成分后,要基于一些网络空间分布的先验知识识别出本研究感兴趣的脑网络,即 DMN,ATN 和 FPN。对照已有研究[66,137,138],确定出 6 个相关性最大的子网络(subnetwork),包括 DMN 的前子网(anterior portion,

① http://www.fil.ion.ucl.ac.uk/spm

② http://icatb.sourceforge.net/

aDMN)与后子网(posterior portion,pDMN),腹侧注意网络(vATN)与背侧注意网络(dATN),以及额顶控制网络的左、右子网(lFPN,rFPN)。

确定出 6 个子网络之后,分别在患者组和健康被试组内,对每一个子网络作单样本 t 检验($P<0.05$,FDR 校正,核团>20 个体素);t 检验的结果给出了两组内各子网络的空间图谱。之后,合并两组中同一子网络的空间图谱,得到各子网的空间模板;并在各模板内利用双样本 t 检验($P<0.05$,FDR 校正,核团>10 个体素)找到患者组与健康被试组的显著功能连接差异。

静态功能连接(static functional connectivity)利用子网时间序列间的皮尔逊相关系数度量;为了提高结果的正态性,利用 Fisher Z 变换将相关系数转换为 Z 值;最终,每个被试计算得到 $15\times(6\times5/2)$ 个 Z 值,代表网络两两之间的静态功能连接。接下来,利用单样本 t 检验($P<0.05$,FDR 校正)分别在各组内找到显著不为零的 Z 值,对应各组内的显著功能连接;之后,取两组中显著功能连接的并集,并利用双样本 t 检验($P<0.05$,FDR 校正)找到并集中两组被试呈现出显著差异的功能连接。

为了进一步探究网络间功能连接随时间的动态变化性,本研究求取了基于滑动窗口相关分析的网络间动态功能连接(dynamic functional connectivity),并用低频振荡振幅(ALFF)进一步描绘了动态功能连接的波动性[139]。在滑动窗口相关分析中,为得到鲁棒性较好的分析结果,设定了不同的窗口大小(15 及 20 个时间点,$TR=3$ s,步进长度为 1 个时间点);对于每个窗口中各子网的时间序列,计算两两之间的皮尔逊相关系数;随着窗口的滑动,最终每个被试得到一个 15 列的动态功能连接矩阵。在 ALFF 的计算中,首先利用 FFT 得到动态功能连接矩阵的功率谱,ALFF 则定义为功率谱在 $0.01\sim0.08$ Hz 频段内的均方根;每个被试最终得到 15 个 ALFF 值,并各自除以 ALFF 的全局均值进行标准化。最后,对两组被试标准化后的 ALFF 值进行双样本 t 检验($P<0.05$,未经校正),确定出具有组间差异的动态功能连接。

2. 结果

图 6-26 给出了 6 个子网络的空间图谱及对应的平均时间序列。6 个子网络依次为 aDMN、pDMN、vATN、dATN、lFPN 以及 rFPN。各子网的空间图谱可视化采用 CARET 软件①完成。

图 6-27 给出了 IGE 患者与健康被试的网络内功能连接差异的分析结果。从图中可以看到,IGE-GTCS 患者相比于健康被试在 aDMN 内发现显著增强

---

① http://brainvis.wustl.edu/

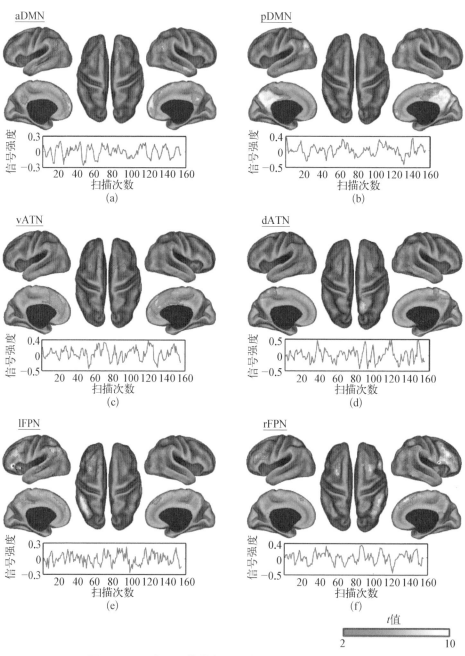

图 6 - 26 6 个子网络的空间图谱及对应的平均时间序列

的功能连接,这个显著的核团(核团大小为 12 个体素)出现在右额极(BA10),
t 值峰值为 5.29,MNI 坐标为[30,66,6];在 ATN 和 FPN 各子网内没有发现显
著组间差异。图(a)、(b)和(c)分别是显著核团的矢状位(X)、冠状位 Y 与轴状
位 Z 视图,图(d)中显示了患者组和健康被试组中显著核团的平均功能连接强
度,显著核团通过双样本 t 检验确定($^*P<0.05$,FDR 校正)。

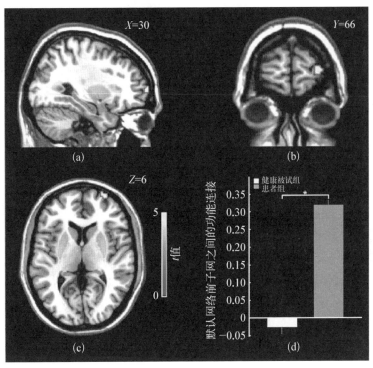

图 6 - 27 IGE 患者与健康被试的网络内功能连接差异的分析结果

图 6 - 28 给出了 IGE 患者与健康被试的网络间静态功能连接的分析结果,
其中图(a)和(b)分别给出健康被试组和患者组中显著的功能连接;图(c)为具有
显著组间差异的功能连接;(d)为差异连接的均值相关区间图(error bar)。由图
中可以看到,IGE - GTCS 患者相比健康被试在 6 个网络之间建立了更为广泛的
功能连接(患者组为 12 条连接,健康被试组为 9 条)。在组间差异分析中,患者
相对于健康被试在 aDMN 与 rFPN 之间、pDMN 与 rFPN 之间、aDMN 与 lFPN
之间以及 vATN 与 lFPN 之间建立了显著的增强的正连接;此外,aDMN 与
vATN 之间的功能连接在健康被试组中为负连接,而在患者组中为正连接。

图 6 - 29 给出了 IGE 患者与健康被试的网络间动态功能连接的组间差异结
果,其中,图(a)和(b)分别对应窗口大小为 15 及 20 个时间点时的具有显著组间

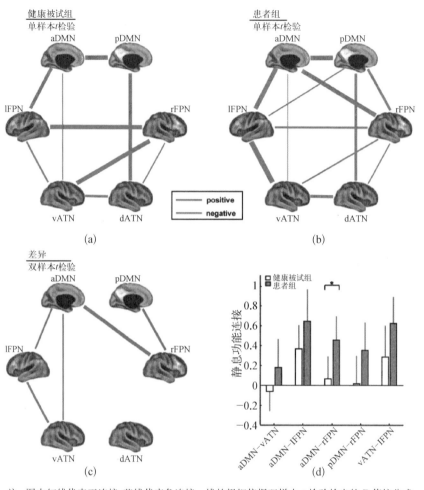

注：图中红线代表正连接，蓝线代表负连接。线的粗细依据双样本 t 检验给出的 P 值按公式 $-\lg P/2$ 计算确定，因此线越粗表示相应的网络间功能连接越显著。

图 6‑28　IGE 患者与健康被试的网络间静态功能连接差异的分析结果

差异的网络间动态功能连接。综合图(a)和(b)可以看到一致的分析结果：患者组相比于健康被试组，在 aDMN 与 lFPN 之间，以及 aDMN 与 rFPN 之间呈现出减弱的 ALFF 值，而在 vATN 与 rFPN 之间呈现出增强的 ALFF 值。

3. 讨论

本节的研究工作探究了 IGE‑GTCS 患者相对于健康被试，在默认网络、注意网络与额顶控制网络内以及网络间存在的功能连接差异。首先讨论在 aDMN 内存在的异常功能连接。DMN 与大脑的基本自发活动及内部心理活动有关[140]，该网络在各类神经精神病学的研究中被广泛探究。同时，针对 IGE‑GTCS，已

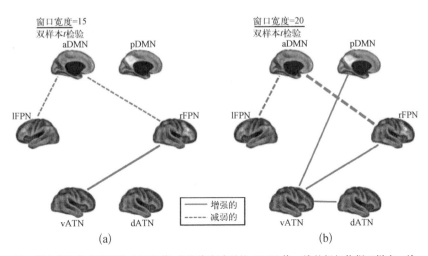

注：图中实线代表增强的 ALFF 值，虚线代表减弱的 ALFF 值。线的粗细依据双样本 t 检验给出的 P 值按公式 $-\lg P$ 计算确定。

图 6 - 29　IGE 患者与健康被试的网络间动态功能连接的组间差异结果

有研究表明在 DMN 网络内发现异常的静息态功能连接，并将其解释为脑网络的功能重组与功能损伤[132]。本节研究在 aDMN 网络内的右额极处发现 IGE 患者相比健康被试有显著增强的功能连接，类似结果也出现在左侧颞叶癫痫的相关研究中[141]。由于本节研究采用的数据集没有在记录 fMRI 数据的同时监测 EEG 信号，因此无法判断患者是否在 fMRI 数据采集阶段出现过发作间期放电（interictal epileptic discharge，IED）。假设该分析结果受到 IED 的影响，先前关于 EEG - fMRI 的研究提出 IED 会影响一些静息态脑网络的功能激活与功能抑制[142]；若假设不存在 IED，一项关于失神癫痫的研究将 DMN 的功能连接异常与 DMN 的解剖功能结构整合异常相关联[143]。基于上述分析，本研究发现的 aDMN 内的异常功能连接可能反映了患者紊乱的 DMN 功能的完整性，而导致该结果的可能是发作间期放电，也可能与发病造成的长期损伤有关。进一步讲，相关研究指出 DMN 的功能完整性与意识水平相关，且额极主要负责一些自身相关的任务，如预测未来及记忆等[144]。因此，结果中的 aDMN 网络内功能连接异常可能能够解释病人出现的一些认知障碍，如意识障碍[145]以及社会融合能力欠缺[131]等。另外，DMN 在静息态参与信息的交换和整合[146]，而 aDMN 的网络内功能连接异常可能会影响和其他网络信息通信的动平衡，从而导致在网络间功能连接分析中出现与 aDMN 相关的异常连接。

其次讨论网络间静态功能连接分析结果是 aDMN 与 vATN 之间的连接。以往研究结果指出，DMN 与 ATN 之间在功能连接上呈现负相关性（见

图 6-28)[61],负相关意味在同一任务下两个网络出现功能抑制和功能激活的分化。考虑到 DMN 的神经活动在一些集中注意的认知任务中受到抑制[140],而 vATN 则在自下而上(bottom-up)的注意任务中被显著激活[134],因此两者之间的负相关关系得以清楚解释。同时有研究指出,负相关性代表了内在和外在注意方向的一种捆绑机制[147],因此 aDMN 与 vATN 之间的负相关关系可能反映出大脑进行相反信息处理的协调性,这种协调性在维持脑网络间的动态平衡方面起到重要作用[61]。然而在 IGE 患者组中,aDMN 与 vATN 之间的负连接被破坏而形成正连接,造成这一现象的原因可能是两个网络之间的动态平衡出现紊乱,并可能由此导致病人在认知和注意方面的能力缺陷。

再分析网络间静态功能连接中与 FPN 相关的异常连接。在 IGE-GTCS 患者组中出现 rFPN 与 aDMN 及 pDMN,lFPN 与 aDMN 及 vATN 之间的 4 条显著增强的正连接。有研究指出,FPN 网络在认知控制与执行功能相关的任务中被显著激活[62,148],而 IGE-GTCS 患者在执行功能上表现异常[131];进一步讲,FPN 的左、右子网存在功能分化,rFPN 主要负责如记忆、信息监控等认知过程[149],lFPN 主要与认知-语言范式相关。在本节研究结果中,rFPN 与 aDMN 及 pDMN 间的功能连接仅仅在患者组中显著,且相比健康被试组呈现显著增强,这一结果的出现可能说明 IGE 患者存在异常的功能网络分化,并可能导致患者在记忆及执行功能方面的认知障碍[131]。在患者组和健康被试组中,lFPN 与两个拮抗的网络:aDMN 与 vATN 之间均存在显著的功能连接,这种相互关系可能为解释 lFPN 的冲突监测作用提供了依据[62]。同时,在患者组中这两条连接显著增强,这种异常增强可能反映出患者存在 lFPN 对 aDMN 和 vATN 的过度调控,并可能由此导致患者异常的网络间动态平衡。

此外,本节研究首次利用 ALFF 度量了 IGE-GTCS 患者的脑网络间功能连接随时间的变化性,为进行 IGE-GTCS 的功能网络连接动力学研究提供了依据。网络间动态功能连接分析结果显示,患者组与健康被试组在 aDMN 与 lFPN,aDMN 与 rFPN,以及 vATN 与 rFPN 间存在显著的连接差异,这可能揭示 IGE 患者在这些网络间的动态交互性受损。其中,vATN 与 rFPN 间的动态功能连接在患者组中呈现出增强的波动性,而 rFPN 的调节功能异常可能是造成较大波动性的原因[133]。

6.3.2 癫痫的网络间有效连接异常表征

借助功能连接仅仅可以分析脑网络间是否存在时域相关性及相关性程度有多大这两个问题。想要进一步探究连接的方向性,还需进行功能网络有效连接分析。本节将采用网络间时-频格兰杰因果连接分析框架,进一步探究特发性全面性癫痫患者的功能网络连接异常。

格兰杰因果连接是刻画脑区间有效连接的一种数据驱动方法,自 Goebel 于2003 年引入 fMRI 数据分析后[150],该方法凭借原理简单、无须引入生理模型约束等优点,被广泛应用于任务态及静息态功能磁共振时间序列的连接分析中。格兰杰因果连接分析可分为时域分析法与频域分析法,两种分析方法拥有各自的优势:时域格兰杰因果分析通常依据格兰杰因果模型的模型预测误差来度量时间序列间的因果关系,分析算法简单,结果直观易懂;频域格兰杰因果分析基于格兰杰因果模型回归系数的频域表达刻画时间序列间的因果关系,将因果性的度量细化到一个频段的各离散频率点上,相比时域方法提供了更多信息。

目前,已经有一些研究者采用频域格兰杰因果分析或时域格兰杰因果分析探究了一些脑疾病的发病机理。2009 年,Oguz 等人分析了精神分裂症患者相比健康被试存在的功能网络有效连接异常,研究者首先对两种任务状态下的fMRI 数据利用 Group ICA 分解得到 10 个功能网络,之后基于多变量格兰杰因果模型求取了 10 个网络间的频域格兰杰因果连接并分析了组间差异,结果指出精神分裂症患者相比于健康被试存在紊乱的网络间格兰杰因果连接,而异常的因果连接模式可能是导致患者出现一些认知异常的原因[151]。2014 年,Uddin等人基于任务态 fMRI 数据和静息态 fMRI 数据利用时域格兰杰因果连接刻画大脑在不同状态下的功能组织性,并分析得出自闭症儿童相比于正常儿童存在较弱的脑状态调整能力[152]。这些研究表明,利用频域或时域格兰杰因果分析方法描绘脑网络间的连接方向性,有助于进一步揭示大脑复杂的信息交互模式以及一些异常模式与脑疾病的关系。

然而,利用时-频结合的方法描绘功能网络间的格兰杰因果关系却鲜有研究。同时,第 6.3.1 节的分析结果仅仅揭示出特发性全面性癫痫患者的默认网络、注意网络和额顶控制网络神经信号间存在异常的时间域相关性,却没有给出连接的方向信息。考虑到 IGE 是一类隐源性疾病,在常规 MRI 检查中无法确切找到致病灶的位置,而通过研究功能脑网络时间信号的因果关系找到信息传递的异常通路,有望为致病灶的定位、全脑异常放电传播途径的研究提供一些有价值的参考。因此,本节将在所述提出的功能网络有效连接分析方法的基础上,采用一种时-频结合的格兰杰因果连接分析方法来探究特发性全面性癫痫在核心神经认知网络间的有效连接异常。

1. 研究材料与方法

本节的研究数据分析基于特发性全面性癫痫数据集,被试信息、BOLD -

fMRI 数据参数、数据预处理以及数据质量控制同 6.3.1 节。

本研究在每一个核心神经认知网络上分别选择了两个具有代表性的种子点,种子点名称以及 MNI 坐标见表 6-6。这里以 MNI 坐标为中心取了半径为 8 mm 的球作为 ROI,并以 ROI 中所有体素时间序列的平均值作为该 ROI 的时间序列。得到 6 个 ROI 的时间序列后,去除了时间序列的线性趋势和全局均值,确保时间序列是协方差稳定的。

表 6-6　种子点名称以及 MNI 坐标

脑区(Region)	Brodmann 分区(BA)	峰值 MNI/mm
显著网络(salience network,SN)		
右额脑岛皮层(right fronto-insular cortex,rFIC)	47	39,23,−4
背前扣带回皮层(dorsal anterior cingulate cortex,dACC)	24	6,24,32
默认网络(default mode network,DMN)		
前腹额叶前皮质(ventromedial prefrontal cortex,VMPFC)	11	−2,38,−12
后扣带回皮层(posterior cingulate cortex,PCC)	23/30	−6,−44,34
中央执行网络(central executive network,CEN)		
右背外侧前额叶皮层(right dorsolateral prefrontal cortex,rDLPFC)	9	46,20,44
右后顶叶皮层(right posterior parietal cortex,rPPC)	40	52,−52,50

基于多变量自回归模型,本研究分别采用了时域偏格兰杰因果性(partial Granger causality,PGC)[153] 和频域偏有向相干(partial directed coherence,PDC)[154] 去度量 ROI 间的因果连接强度。采用的计算步骤如下:① 对每个被试 6 个 ROI 的时间序列建模多变量自回归模型,模型阶数 $P=1$;② 求取 ROI 两两之间的时域 PGC 并计算相应的差分影响项(difference of influence,DOI),最终每个被试得到 30 个 PGC 值和 30 个 DOI 值;③ 求取 ROI 两两之间的频域 PDC,在计算时取感兴趣频率区间为 $[0,F_s/2]$,其中 F_s 等于 $1/TR$,每隔 0.001 Hz 取点,最终每个被试得到 30×168 的 PDC 值。时域与频域格兰杰因果性度量指标的计算公式详见相关文献[155]。

获得每个被试的时域与频域格兰杰因果连接强度后,采用统计分析方法建立患者组与健康被试组的组内有效连接图谱。由于本研究所采用的所有格兰杰因果性度量指标都不符合已知的先验分布,因此采用了一种称为替代数据

(surrogate data)的方法[156,157]。同时假设结合时域与频域的分析结果比依靠单个定义域所得到的分析结果更加准确。因此提出了一种时-频多变量格兰杰因果连接分析方法框架(见图 6-30),其计算方法具体描述如下:① 基于每个被试的时间序列建立多变量自回归模型获得模型参数(包括回归系数和残差),再依据公式计算每个被试的时域与频域格兰杰因果强度值,得到所有被试的因果强度值后,记录各因果度量指标的中值;② 针对每个被试的模型参数,对残差进行 1 000 次的 bootstrap 重采样,并在考量时间序列 j 到 i 的因果性时,将回归系数 $A_{ij}(l)$,$l=1,\cdots,p$ 置零,其余保持不变;之后,基于重采样后的残差和修改过的模型参数,仿真得到满足零假设(即时间序列 j 到 i 间没有因果性)的时间序列,并在此基础上建立多变量自回归模型计算时-频格兰杰因果强度值并记录中值;重复以上步骤 1 000 次则可最终得到不同格兰杰因果度量指标的中值的零分布;③ 求取各零分布的 $(1-\alpha)$ 分位数($\alpha=0.05$,FDR 校正),并将此分位数作为显著性阈值去判断各因果连接的显著性。最终取时域 PGC 与频域 PDC 的一致性结果绘出各组内的有效连接图谱。

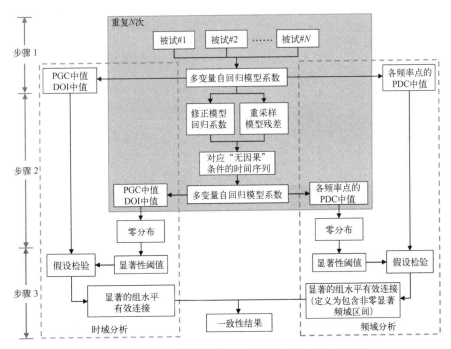

图 6-30 时-频多变量格兰杰因果连接分析方法框架

在得到的单组内显著的有效连接基础上,本研究进一步评估了两组被试的组水平有效连接差异。针对采用 PGC 描述的时域格兰杰因果连接,采用曼-惠特尼 U 检验($P<0.05$,FDR 校正)去确定具有显著组间差异的有效连接;对频域 PDC,同样采用曼-惠特尼 U 检验($P<0.05$,FDR 校正)在各连接的每一个频率点上评估组间差异,最终将拥有非零显著频率区间的连接作为频域分析结果。

2. 仿真与实验结果

本研究采用了两组广泛应用的仿真模型[154]去证实时-频多变量格兰杰因果连接分析方法框架的有效性。仿真模型的具体解析公式可参考相关文献[155]。图 6-31 显示了第 1 组仿真模型的格兰杰因果连接结构以及相应的时、频分析结果。由图可知,时域 PGC 以 100% 的正确率找到了模型中的格兰杰因果连接,而频域 PDC 存在 x_1 到 x_4 的假阳性结果,但是相比于时域结果的优势是能进一步显示出具有显著因果性的频率区间。因此,采用本研究所提出的时-频结合方法框架,可以有效并准确地找到时间序列间的格兰杰因果连接。

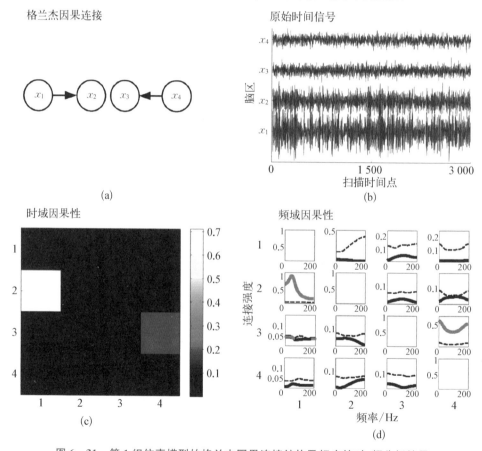

图 6-31　第 1 组仿真模型的格兰杰因果连接结构及相应的时、频分析结果

图 6‑32 展示了第 2 组仿真模型的分析结果。作为对比,本研究在这一组仿真中加入了另一个在频域格兰杰因果连接分析中常用的度量指标——有向传递函数(directed transfer function,DTF),而该指标存在的问题是不能避免间接因果关系。由图(c)和(d)可以看到,运用时域 PGC 和频域 PDC 并采用所提出的时‑频多变量格兰杰因果连接分析方法框架能够以 100% 的正确率找到第 2 组仿真模型中的格兰杰因果连接,而与之对比的图(b)揭示出采用频域 DTF 会得到 x_1 到 x_5 的间接因果连接,直观地证实了本研究所采用的度量指标与分析方法在寻找时间序列间直接格兰杰因果关系方面的有效性与准确性。

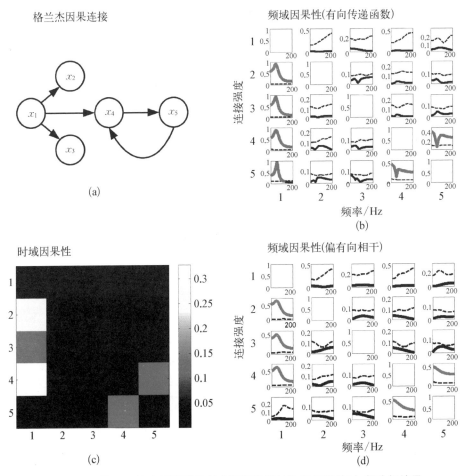

图 6‑32　第 2 组仿真模型的格兰杰因果连接结构及相应的时、频分析结果

图 6‑33 分别展示了健康被试组和患者组的有效连接图谱,其中由频域分析得到的显著频率区间就近标记在箭头旁,具有显著 DOI 值的连接用红色标

出。由图可知，相比于健康被试(21 条连接)，IGE-GTCS 患者在 6 个 ROI 间建立了较少数目的格兰杰因果连接(16 条)。

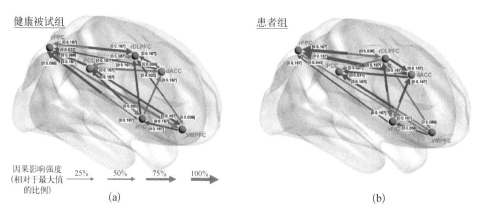

注：[00.167][00.085]等表示频率区间/Hz。

图 6-33　健康被试组和患者组的有效连接图谱

图 6-34 展示了组间格兰杰因果连接差异分析结果。在时域分析中，患者组相对于健康被试组建立了从 rDLPFC 到 dACC 的增强的因果连接($P < 0.05$，FDR 校正)，以及从 rFIC 到 PCC 的减弱的因果连接($P < 0.05$，未校正)。同时，频域分析也同样揭示出了病人组由 rDLPFC 到 dACC 的增强的因果连接($P < 0.05$，FDR 校正)。

3. 讨论

人类大脑的一些高级认知功能，如注意、执行控制等，依赖于大尺度脑网络间的协同动态交互。在一些大尺度脑网络中，3 个核心神经认知网络(凸显网络、默认模式网络、中央执行网络)在精神病理学研究中显示出重要的研究地位。本研究首次提出了一个有效的时-频多变量格兰杰因果连接分析方法框架，并着眼于特发性全面性癫痫患者的核心神经认知网络，研究了癫痫的网络间有效连接异常表征。

本研究在方法学方面有如下几点考虑：① 选择时域 PGC 和频域 PDC 去度量网络间的直接格兰杰因果连接，由第 2 组仿真模型可对比得知本研究所采用的格兰杰因果性指标能有效描述时间序列间的格兰杰因果关系，并能够有效避免间接因果连接的影响；② 在多变量自回归模型建模时采用的模型阶数为 1 阶，考虑到 fMRI 数据较低的时间分辨率，1 阶模型是被现在多数相关研究所推荐与采用的。据本研究团队所知，本节所介绍的研究工作是首个采用时-频结合的多变量格兰杰因果分析进行特发性全面性癫痫的网络间有效连接异常表征分析的工作，所提出的时-频多变量格兰杰因果连接分析方法框架也能应用于其他

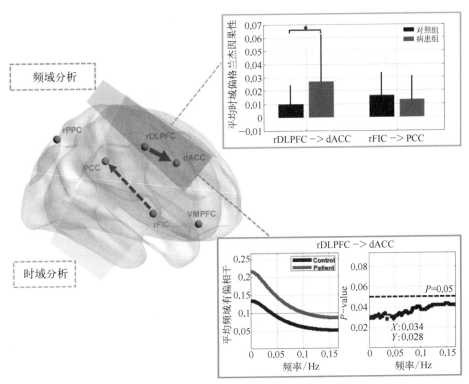

图 6‑34　组间格兰杰因果连接差异分析

关注网间有效连接的相关研究。

　　作为凸显网络中的重要节点,rFIC 被多个研究强调了其因果源节点的作用,它初始化控制信号去激活 CEN 并同时抑制 DMN[134,158],是 rFIC 到 PCC 连接通路的依据;而 rFIC 与 PCC 间的双向通路可能与认知灵活度有关,从而使大脑能够灵活地在静息态下的脑状态和及时响应外部事件的脑状态间灵活切换[159]。由本研究的组内分析可知,健康被试组建立了 rFIC 和 PCC 的双向格兰杰因果连接,而病人组的这两条连接缺失,同时组间差异分析进一步强调出病人相比于正常被试,rFIC 到 PCC 的因果连接强度显著减弱,这可能揭示病人呈现出的认知功能损伤[131]与减弱的 rFIC 到 PCC 的格兰杰因果连接有所关联。

　　在组间差异分析中,时域结果与频域结果共同指出患者相比健康被试建立了从 rDLPFC 到 dACC 的增强的因果连接。另外有趣的是,在组内连接分析中,健康被试建立的是从 dACC 到 rDLPFC 的连接,而患者组则建立了反向的因果连接。多个研究工作指出 ACC 的认知功能与冲突检测有关,前期一个任务态 fMRI 实验揭示了在执行 Stroop 任务过程中的认知控制过程:ACC 一旦检测到冲突事件的发生,便会调节 rDLPFC 的响应强度,随即执行适当的认知控制并产生相应的行为调整[160]。本研究结果用静息态数据为由 dACC 到 rDLPFC 的有向连接通路提供了新的证据,而癫痫病人建立的由 rDLPFC 到 dACC 的反向增强连接,则可能与患者紊乱的认知控制过程有关,癫痫病患者从而出现相应的认知功能异常,如在工作记忆、注意、执行控制方面的异常表现。

由于 BOLD - fMRI 是神经活动的一种间接反映,且格兰杰因果性分析是一种纯数据驱动方法,不涉及任何生理学建模,因此格兰杰因果连接分析结果是否受血流动力学响应的影响这一问题在学术界备受争议。本研究充分考虑了这一问题,采用了如下被报道有效的策略以减小血流动力学响应对格兰杰因果分析的影响:① 使用 DOI 度量格兰杰因果强度;② 侧重报道与讨论组间差异分析结果;③ 采用适用于多个被试的组水平方法获得连接分析结果[161,162]。此外还采用了盲源解卷积[163]方法由时间序列得到神经活动信号,再采用该神经活动信号重复了组间格兰杰因果连接差异分析;在这种情况下,时-频格兰杰因果连接同样一致地指出病人相比正常对照组呈现出从 rDLPFC 到 dACC 的增强的有效连接(曼-惠特尼 U 检验,$P < 0.05$,FDR 校正)。由此加强了本研究团队的推断:从 rDLPFC 到 dACC 的异常有效连接(这一结果是基于未解卷积和经过解卷积的时间序列的时、频格兰杰因果连接分析的一致结果)有可能是与特发性全面性癫痫患者认知异常相关的主导因素。至此,本研究分别从功能连接和有效连接的角度探究了特发性全面性癫痫的网络间异常连接表征[155,164],形成了一部分较为完整的研究内容。

6.3.3 阿尔茨海默病的脑网络研究

基于图论的概念被越来越多地应用于阿尔茨海默病(AD)患者的脑网络研究中。过去 10 余年来,大量的研究从结构网络、功能网络和解剖网络等方面对 AD 患者的脑网络开展研究,得到大量的新发现,支持阿尔茨海默病是一种失连接的症状。例如,在 AD 患者的脑结构网络方面,He 等人利用这种基于形态的结构网络模型研究了其皮层厚度连接网络,发现患者的网络具有异常的小世界属性,这表明患者在脑区的形态学上具有减弱的结构整合[165],为理解该疾病的结构"失连接"机制提供了重要的实验证据。Supekar 等人[166]用静息态功能磁共振成像研究发现,AD 患者脑功能网络的小世界属性无论是在全局水平(全脑)还是在局部水平(双侧海马)上都有显著的降低,并且能够以较高的敏感度将阿尔茨海默病患者和正常对照区别开来。Stam 等人[167]利用脑电图研究了 AD 患者的脑功能网络,发现其小世界属性的最短路径长度显著增加并且其增加程度与认知功能的减弱程度相关联。研究者进一步提示,在脑电不同频率段,AD患者小世界属性的异常模式也不同,比如在 α 和 β 频率段,患者聚类系数减小,在 α 和 γ 频率段最短路径长度减小[168]。Stam 等人研究中则利用脑磁图证实了 AD 患者静息功能网络的小世界属性减弱[169]。Liu 等提出了长距离功能连接损害是脑网络效率减低的主要原因,也是 AD 患者认知功能下降的关键神经机制,这为阿尔茨海默病是一种失连接的假说提供了直接的证据。这些基于不同模态信息的研究均发现 AD 患者脑网络异常,这些研究结果提示阿尔茨海默病是一种"功能失连接综合征"[23],这提示了脑网络属性有可能作为一种新的生物学标志用于阿尔茨海默病的临床诊断。

但是目前的研究由于研究范式不一致,导致基于结果的再分析都不可能实现,那么如何基于多中心的数据准确刻画 AD 患者的异常网络及与认知能力之间的关系有待进一步研究。

6.4 脑网络组图谱在脑疾病早期诊断、预后和疗效评价中的作用

本节主要介绍默认网络连接图谱在抗抑郁症药物疗效中的作用。大量证据显示默认网络(DMN)在抑郁症的病理学中扮演着非常重要的角色。该网络由楔前叶(precuneus)/后扣带皮层(posterior cingulate cortex,PCC)、内侧前额叶皮层(medial prefrontal cortex,mPFC)、外侧顶叶皮层(lateral parietal cortex)等构成,与人的自省相关[170]。研究发现与健康被试相比,抑郁病(MDD)患者的 DMN 的活动和功能连接都存在显著异常。Greicius 等人发现 MDD 患者扣带皮层和丘脑的功能连接增强,且功能连接强度与疾病病程正相关[88]。Sheline 等人的研究则发现认知控制网络、DMN、情感网络三者通过双侧背外侧额中回皮层连接在一起。在抑郁症患者中,双侧背外侧额中回皮层与上述 3 个网络之间的功能连接显著增强[94]。

神经影像学手段也被用于研究抗抑郁药物治疗对 MDD 患者脑结构和功能的影响,研究表明抗抑郁药物能够显著改善 MDD 患者的脑功能和结构异常[171-173]。尽管抗抑郁药物能够成功地治愈 MDD,其复发率却很高,首次发病的病人康复后复发的概率高达 50%,第 2 次发病后康复的病人则有 70% 的可能性复发,对于第 3 次以上发病的病人,复发率则上升到 80%[174,175]。这些发现表明:在治愈的患者中可能仍然存在某种隐性的神经因素,这种因素在目前的量

表中无法反映出来,但是却会引起 MDD 的复发。

虽然以往研究发现 MDD 患者 DMN 的活动和功能连接异常,但是目前为止抗抑郁药物治疗对于 DMN 的影响还不清楚,在将患者成功治愈的同时,抗抑郁药物是否也能使得 DMN 的功能连接恢复正常还是个未知之谜。本节将使用基于 ICA 的功能连接分析方法研究抗抑郁药物治疗对于 MDD 患者 DMN 内部功能图谱的影响。

1. 被试和数据采集

实验被试为 33 名中国医科大学附属第一医院的门诊和住院 MDD 患者和 34 名健康被试。所有患者均符合美国精神障碍诊断统计手册第四版(DSM - Ⅳ)MDD 的诊断标准,都完成了 17 项汉密尔顿抑郁量表(17 - item Hamilton rating scale for depression,HAMD - 17)和汉密尔顿焦虑量表(Hamilton anxiety scale,HAMA)。实验前每个被试都签订了知情同意书,同时该实验严格按照中国医科大学附属第一医院伦理委员会的要求进行。

在进行药物治疗前,先采集了 MDD 患者和健康被试的静息状态 fMRI 数据。第 1 次 fMRI 扫描之后,使用帕罗西汀(20~60 mg/d)、文拉法辛(75~225 mg/d)、度洛西汀(60~90 mg/d)或喜普妙(20~40 mg/d)对患者进行为期 12 周的抗抑郁药物治疗,并对其中 18 名完全康复的 MDD 患者进行了第 2 次 fMRI 扫描。9 名治疗前 MDD 患者、2 名治疗后 MDD 患者和 5 名健康被试由于扫描中头动过大,其 fMRI 数据未进入功能连接分析。表 6 - 7 和图 6 - 35 给出了剩余的 24 名治疗前 MDD 患者、16 名治疗后 MDD 被试和 29 名健康被试的人口学资料,HAMD - 17 和 HAMA 量表得分。

表 6 - 7　3 组被试的人口学资料

特　　　征	治疗前 MDD 患者 (均值±标准差)	治疗后 MDD 患者 (均值±标准差)	健康被试 (均值±标准差)
性别/(男/女)	8/16	3/13	9/20
年龄/年	31.83±11.11	32.6±11.84	33.62±10.29
受教育程度/年	11.71±3.13	11.67±3.39	11.00±3.12
之前发病次数	1.83±1.71	2.4±1.68	
当前发病持续时间/月	5.33±6.29		
17 项汉密尔顿抑郁量表 (HAMD - 17)	26.42±5.22	5.13±1.26	4.24±1.02
汉密尔顿焦虑量表(HAMA)	20.29±5.25	3.94±1.53	3.55±.91

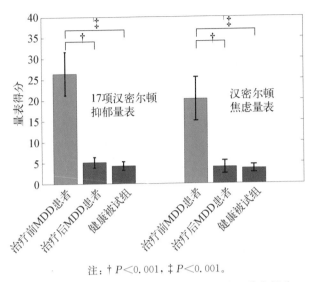

注:† $P<0.001$,‡ $P<0.001$。

图 6-35 3 组被试的 HAMD-17 和 HAMA 量表得分

数据采集使用中国医科大学附属第一医院 GE 公司 1.5T SIGNA 磁共振成像系统完成。所有被试均完成了一个序列的静息状态 fMRI 扫描。扫描时被试仰卧,使用海绵和垫圈固定其头部以减少头动。实验过程中,被试不执行任何任务,保持清醒,尽量避免思考任何问题。成像参数为:重复时间 $TR=2\,000$ ms,回波时间 $TE=50$ ms,层厚=5 mm,层间距=1.5 mm,视场=240 mm×240 mm,翻转角=90°,矩阵=64×64,层数=20。静息状态 fMRI 数据扫描持续时间为 490 s,每个被试采集到 245 幅图像。

2. 数据处理

使用 SPM[①](SPM5,Wellcome Department of Cognitive Neurology,Institute of Neurology,London,UK)软件包对数据进行预处理。首先移除每个序列的前 5 幅图像以消除机器匀场的影响。由于静息状态功能像采集时间较长,在采集过程中,被试头部难免会有一些移动。头动会对数据分析产生较大的影响,因而接下来使用空间校正(realignment)来对正不同时间点采集到的图像,以消除头动的影响。头动大于 2.5 mm 的被试其 fMRI 数据不再进入下一步的分析。不同的被试其脑的大小和形状都有所不同,为了能够进行被试间的对比,接下来使用空间标准化(normalization)将每个被试的大脑标准化到 MNI 空间。最后去除图像序列的线性漂移,并使用频率为 0.01~0.08 Hz 的带通滤波

---

① http://www.fil.ion.ucl.ac.uk/spm

器对图像进行滤波。

　　使用 GIFT 软件包①对经过上述预处理的 fMRI 图像进行独立成分分解。GIFT 软件将每个被试的 fMRI 图像分解为 20 个空间独立成分。接下来,根据以往对 DMN 的研究[176],使用 WFU 工具包(WFU_PickAtlas Tool, Version 2.4)定义了一个 DMN 模板。该模板包括双侧楔前叶、后扣带皮层、角回以及内侧前额叶皮层。之后使用多元回归方法选择与 DMN 模板最匹配的独立成分作为 DMN 对应的独立成分。最后使用单样本 t 检验得到每组被试 DMN 的功能连接,同时,使用双样本 t 检验方法对比治疗前 MDD 被试组、治疗后 MDD 被试组、健康被试组的 DMN 功能连接差异。

　　3. 结果

　　与以往研究不同的是,本节研究发现 DMN 分解成为两个空间上独立的子网络。一个是前部子网络,该网络与 DMN 模板的相关系数为 0.20;另一个是后部子网络,该子网络与 DMN 模板的相关系数为 0.19。两个 DMN 子网络的空间分布及其时间序列如图 6-36 所示。图中黄色表示前部子网络(前子网),该子网络在 mPFC 部分功能连接达到最大值。蓝色表示后部子网络(后子网),该子网络在楔前叶部分功能连接达到最大值。前部子网络和后部子网络不但在空间上相互独立,而且两者对应的时间序列也不同步。

　　图 6-37 分别给出了治疗前 MDD 患者、治疗后 MDD 患者以及健康被试前部子网络的功能连接情况(单样本 t 检验,$P < 0.05$,FWE 校正)。可见,MDD 患者该子网络的功能连接显著高于健康被试,且治疗前后该子网络的功能连接并无变化。图 6-38 分别给出了治疗前 MDD 患者、治疗后 MDD 患者和正常对照组后部子网络的功能连接情况(单样本 t 检验,$P < 0.05$,FWE 校正)。与前部子网络类似,治疗前 MDD 患者后部子网络的功能连接也高于正常被试。但是,经过 12 周的抗抑郁治疗后,该网络的功能连接明显下降。

　　图 6-39 给出了治疗前、后 MDD 患者两个 DMN 子网络的功能连接与正常对照组的差异。图(a)显示了治疗前 MDD 患者和健康被试组后部子网络的功能连接差异(双样本 t 检验,$P < 0.05$,FWE 校正)。可以看到,治疗前 MDD 患者楔前叶的功能连接显著升高。图(b)显示了治疗后 MDD 患者和健康被试组后部子网络的功能连接差异(双样本 t 检验,$P < 0.05$,FWE 校正)。经过 12 周的抗抑郁药物治疗后,MDD 患者后部子网络的功能连接基本恢复正常。图(c)显示了治疗前 MDD 患者前部子网络功能连接与健康被试的差异(双样本 t

_____
　　①　http://icatb.sourceforge.net/

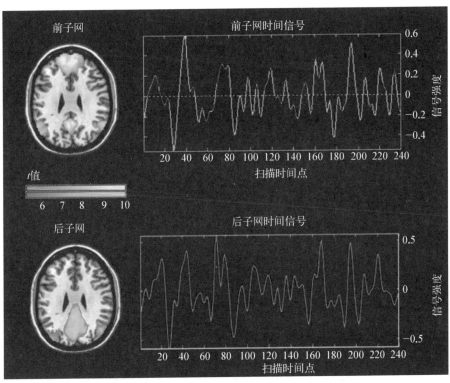

图 6‑36　两个 DMN 子网络的空间分布及时间序列

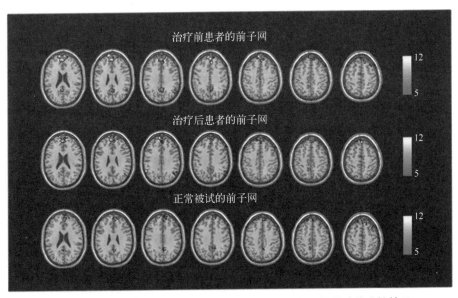

图 6‑37　治疗前、后 MDD 患者及健康被试前部子网络的功能连接情况
（单样本 t 检验，$P<0.05$，FWE 校正）

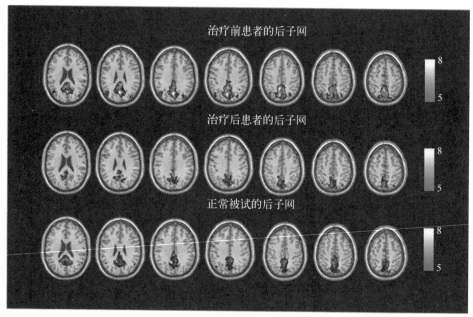

图 6-38　治疗前、后 MDD 患者和正常对照组后部子网络的功能连接情况
（单样本 t 检验，$P<0.05$，FWE 校正）

检验，$P<0.05$，FWE 校正）。可见，与健康被试组相比，治疗前 MDD 患者在 mPFC 处的功能连接显著增强。图（d）比较了治疗后 MDD 患者与健康被试组前部子网络的功能连接差异，结果显示该子网络的功能连接异常在治愈的患者中仍然存在（双样本 t 检验，$P<0.05$，FWE 校正）。该发现与本研究的预期非常一致。

4. 讨论

本研究发现 DMN 分解为两个空间独立的子网络：前部子网络和后部子网络。在以往的研究中，通常将 DMN 的各个脑区看成一个整体。该发现表明 DMN 并非一个同质的网络，为 DMN 的异质性假说提供了有力的支持。传统观念认为 DMN 是一个同质的网络，但是越来越多的证据表明 DMN 具有异质性。Uddin 等人研究发现，mPFC 的活动能够预测顶叶注意网络的活动，而 PCC 的活动则能预测前额叶运动控制回路的活动[67]。Sestieri 等人注意到在执行记忆检索任务时，角回和 PCC 的活动升高而 mPFC 的活动降低[177]。Andreescu 等人发现老年 MDD 患者与健康被试相比，DMN 后部脑区功能连接增强而前部脑区功能连接减弱[178]。本研究发现 DMN 分解成为两个子网络，这两个子网络不但在空间上相互独立，而且其活动在时间上也不同步。另外，抗抑郁药物治疗结

后子网

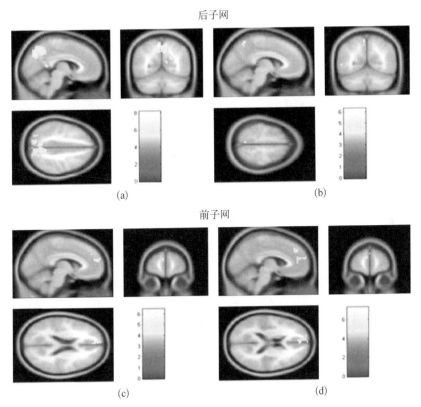

(a)　　　　　　　　　　　　　　　　(b)

前子网

(c)　　　　　　　　　　　　　　　　(d)

**图 6‐39　治疗前、后 MDD 患者与健康被试组两个 DMN 子网络的
功能连接与正常对照组的差异**

果显示,后部子网络的功能连接异常经过 12 周的治疗完全恢复,而前部子网络
的功能连接异常则持续存在。两个子网络在药物作用下截然不同的表现进一步
揭示了 DMN 内部的异质性。本实验结果提示我们,DMN 并非一个同质的网
络,它是由空间上相互独立、时间上不同步的子网络构成的。后续研究工作在进
行实验设计和结果解释时需要对此进行考虑。

　　本研究发现,与健康被试组相比,治疗前 MDD 患者 DMN 功能连接显著增
强。该发现与以往关于 MDD 的众多研究结果一致[88,179],这进一步验证了
DMN 在 MDD 的病理生理学中扮演着非常重要的角色。经过为期 12 周的抗抑
郁药物治疗之后,MDD 患者的临床症状有了明显的改善,HAMD‐17 和
HAMA 量表得分都下降至正常水平。同时,DMN 后部子网络的功能连接也完
全恢复正常。但是,正如之前所预料的,在治愈的被试中,仍然存在一些脑功能
的异常,mPFC 的功能连接显著高于正常被试,且该脑区的功能连接与抑郁症状
的缓解无显著相关性。该结果表明,在 MDD 被试中,症状的缓解与脑功能的恢

复并不同步。

最近的一些研究报道了类似的结果：Lemogne 等人发现，抗抑郁药物治疗对于 MDD 患者背侧 mPFC 的活动没有影响[180]。一项关于老年 MDD 患者的研究则发现，经过抗抑郁药物治疗后，抑郁症状有所缓解的被试的脑功能连接异常也有所改善，但是 ACC 和前额叶的功能连接异常仍然存在[181]。

治疗后 MDD 患者 mPFC 功能连接的异常可能与 MDD 的复发有密切的关系。Meyer 等人发现治愈后复发的 MDD 患者其前额叶区域的 MAO - A 水平显著高于治愈后不复发的 MDD 患者[182]。Farb 等人的研究发现 mPFC 的活动是抑郁症复发的标志。Farb 等人认为要想完全治愈抑郁症，需要使抑郁症患者 mPFC 的活动恢复到正常被试的水平[183]。

6.5 挑战和展望

研究复杂网络是探索人脑复杂系统的一种角度和方法，它关注系统中个体相互关联作用的拓扑结构，是理解人脑的复杂系统性质和功能的基础。脑图谱是研究复杂脑网络的基石。以下几个方面可能将成为未来的脑功能网络的主要研究热点。

1. 多模态融合技术研究个体化脑图谱

过往的研究绝大部分基于群组的图谱，因此精确刻画个体化脑连接特点，必将有利于更好地探索多模态脑影像与脑认知、脑疾病表征的关联关系，从而实现个体化脑认知水平检测、评估及预测，实现个体化脑疾病状态评估。结合不同模态、不同时-空分辨率、不同扫描设备的脑影像，从脑结构和功能上寻找反映人的认知能力的特征表征，包括运动控制、语言、长/短记忆、智商等高级认知能力，以及发育过程、老化过程等结构和功能的发展模式，构建个体化精细脑图谱；寻找定量刻画神经精神疾病状态的脑影像特征和模型，个体化对脑认知水平检测评估，个体化预测疾病的发展趋势。

2. 动态脑网络研究

在不同时间段内，脑连接和脑网络是时刻变化的。目前已经有部分研究重点关注不同的算法、从复杂的网络中提取不同的子网络或者动态变化模式，但是受制于影像数据的分辨率等限制，目前的脑网络研究还刚刚开始，未来必将是一个重要的研究热点。

3. 融合脑结构网络和脑功能网络进行研究

虽然基于磁共振的脑网络研究取得了一定的进展，但是以往多数功能连接度量都是线性的,目前的算法只能反映脑功能连接一个侧面的信息,如何有效地准确度量脑功能区之间复杂的依赖关系是目前脑功能网络研究面临的主要问题。扩散张量成像连接的精度在很大程度上受限于目前的重建算法,传统的扩散张量成像和重建模型往往得不到纤维分布的正确结果[184]。如何确定反映脑连接本质的连接度量是脑网络研究中的一个主要问题。可以相信,随着 fMRI信号时间和空间分辨率的提高及 DTI 纤维跟踪算法性能的改进,将解剖连接与功能连接相结合的研究必将实现。未来应该重点研究基于不同模态、不同群体构造出来的脑网络,反映出脑区连接的不同特性,并考虑如何把多模态定义连接融合,探索脑功能网络的结构基础、脑功能网络和结构网络的相互关系。

4. 脑网络研究的可重复性问题是基础到临床的一大瓶颈

目前的宏观脑网络研究由于研究范式不一致,由研究方法和被试的个体差异等导致基于结果的再分析不可能实现,那么如何基于多中心的数据准确刻画精神疾病的异常网络及与认知能力之间的关系有待进一步研究。以阿尔茨海默病的研究为例,据 Pubmed 统计,截至 2019 年 12 月,基于 ADNI 发表超过 1 100 篇研究论文。但是至今没有任何影像学指标能用于精神疾病的诊断和疗效评价的生物标志[185]。这其中,单个中心样本量小、样本异质性大是主要原因之一。另外,由于疾病的复杂性和类型的多样性,导致样本的异质性,这是结果可重复性较差的原因之一。

这一问题在近来的研究中引起越来越多的关注,单纯的统计差异显著不能作为实际应用的有效出口[186]。许多科学家和研究机构近来也在 *Nature*,*Science*,*Nature Review in Neuroscience* 等国际知名期刊上撰文呼吁多中心共同合作,对已有的研究进行验证和多中心数据共享[185,186]。

另一可能的原因是目前的研究缺少归一化、特异性的特征,小样本的特征导致系统鲁棒性差、泛化能力不足。基于磁共振影像研究中多个中心归一化、可类比、可重复的且对于精神疾病有特异化的脑网络准确刻画是目前所亟须解决的问题之一。

目前深度学习方法能够在众多领域实现突破式的发展,除了算法的改进、创新以及强大的计算资源以外,一个重要的原因是拥有海量的标准规范的训练样本。医学大数据的出现和深度学习算法的提出与应用也推动了很多特定领域机器智能水平的快速发展。但这些高水平的研究都建立在大样本数据的基础上。制约模式识别进一步在医学图像临床落地应用的一个要求就是样本的规范标注。人工智能和机器学习能够帮助医生更加高效、准确地"察看片子",但目前仍存在样本量有限、特征高维异构、机器学习得到的模型泛化能力比较弱等问题。

对于模式识别方法应用于实际系统来讲,数据不规范、不完整,甚至标准不统一是致命的问题。因此,如何研发具有基于小样本且具有自适应迁移学习能力的机器学习方法,是临床转化的关键途径。

参考文献

[1] Friston K. Beyond phrenology：What can neuroimaging tell us about distributed circuitry? [J]. Annu Rev Neurosci，2002，25：221-250.

[2] Sporns O，Tononi G，Kotte R. The human connectome：A structural description of the human brain[J]. PLoS Computational Biology，2005，1(4)：e42.

[3] Sporns O，Chialvo D R，Kaiser M，et al. Organization，development and function of complex brain networks[J]. Trends in Cognitive Sciences，2004；8(9)：418-425.

[4] van den Heuvel M P，Bullmore E T，Sporns O. Comparative Connectomics[J]. Trends in Cognitive Sciences，2016，20(5)：345-361.

[5] Alexander-Bloch A，Giedd J N，Bullmore E. Imaging structural co-variance between human brain regions[J]. Nature Reviews Neuroscience，2013，14(5)：322-336.

[6] Bullmore E，Sporns O. The economy of brain network organization[J]. Nature Reviews Neuroscience，2012(5)，13：336-349.

[7] Bullmore E T，Bassett D S. Brain graphs：Graphical models of the human brain connectome[J]. Annual Review of Clinical Psychology，2011，7：113-140.

[8] Bullmore E，Sporns O. Complex brain networks：Graph theoretical analysis of structural and functional systems[J]. Nature Reviews Neuroscience，2009，10(3)：186-198.

[9] Kleinschmidt A，Vuilleumier P. Disconnecting cognition[J]. Current Opinion in Neurology，2013，26(4)：333-338.

[10] Cole M W，Anticevic A，Repovs G，et al. Variable global dysconnectivity and individual differences in schizophrenia[J]. Biological Psychiatry，2011，70(1)：43-50.

[11] Honey G D，Pomarol-Clotet E，Corlett P R，et al. Functional dysconnectivity in schizophrenia associated with attentional modulation of motor function[J]. Brain，2005，128(11)：2597-2611.

[12] van den Heuvel M P，Sporns O. A cross-disorder connectome landscape of brain dysconnectivity[J]. Nature Reviews Neuroscience，2019，20(7)：435-446.

[13] Betzel R F，Bassett D S. Specificity and robustness of long-distance connections in weighted，interareal connectomes[J]. Proceedings of the National Academy of Sciences of the United States of America，2018，115(21)：E4880-E4889.

[14] Fornito A, Bullmore E T. Reconciling abnormalities of brain network structure and function in schizophrenia[J]. Current Opinion in Neurobiology, 2014, 30: 44 - 50.

[15] van den Heuvel M P, Sporns O, Collin G, et al. Abnormal rich club organization and functional brain dynamics in schizophrenia[J]. JAMA Psychiatry, 2013, 70(8): 783 - 792.

[16] Vértes P E, Alexander-Bloch A F, Gogtay N, et al. Simple models of human brain functional networks[J]. Proceedings of the National Academy of Sciences of the United States of America, 2012, 109(15): 5868 - 5873.

[17] Alexander-Bloch A F, Vertes P E, Stidd R, et al. The anatomical distance of functional connections predicts brain network topology in health and schizophrenia [J]. Cerebral Cortex, 2013, 23(1): 127 - 138.

[18] Rish I, Cecchi G, Thyreau B, et al. Schizophrenia as a network disease: Disruption of emergent brain function in patients with auditory hallucinations[J]. PLoS One, 2013, 8(1): e50625.

[19] Bozzali M, Parker G J, Serra L, et al. Anatomical connectivity mapping: A new tool to assess brain disconnection in Alzheimer's disease[J]. NeuroImage, 2011, 54(3): 2045 - 2051.

[20] Brier M R, Thomas J B, Ances B M. Network dysfunction in Alzheimer's disease: refining the disconnection hypothesis[J]. Brain Connect, 2014, 4(5): 299 - 311.

[21] Cabral J, Hugues E, Kringelbach M L, et al. Modeling the outcome of structural disconnection on resting-state functional connectivity[J]. NeuroImage, 2012, 62(3): 1342 - 1353.

[22] Lacalle-Aurioles M, Navas-Sánchez F J, Alemán- Gómez Y, et al. The disconnection hypothesis in Alzheimer's disease studied through multimodal magnetic resonance imaging: structural, perfusion, and diffusion tensor imaging [J]. Journal of Alzheimers Disease, 2016, 50(4): 1051 - 1064.

[23] Delbeuck X, Collette F, Van der Linden M. Is Alzheimer's disease a disconnection syndrome? evidence from a crossmodal audio-visual illusory experiment [J]. Neuropsychologia, 2007, 45(14): 3315 - 3323.

[24] Chang C, Glover GH. Time-frequency dynamics of resting-state brain connectivity measured with fMRI[J]. NeuroImage, 2010, 50(1): 81 - 98.

[25] Jones D T, Prashanthi V, Murphy M C, et al. Non-Stationarity in the "Resting Brain's" Modular Architecture[J]. Plos One, 2012, 7(6): e39731.

[26] Barttfeld P, Uhrig L, Sitt J D, et al. Signature of consciousness in the dynamics of resting-state brain activity[J]. Proceedings of the National Academy of Sciences of the United States of America, 2015, 112(3): 887 - 892.

[27]   Liang Z, Liu X, Zhang N. Dynamic resting state functional connectivity in awake and anesthetized rodents[J]. NeuroImage, 2015, 104: 89 – 99.

[28]   Hutchison R M, Womelsdorf T, Allen E A, et al. Dynamic functional connectivity: promise, issues, and interpretations[J]. NeuroImage, 2013, 80: 360 – 378.

[29]   Allen E A, Damaraju E, Plis S M, et al. Tracking whole-brain connectivity dynamics in the resting state[J]. Cerebral Cortex, 2014, 24(3): 663.

[30]   Hutchison R M, Morton J B. Tracking the brain's functional coupling dynamics over development[J]. Journal of Neuroscience the Official Journal of the Society for Neuroscience, 2015, 35(17): 6849 – 6859.

[31]   Sakoğlu Ü, Pearlson G D, Kiehl K A, et al. A method for evaluating dynamic functional network connectivity and task-modulation: application to schizophrenia [J]. Magnetic Resonance Materials in Physics Biology & Medicine, 2010, 23(5 – 6): 351 – 366.

[32]   Qin J, Chen S G, Hu D, et al. Predicting individual brain maturity using dynamic functional connectivity[J]. Frontiers in Human Neuroscience, 2015, 9: 418.

[33]   Deco G, Jirsa V K, Mcintosh A R. Emerging concepts for the dynamical organization of resting-state activity in the brain [J]. Nature Reviews Neuroscience, 2011, 12(1): 43.

[34]   Damaraju E, Allen E A, Belger A, et al. Dynamic functional connectivity analysis reveals transient states of dysconnectivity in schizophrenia[J]. NeuroImage: Clinical, 2014, 5: 298 – 308.

[35]   Rashid B, Arbabshirani M R, Damaraju E, et al. Classification of schizophrenia and bipolar patients using static and dynamic resting-state fMRI brain connectivity[J]. NeuroImage, 2016, 134: 645 – 657.

[36]   Du Y, Pearlson G D, Yu Q, et al. Interaction among subsystems within default mode network diminished in schizophrenia patients: A dynamic connectivity approach [J]. Schizophrenia Research, 2016, 170(1): 55 – 65.

[37]   Su J, Shen H, Zeng L L, et al. Heredity characteristics of schizophrenia shown by dynamic functional connectivity analysis of resting-state functional MRI scans of unaffected siblings[J]. Neuroreport, 2016, 27(11): 843 – 848.

[38]   Yu R, Chien Y L, Wang H L, et al. Frequency-specific alternations in the amplitude of low-frequency fluctuations in schizophrenia [J]. Human Brain Mapping, 2014, 35(2): 627 – 637.

[39]   Miller R L, Yaesoubi M, Turner J A, et al. Higher dimensional meta-state analysis reveals reduced resting fMRI connectivity dynamism in schizophrenia patients[J]. Plos One, 2016, 11: e0149849.

[40] Price T, Wee C Y, Gao W, Shen D. Multiple-Network classification of childhood autism using functional connectivity dynamics[J]. International Conference on Medical Image Computing and Computer-Assisted Intervention, 2014, 17(3): 177 - 184.

[41] Laufs H, Rodionov R, Thornton R, et al. Altered fMRI connectivity dynamics in temporal lobe epilepsy might explain seizure semiology[J]. Frontiers in Neurology, 2014, 5: 175.

[42] Morgan V L, Abou-Khalil B, Rogers B P. Evolution of functional connectivity of brain networks and their dynamic interaction in temporal lobe epilepsy[J]. Brain Connect, 2015;5(1): 35 - 44.

[43] Liu F, Wang Y, Li M, et al. Dynamic functional network connectivity in idiopathic generalized epilepsy with generalized tonic-clonic seizure[J]. Human Brain Mapping, 2017, 38(2): 957 - 973.

[44] Li X, Zhu D, Jiang X, et al. Dynamic functional connectomics signatures for characterization and differentiation of PTSD patients[J]. Human Brain Mapping, 2014, 35(4): 1761 - 1778.

[45] Tagliazucchi E, Balenzuela P, Fraiman D, et al. Spontaneous BOLD event triggered averages for estimating functional connectivity at resting state[J]. Neuroscience Letters, 2011, 488(2): 158 - 163.

[46] Leonardi N, Richiardi J, Gschwind M, et al. Principal components of functional connectivity: a new approach to study dynamic brain connectivity during rest[J]. NeuroImage, 2013, 83: 937 - 950.

[47] Kaiser R H, Whitfield-Gabrieli S, Dillon D G, et al. Dynamic resting-state functional connectivity in major depression[J]. Neuropsychopharmacology, 2016, 41: 1822 - 1830.

[48] Stephan K E, Friston K J, Frith C D. Dysconnection in schizophrenia: from abnormal synaptic plasticity to failures of self-monitoring[J]. Schizophrenia Bulletin, 2009; 35(3): 509 - 527.

[49] Liu M, Zeng L L, Shen H, et al. Potential risk for healthy siblings to develop schizophrenia: evidence from pattern classification with whole-brain connectivity [J]. Neuroreport, 2012, 23(5): 265 - 269.

[50] Liang M, Zhou Y, Jiang T, et al. Widespread functional disconnectivity in schizophrenia with resting-state functional magnetic resonance imaging [J]. Neuroreport, 2006, 17(2): 209 - 213.

[51] Gottesman I I, Shields J. Genetic theorizing and schizophrenia[J]. British Journal of Psychiatry the Journal of Mental Science, 1973, 122(566): 15 - 30.

[52] Baillieux H, De Smet H J, Paquier P F, et al. Cerebellar neurocognition: Insights into

the bottom of the brain[J]. Clinical Neurology & Neurosurgery, 2008, 110(8): 763 - 773.

[53] Leiner H C, Leiner A L, Dow R S. Does the cerebellum contribute to mental skills? [J]Behavioral Neuroscience, 1986, 100(4): 443 - 454.

[54] Schmahmann J D. From movement to thought: Anatomic substrates of the cerebellar contribution to cognitive processing [J]. Human Brain Mapping, 1996, 4 (3): 174 - 198.

[55] Fan Y, Gur R E, Gur R C, et al. Unaffected family members and schizophrenia patients share brain structure patterns: A high-dimensional pattern classification study [J]. Biological Psychiatry, 2008, 63(1): 118 - 124.

[56] Shen H, Wang L, Liu Y, et al. Discriminative analysis of resting-state functional connectivity patterns of schizophrenia using low dimensional embedding of fMRI [J]. NeuroImage, 2010, 49(4): 3110 - 3121.

[57] Shinkareva S V, Ombao H C, Sutton B P, et al. Classification of functional brain images with a spatio-temporal dissimilarity map[J]. NeuroImage, 2006, 33 (1): 63 - 71.

[58] Yoon U, Lee J M, Im K, et al. Pattern classification using principal components of cortical thickness and its discriminative pattern in schizophrenia[J]. NeuroImage, 2007, 34(4): 1405 - 1415.

[59] Buckner R L, Andrews-Hanna J R, Schacter D L. The brain's default network: anatomy, function, and relevance to disease[J]. Annals of the New York Academy of Sciences, 2008, 1124(1): 1 - 38.

[60] Dosenbach N U, Fair D A, Miezin F M, et al. Distinct brain networks for adaptive and stable task control in humans[J]. Proceedings of the National Academy of Sciences of the United States of America, 2007, 104(26): 11073 - 11078.

[61] Fox M D, Snyder A Z, Vincent J L. The human brain is intrinsically organized into dynamic, anticorrelated functional networks[J]. Proceedings of the National Academy of Sciences of the United States of America, 2005, 102(27): 9673 - 9678.

[62] Vincent J L, Kahn I, Snyder A Z, et al. Evidence for a frontoparietal control system revealed by intrinsic functional connectivity[J]. Journal of Neurophysiology, 2008, 100(6): 3328 - 3342.

[63] Fox M D, Zhang D, Snyder A Z, et al. The global signal and observed anticorrelated resting state brain networks [J]. Journal of Neurophysiology, 2009, 101(6): 3270 - 3283.

[64] Whitfield-Gabrieli S, Thermenos, H W, Milanovic S, et al. Hyperactivity and hyperconnectivity of the default network in schizophrenia and in first-degree relatives of

persons with schizophrenia[J]. Proceedings of the National Academy of Sciences of the United States of America, 2009, 106(4), 1279 - 1284.

[65] Chang X, Shen H, Wang L, et al. Altered default mode and fronto-parietal network subsystems in patients with schizophrenia and their unaffected siblings[J]. Brain Research, 2014, 1562: 87 - 99.

[66] Laird A R, Fox P M, Eickhoff S B, et al. Behavioral interpretations of intrinsic connectivity networks [J]. Journal of Cognitive Neuroscience, 2011, 23 (12): 4022 - 4037.

[67] Uddin L Q, Kelly A M, Biswal B B, et al. Functional connectivity of default mode network components: correlation, anticorrelation, and causality[J]. Human Brain Mapping, 2009, 30(2): 625 - 637.

[68] Kim D, Manoach D S, Mathalon D et al. Dysregulation of working memory and default-mode networks in schizophrenia during a Sternberg item recognition paradigm [J]. Human Brain Mapping, 2009, 30(11): 3795 - 3811.

[69] Doucet G, Naveau M, Petit L, et al. Patterns of hemodynamic low-frequency oscillations in the brain are modulated by the nature of free thought during rest [J]. NeuroImage, 2012, 59(4): 3194 - 3200.

[70] Hutchison R M, Womelsdorf T, Gati J S, et al. Resting-state networks show dynamic functional connectivity in awake humans and anesthetized macaques[J]. Human Brain Mapping, 2013, 34(9): 2154 - 2177.

[71] Ben-Hur A, Elisseeff A, Guyon I. A stability based method for discovering structure in clustered data[J]. Biocomputing, 2002: 6 - 17.

[72] Hirao K, Miyata J, Fujiwara H, et al. Theory of mind and frontal lobe pathology in schizophrenia: a voxel-based morphometry study[J]. Schizophrenia Research, 2008, 105(1 - 3): 165 - 174.

[73] Ramnani N, Owen A M. Anterior prefrontal cortex: insights into function from anatomy and neuroimaging [J]. Nature Reviews Neuroscience, 2004, 5 (3): 184 - 194.

[74] Honea R A, Meyer-Lindenberg A, Hobbs K B, et al. Is gray matter volume an intermediate phenotype for schizophrenia? A voxel-based morphometry study of patients with schizophrenia and their healthy siblings[J]. Biological Psychiatry, 2008, 63(5): 465 - 474.

[75] Sepede G, Ferretti A, Perrucci M G, et al. Altered brain response without behavioral attention deficits in healthy siblings of schizophrenic patients: An event-related fMRI study[J]. NeuroImage, 2010, 49(1): 1080 - 1090.

[76] Nierenberg J, Salisbury D F, Levitt J J, et al. Reduced left angular gyrus volume in

first-episode schizophrenia [J]. American Journal of Psychiatry, 2005, 162 (8):
1539 – 1541.

[77] Bjorkquist O A, Herbener E S. Social perception in schizophrenia: Evidence of
temporo-occipital and prefrontal dysfunction[J]. Psychiatry Research, 2013, 212(3):
175 – 182.

[78] Onitsuka T, Mccarley R W, Kuroki N, et al. Occipital lobe gray matter volume in
male patients with chronic schizophrenia: A quantitative MRI study[J]. Schizophrenia
Research, 2007, 92(1 – 3): 197 – 206.

[79] Onitsuka T, Shenton M E, Kasai K, et al. Fusiform gyrus volume reduction and facial
recognition in chronic schizophrenia[J]. Archives of General Psychiatry, 2003, 60(4):
349 – 355.

[80] Faget-Agius C, Boyer L, Padovani R, et al. Schizophrenia with preserved insight is
associated with increased perfusion of the precuneus [J]. Journal of Psychiatry &
Neuroscience, 2012, 37(5): 297 – 304.

[81] Onitsuka T, Shenton M E, Salisbury D F, et al. Middle and inferior temporal gyrus
gray matter volume abnormalities in chronic schizophrenia: An MRI study [J].
American Journal of Psychiatry, 2004, 161(9): 1603 – 1611.

[82] American Psychiatric Association. The diagnostic and statistical manual of mental
disorders[M]. 5th ed. American Psychiatric Association, 2013.

[83] Mayberg H S. Modulating dysfunctional limbic-cortical circuits in depression: towards
development of brain-based algorithms for diagnosis and optimised treatment [J].
British Medical Bulletin, 2003, 65: 193 – 207.

[84] Drevets W C, Price J L, Furey M L. Brain structural and functional abnormalities in
mood disorders: implications for neurocircuitry models of depression [J]. Brain
Structure & Function, 2008;213(1 – 2): 93 – 118.

[85] Drevets W C. Functional neuroimaging studies of depression: The anatomy of
melancholia. [J]. Annual Review of Medicine, 1998, 49(1): 341 – 361.

[86] Buckner R L. Human functional connectivity: New tools, unresolved questions
[J]. Proceedings of the National Academy of Sciences of the United States of America,
2010, 107(24): 10769 – 10770.

[87] Greicius M. Resting-state functional connectivity in neuropsychiatric disorders[J].
Current Opinion in Neurology, 2008, 21(4): 424 – 430.

[88] Greicius M D, Flores B H, Menon V, et al. Resting-state functional connectivity in
major depression: abnormally increased contributions from subgenual cingulate cortex
and thalamus[J]. Biological Psychiatry, 2007, 62(5): 429 – 437.

[89] Mesulam M M. From sensation to cognition[J]. Brain, 1998, 121 (6): 1013 – 1052.

[90] van den Heuvel M P, Hulshoff Pol H E. Exploring the brain network: A review on resting-state fMRI functional connectivity[J]. European Neuropsychopharmacology, 2010;20(8): 519 - 534.

[91] Anand A, Li Y, Wang Y, et al. Resting state corticolimbic connectivity abnormalities in unmedicated bipolar disorder and unipolar depression[J]. Psychiatry Research, 2009, 171(3): 189 - 198.

[92] Anand A, Li Y, Wang Y, et al. Activity and connectivity of brain mood regulating circuit in depression: A functional magnetic resonance study[J]. Biological Psychiatry, 2005, 57(10): 1079 - 1088.

[93] Bluhm R, Williamson P, Lanius R, et al. Resting state default-mode network connectivity in early depression using a seed region-of-interest analysis: Decreased connectivity with caudate nucleus[J]. Psychiatry & Clinical Neurosciences, 2009, 63(6): 754 - 761.

[94] Sheline Y I, Price J L, Yan Z, et al. Resting-state functional MRI in depression unmasks increased connectivity between networks via the dorsal nexus[J]. Proceedings of the National Academy of Sciences of the United States of America, 2010, 107(24): 11020 - 11025.

[95] Zhou Y, Yu C, Zheng H, et al. Increased neural resources recruitment in the intrinsic organization in major depression[J]. Journal of Affective Disorders, 2010, 121(3): 220 - 230.

[96] Craddock R C, Holtzheimer P E 3rd, Hu X P, et al. Disease state prediction from resting state functional connectivity[J]. Magnetic Resonance in Medicine, 2009, 62(6): 1619 - 1628.

[97] Veer I M, Beckmann C F, van Tol M J, et al. Whole brain resting-state analysis reveals decreased functional connectivity in major depression[J]. Frontiers in Systems Neuroscience, 2010, 4: 41.

[98] Seidman L J, Valera E M, Bush G. Brain function and structure in adults with attention-deficit/hyperactivity disorder[J]. Psychiatric Clinics of North America, 2004, 27(2): 323 - 347.

[99] Pereira F, Mitchell T, Botvinick M. Machine learning classifiers and fMRI: A tutorial overview[J]. NeuroImage, 2009, 45(1): S199 - S209.

[100] Zhou J, Greicius M D, Gennatas E D, et al. Divergent network connectivity changes in behavioural variant frontotemporal dementia and Alzheimer's disease[J]. Brain A Journal of Neurology, 2010, 133: 1352 - 1367.

[101] Ardekani B A, Tabesh A, Sevy S, et al. Diffusion tensor imaging reliably differentiates patients with schizophrenia from healthy volunteers[J]. Human Brain

Mapping，2011，32(1)：1 - 9.

[102] Golland P，Fischl B. Permutation tests for classification：Towards statistical significance in image-based studies［C］//The 18th International Conference on Information Processing in Medical Imaging，July，2003，Ambleside，UK. Berlin：Springer，2003，2732：330 - 341.

[103] Bishop C M. Pattern Recognition and Machine Learning［M］. New York：Springer，2006.

[104] Vapnik V N. The natures of statistical learning theory［M］. New York：Springer-Verlag，1995.

[105] Ojala M，Garriga G C. Permutation tests for studying classifier performance［J］. The Journal of Machine Learning Research，2010，11：1833 - 1863.

[106] Price J L，Drevets W C. Neurocircuitry of mood disorders ［J］. Neuropsychopharmacology Official Publication of the American College of Neuropsychopharmacology，2010，35(1)：192.

[107] Seminowicz D A，Mayberg H S，Mcintosh A R，et al. Limbic-frontal circuitry in major depression：a path modeling metanalysis［J］. NeuroImage，2004，22 (1)：409 - 418.

[108] Savitz J，Drevets W C. Bipolar and major depressive disorder：Neuroimaging the developmental-degenerative divide［J］. Neuroscience & Biobehavioral Reviews，2009，33(5)：699 - 771.

[109] Labar K S，Cabeza R. Cognitive neuroscience of emotional memory［J］. Nature Reviews Neuroscience，2006，7(1)：54 - 64.

[110] Geday J，Ehlers L，Boldsen A S，et al. The inferior temporal and orbitofrontal cortex in analysing emotional pictures［J］. NeuroImage，2001，13(6)：406 - 406.

[111] Morita M，Suemitsu A. Computational modeling of pair-association memory in inferior temporal cortex［J］. Brain Research Cognitive Brain Research，2002，13(2)：169 - 178.

[112] Axmacher N，Schmitz D P，Wagner T，et al. Interactions between medial temporal lobe，prefrontal cortex，and inferior temporal regions during visual working memory：A combined intracranial EEG and functional magnetic resonance imaging study ［J］. Journal of Neuroscience the Official Journal of the Society for Neuroscienc，2008，28(29)：7304 - 7312.

[113] Parra M A，Abrahams S，Logie R H，et al. Visual short-term memory binding in Alzheimer's disease and depression ［J］. Journal of Neurology，2010，257 (7)：1160 - 1169.

[114] Öngür D，Ferry A T，Price J L. Architectonic subdivision of the human orbital and

medial prefrontal cortex［J］. Journal of Comparative Neurology，2003，460（3）：425.

［115］ Desseilles M，Balteau E，Sterpenich V，et al. Abnormal neural filtering of irrelevant visual information in depression［J］. Journal of Neuroscience the Official Journal of the Society for Neuroscience，2009，29(5)：1395 - 1403.

［116］ Liu Z，Xu C，Xu Y，et al. Decreased regional homogeneity in insula and cerebellum：a resting-state fMRI study in patients with major depression and subjects at high risk for major depression［J］. Psychiatry Research，2010，182(3)：211 - 215.

［117］ Turner B M，Paradiso S，Marvel C L，et al. The cerebellum and emotional experience ［J］. Neuropsychologia，2007，45(6)：1331 - 1341.

［118］ Hu D，Shen H，Zhou Z. Functional asymmetry in the cerebellum：A brief review ［J］. The Cerebellum，2008，7(3)：304 - 313.

［119］ Costafreda S G，Chu C，Ashburner J，et al. Prognostic and diagnostic potential of the structural neuroanatomy of depression［J］. PLoS One. 2009，4(7)：e6353.

［120］ Shirer W R，Ryali S，Rykhlevskaia E，et al. Decoding subject-driven cognitive states with whole-brain connectivity patterns ［J］. Cerebral Cortex，2012，22（1）：158 - 165.

［121］ Strother S C. Evaluating fMRI preprocessing pipelines［J］. IEEE Engineering in Medicine & Biology Magazine，2006，25(2)：27 - 41.

［122］ Drevets W C，Thase M E，Moses-Kolko E L，et al. Serotonin - 1A receptor imaging in recurrent depression：replication and literature review［J］. Nuclear Medicine & Biology，2007，34(7)：865 - 877.

［123］ Johansen-Berg H，Gutman D A，Behrens T E J，et al. Anatomical connectivity of the subgenual cingulate region targeted with deep brain stimulation for treatment-resistant depression［J］. Cereb Cortex，2008，18(6)，1374 - 1383.

［124］ Xu L，Neufeld J，Larson B，et al. Maximum margin clustering［C］//DBLP. Advances in Neural Information Processing Systems. Vancouver：DBLP，2004.

［125］ Stoodley C J，Schmahmann J D. Functional topography in the human cerebellum：a meta-analysis of neuroimaging studies［J］. NeuroImage，2009，44(2)：489 - 501.

［126］ Stoodley C J，Valera E M，Schmahmann J D. Functional topography of the cerebellum for motor and cognitive tasks：an fMRI study［J］. NeuroImage，2012，59(2)：1560 - 1570.

［127］ O'Reilly J X，Beckmann C F，Tomassini V，et al. Distinct and overlapping functional zones in the cerebellum defined by resting state functional connectivity［J］. Cerebral Cortex，2010，20(4)：953 - 965.

［128］ Maldjian J A，Laurienti P J，Kraft R A，et al. An automated method for neuroanatomic and cytoarchitectonic atlas-based interrogation of fMRI data sets [J]. NeuroImage, 2003, 19(3): 1233 - 1239.

[129] Zhang Z, Liao W, Chen H. Altered functional-structural coupling of large-scale brain networks in idiopathic generalized epilepsy[J]. Brain A Journal of Neurology, 2011, 134: 2912 - 2928.

[130] Hamandi K, Salek-Haddadi A, Laufs H, et al. EEG-fMRI of idiopathic and secondary generalized epilepsies[J]. NeuroImage, 2006, 31(4): 1700 - 1710.

[131] Hommet C, Sauerwein H C, De Toffol B, et al. Idiopathic epileptic syndromes and cognition[J]. Neuroscience & Biobehavioral Reviews, 2006, 30(1): 85 - 96.

[132] Mcgill M L, Devinsky O, Kelly C, et al. Default mode network abnormalities in idiopathic generalized epilepsy[J]. Epilepsy & Behavior, 2012, 23(3): 353 - 359.

[133] Spreng R N, Sepulcre J, Turner G R, et al. Intrinsic architecture underlying the relations among the default, dorsal attention, and frontoparietal control networks of the human brain[J]. Journal of Cognitive Neuroscience, 2013, 25(1): 74 - 86.

[134] Corbetta M, Shulman G L. Control of goal-directed and stimulus-driven attention in the brain[J]. Nature Reviews Neuroscience, 2002, 3(3): 201 - 215.

[135] Cabeza R, Ciaramelli E, Olson I R, et al. Parietal cortex and episodic memory: An attentional account[J]. Nature Reviews Neuroscience, 2008, 9(8): 613 - 625.

[136] Tian Y, Dong B, Ma J, et al. Attention networks in children with idiopathic generalized epilepsy[J]. Epilepsy & Behavior, 2010, 19(3): 513 - 517.

[137] Buckner R L, Krienen F M, Castellanos A, et al. The organization of the human cerebellum estimated by intrinsic functional connectivity [J]. Journal of Neurophysiology, 2011, 106(5): 2322 - 2345.

[138] Smith S M, Fox P T, Miller K L, et al. Correspondence of the brain's functional architecture during activation and rest[J]. Proceedings of the National Academy of Sciences of the United States of America, 2009, 106(31): 13040 - 13045.

[139] Shen H, Li Z, Zeng L L, et al. Internetwork dynamic connectivity effectively differentiates schizophrenic patients from healthy controls[J]. Neuroreport, 2014, 25(17): 1344 - 1349.

[140] Raichle M E, Snyder A Z. A default mode of brain function: A brief history of an evolving idea[J]. NeuroImage, 2007, 37(4): 1083 - 1099.

[141] Haneef Z, Lenartowicz A, Yeh H, et al. Effect of lateralized temporal lobe epilepsy on the default mode network[J]. Epilepsy & Behavior, 2012, 25(3): 350 - 357.

[142] Gotman J, Grova C, Bagshaw A, et al. Generalized epileptic discharges show thalamocortical activation and suspension of the default state of the brain [J]. Proceedings of the National Academy of Sciences of the United States of America,

2005，102(42)：15236 - 15240.

[143] Luo C，Li Q，Lai Y，et al. Altered functional connectivity in default mode network in absence epilepsy：A resting-state fMRI study[J]. Human Brain Mapping，2011，32(3)：438 - 449.

[144] Spreng R N，Grady R L. Patterns of brain activity supporting autobiographical memory，prospection，and theory of mind，and their relationship to the default mode network[J]. Journal of Cognitive Neuroence，2010，22(6)：1112 - 1123.

[145] Blumenfeld H，Westerveld M，Ostroff RB，et al. Selective frontal，parietal，and temporal networks in generalized seizures[J]. NeuroImage，2003，19(4)：1556 - 1566.

[146] Liao W，Mantini D，Zhang Z，et al. Evaluating the effective connectivity of resting state networks using conditional Granger causality[J]. Biological Cybernetics，2010，102(1)：57 - 69.

[147] Fransson P. Spontaneous low-frequency BOLD signal fluctuations：An fMRI investigation of the resting-state default mode of brain function hypothesis[J]. Human Brain Mapping，2005，26(1)：15 - 29.

[148] Cole M W，Reynolds J R，Power J D，et al. Multi-task connectivity reveals flexible hubs for adaptive task control[J]. Nature Neuroscience，2013，16(9)：1348 - 1355.

[149] Fornito A，Harrison B J，Zalesky A，et al. Competitive and cooperative dynamics of large-scale brain functional networks supporting recollection[J]. Proceedings of the National Academy of Sciences of the United States of America，2012，109(31)：12788 - 12793.

[150] Goebel R，Roebroeck A，Kim D S，et al. Investigating directed cortical interactions in time-resolved fMRI data using vector autoregressive modeling and Granger causality mapping[J]. Magnetic Resonance Imaging，2003，21(10)：1251 - 1261.

[151] Demirci O，Stevens M C，Andreasen N C，et al. Investigation of relationships between fMRI brain networks in the spectral domain using ICA and Granger causality reveals distinct differences between schizophrenia patients and healthy controls[J]. Neuroimage，2009，46(2)：419 - 431.

[152] Uddin L Q，Supekar K，Lynch C J，et al. Brain state differentiation and behavioral inflexibility in autism[J]. Cerebral Cortex. 2015，25(12)：4740 - 4747.

[153] Guo S，Seth A K，Kendrick K M，et al. Partial Granger causality-eliminating exogenous inputs and latent variables[J]. Journal of Neuroscience Methods，2008，172(1)：79 - 93.

[154] Baccalá L A，Sameshima K. Partial directed coherence：A new concept in neural structure determination[J]. Biological Cybernetics，2001，84(6)：463 - 474.

[155] Wei H, An J, Shen H, et al. Altered effective connectivity among core neurocognitive networks in idiopathic generalized epilepsy: An fMRI evidence[J]. Frontiers in Human Neuroscience, 2016, 10: 447.

[156] Sato J R, Takahashi D Y, Arcuri S M, et al. Frequency domain connectivity identification: an application of partial directed coherence in fMRI[J]. Human Brain Mapping, 2009, 30(2): 452 - 461.

[157] Havlicek M, Jan J, Brazdil M, et al. Dynamic Granger causality based on Kalman filter for evaluation of functional network connectivity in fMRI data[J]. NeuroImage, 2010, 53(1): 65 - 77.

[158] Seeley W W, Menon V, Schatzberg A F, et al. Dissociable intrinsic connectivity networks for salience processing and executive control[J]. Journal of Neuroscience, 2007, 27(9): 2349 - 2356.

[159] Scott W A. Cognitive complexity and cognitive flexibility[J]. Sociometry, 1962, 25(4): 405 - 414.

[160] Kerns J G, Cohen J D, MacDonald A W 3rd, et al. Anterior cingulate conflict monitoring and adjustments in control[J]. Science, 2004, 303(5660): 1023 - 1026.

[161] Barnett L, Seth A K. The MVGC multivariate Granger causality toolbox: A new approach to Granger-causal inference[J]. Journal of Neuroscience Methods, 2014, 223: 50 - 68.

[162] Schippers M B, Renken R, Keysers C. The effect of intra- and inter-subject variability of hemodynamic responses on group level Granger causality analyses [J]. NeuroImage, 2011, 57(1): 22 - 36.

[163] Wu G R, Liao W, Stramaglia S, et al. A blind deconvolution approach to recover effective connectivity brain networks from resting state fMRI data[J]. Medical image analysis, 2013, 17(3): 365.

[164] Wei H L, An J, Zeng L, et al. Altered functional connectivity among default, attention, and control networks in idiopathic generalized epilepsy[J]. Epilepsy & Behavior, 2015, 46: 118 - 125.

[165] He Y, Chen Z, Evans A. Structural insights into aberrant topological patterns of large-scale cortical networks in Alzheimer's disease[J]. Journal of Neuroscience, 2008, 28(18): 4756 - 4766.

[166] Supekar K, Menon V, Rubin D, et al. Network analysis of intrinsic functional brain connectivity in Alzheimer's disease[J]. PLoS Computational Biology, 2008, 4(6): e1000100.

[167] Stam C J, Jones B F, Nolte G, et al. Small-world networks and functional connectivity in Alzheimer's disease[J]. Cerebral Cortex, 2007, 17(1): 92 - 99.

［168］ de Haan W, Pijnenburg Y A. , Strijers R L, et al. Functional neural network analysis in frontotemporal dementia and Alzheimer's disease using EEG and graph theory ［J］. BMC Neuroscience, 2009, 10: 101.

［169］ Stam C J, De Haan W, Daffertshofer A, et al. Graph theoretical analysis of magnetoencephalographic functional connectivity in Alzheimer's disease ［J］. Brain, 2009, 132(1): 213 - 224.

［170］ Sheline Y I, Barch D M, Price J L, et al. The default mode network and self-referential processes in depression［J］. Proceedings of the National Academy of Sciences of the United States of America, 2009, 106(6): 1942 - 1947.

［171］ Fu C H, Williams S C, Cleare A J, et al. Attenuation of the neural response to sad faces in major depression by antidepressant treatment: A prospective, event-related functional magnetic resonance imaging study［J］. Archives of General Psychiatry, 2004, 61(9): 877 - 889.

［172］ Fales C L, Barch D M, Rundle M M, et al. Antidepressant treatment normalizes hypoactivity in dorsolateral prefrontal cortex during emotional interference processing in major depression ［J］. Journal of Affective Disorders, 2009, 112 (1 - 3): 206 - 211.

［173］ Schaefer H S, Putnam K M, Benca R M, et al. Event-related functional magnetic resonance imaging measures of neural activity to positive social stimuli in pre- and post-treatment depression［J］. Biological Psychiatry, 2006, 60(9): 974 - 986.

［174］ Anon. NIMH/NIH Consensus Development Conference statement. Mood disorders: pharmacologic prevention of recurrences. Consensus Development Panel ［J］. American Journal of Psychiatry, 1985, 142: 469 - 476.

［175］ Shea M T, Elkin I, Imber S D, et al. Course of depressive symptoms over follow-up. Findings from the National Institute of Mental Health Treatment of Depression Collaborative Research Program ［J］. Arch Gen Psychiatry, 1992, 49 (10): 782 - 787.

［176］ Calhoun V D, Maciejewski P K, Pearlson G D. Temporal lobe and "default" hemodynamic brain modes discriminate between schizophrenia and bipolar disorder ［J］. Human Brain Mapping, 2008, 29(11): 1265 - 1275.

［177］ Sestieri C, Corbetta M, Romani G L, et al. Episodic memory retrieval, parietal cortex, and the default mode network: functional and topographic analyses［J］. Journal of Neuroscience, 2011, 31(12): 4407 - 4420.

［178］ Andreescu C, Wu M, Butters M A, et al. The default mode network in late-life anxious depression［J］. American Journal of Geriatric Psychiatry, 2011, 19 (11): 980 - 983.

[179] Hamilton J P, Furman D J, Chang C, et al. Default-mode and task-positive network activity in major depressive disorder: Implications for adaptive and maladaptive rumination[J]. Biological Psychiatry, 2011, 70(4): 327 – 333.

[180] Lemogne C, Mayberg H, Bergouignan L, et al. Self-referential processing and the prefrontal cortex over the course of depression: a pilot study[J]. Journal of Affective Disorders, 2010, 124(1 – 2): 196 – 201.

[181] Wu M, Andreescu C, Butters M A, et al. Default-mode network connectivity and white matter burden in late-life depression[J]. Psychiatry Research Neuroimaging, 2011, 194(1): 39 – 46.

[182] Meyer J H, Wilson A A, Sagrati S, et al. Brain monoamine oxidase A binding in major depressive disorder: Relationship to selective serotonin reuptake inhibitor treatment, recovery, and recurrence[J]. Archives of General Psychiatry, 2009, 66(12): 1304 – 1312.

[183] Farb N A S, Anderson A K, Bloch R T, et al. Mood linked responses in medial prefrontal cortex predict relapse in patients with recurrent unipolar depression [J]. Biological Psychiatry, 2011, 70(4): 366 – 372.

[184] Alexander D C, Barker G J, Arridge S R. Detection and modeling of non-Gaussian apparent diffusion coefficient profiles in human brain data[J]. Magnetic Resonance in Medicine, 2002, 48(2): 331 – 340.

[185] Woo C W, Chang L J, Lindquist M A, et al. Building better biomarkers: brain models in translational neuroimaging[J]. Nature Neuroence, 2017, 20(3): 365 – 377.

[186] Button K S, Ioannidis J P, Mokrysz C, et al. Power failure: Why small sample size undermines the reliability of neuroscience[J]. Nature Reviews Neuroscience, 2013, 14(5): 365 – 376.

从脑网络到类脑计算

余 山

余山，中国科学院自动化研究所，电子邮箱：shan.yu@nlpr.ia.ac.cn

近几年来,以深度学习为代表的人工智能研究取得了快速的发展,学术界创新的科研成果在产业界得到了快速、有效的应用,引起了社会各界的广泛关注。在面孔、图像、语音等识别领域、自然语言理解和翻译等领域,由人工神经网络所构建的人工智能系统在大数据以及强大计算力的支撑下,都表现出令人印象深刻的成绩,在某些情况下甚至超出了人类的能力[1]。另外,深度学习在围棋、德州扑克、星际争霸等复杂的游戏中也展现出了优异的性能。在这些任务中,多个不同模块所构成的神经网络互相配合,共同完成从态势感知、记忆到执行决策等不同任务,最终在这些具有挑战性的游戏中战胜了人类的顶尖选手[2-4]。这些激动人心的进展开启了人工智能研究与应用的崭新篇章。

但在欢欣鼓舞的同时,人们也应当清醒地认识到,目前以深度学习为代表的人工智能的成功主要是多年来基础研究的积累,特别是深层前馈式网络架构体系及其学习算法的突破,结合大量标注数据和以 GPU 为代表的强大计算能力所产生的"性能红利"。经过几年的发掘,这一发展逐渐接近体系的能力上限,而进一步产生重大突破的难度会逐渐加大。另外,虽然在有限的几个较为封闭的领域,当前人工智能有令人鼓舞的成绩,但是与人比较而言,其综合的智能水平仍然存在很大的差距。比如,计算机视觉技术在面孔识别方面已经做得很好了,但是在更为复杂的自动驾驶领域的识别问题上尚面临很多挑战。自然语言处理技术在语音识别和自动翻译方面已经取得了很好的成绩,但在语义的深入理解方面尚存在很大问题。从学习能力来看,如果任务比较单一且固定,有足够的标注样本作为训练数据,系统性能往往表现不错,但是如果任务会随着环境条件而灵活改变,学习样本需要在与环境过程中逐渐获取,那么当前的深度网络就会面临很大困难。从根本上解决这些问题是进一步发展面向未来、"类人"的通用人工智能的关键。

想要解决上述的瓶颈可以有不同的路径,比如利用数学方法深入研究当前深度学习的机制,理解其内部的制约因素,并加以改进。另外,既然是"类人"的智能,我们又知道人的智能完全是脑的功能,那么我们可以直接从脑的工作原理得到启发,去改进现有的系统体系结构和训练算法设计。毕竟,大脑是我们已知的唯一能够实现通用智能的实例。虽然它的工作原理不一定是实现通用智能的唯一方法,但是从中寻找可能的启发和借鉴是合理的,也是非常富于前景的路径。本专题正是针对如何从大脑的工作原理中得到启发,进而改进人工智能来展开讨论的。

7.1 实现类脑计算的可能路径与不同层面

类脑计算在本质上是指借鉴人脑信息处理的机制,从而设计更加智能的人工信息处理系统。从宏观来看,这一目标面临两个重要的困难,第一是人类对于大脑工作的原理并未完全了解和掌握:经过神经科学长期的研究和探索,虽然已经积累了大量的知识,但是人类对于大脑强大智能背后的神经机制还没有完全了解,特别是对记忆、决策、学习、推理等高级认知功能所对应的信息处理过程还有很多认识的盲区;第二是真实的生物神经网络与目前广泛使用的人工神经网络在机构、活动机制等方面虽然有一定的相似性,但仍存在巨大的差异,研究大脑所获得的规律是否能够真正启发人工神经网络的设计仍是不确定的。

下面简要分析克服以上两方面困难的可能路径。神经科学领域的大量研究已经揭示,作为一个高度复杂的系统,大脑的运行并非依靠一个独立、完整的机制,相反,大脑的结构与动态活动是通过一系列层级化的规则所组织起来的,这些不同层面的规则是通过在进化过程中的自然选择获得的。大脑智能的背后可能有很多不同层面、不同适用范围、发挥不同作用的规则。人们不一定需要了解所有这些规则才能开展类脑计算,相反,对于其中任意一个规律的发现和掌握,都可以对于人工智能系统的设计提供某一方面的启示。换句话说,类脑计算的实现路径很可能不是独立于已有的人工智能系统来重新实现一个完全"仿脑"的系统,而是经历一个过程,这个过程逐渐把不同层面、不同适用范围的规律用于改进已有的人工智能系统,最后的目的是通过对于大脑的借鉴,大大提高人工智能系统的能力和效率。

这样的实现路径也可以解决把在脑科学研究中获得的有关生物神经网络结构和功能的知识,有效地用于人工神经网络的问题。因为类脑计算是在不同的层面进行的,可以预见很多有用的、相对抽象的规则并不依赖于具体的生物学实现过程,就能够合理地运用于人工神经元网络。

那么类脑计算可以借鉴的层面有哪些? 或者说要理解大脑的运行机制,人们应该在哪些层面进行研究? 对于这个问题,英国的计算神经科学家马尔(David Marr)在 20 世纪 70 年代就提出了后来得到较为广泛认可的答案。马尔认为,认识大脑中的信息处里规律可以从 3 个层面来进行:① 计算层面,即需要进行哪些计算及为什么要进行计算;② 算法层面,即给定计算的目标,如何更加准确、有效地开展计算;③ 实现层面,即特定的算法如何在硬件(对脑而言是生物神经网络)上合理地实现[5]。在马尔之后,有人提出在计算层面之上还存在一个学习的层面,即了解系统如何逐渐学会开展特定的计算[6]。不同层面的规律之间有一定的独立性,这使得人们可以在了解了脑信息处理的某一个层面,甚至某个层面的某种规律之后,就可以考虑应用于人工智能系统,而不必等到所有层面都了解之后再考虑应用问题。当然,在脑中各个层面的规律并非完全独立,比如算法层面的选择就取决于最终用于计算的物理实现系统,而计算层面的选择依赖于学习能力,这些因素在开展类脑计算的时候也需要尽可能地考虑周全。

下面将介绍一系列在上述不同层面上,脑科学发现能够应用于人工计算系统的例子,希望能够对从脑网络研究到类脑计算提供有益的启示和参考。

7.2 "存算一体"降低计算功耗

为了更好地介绍在不同层面上展开的类脑计算的尝试,本节首先从最为具体的硬件实现层面开始介绍。现代计算机的体系结构是著名的"冯·诺依曼架构",即计算机的核心单元中央处理器 CPU 由两部分组成:计算单元和存储单元。信息在不用的时候位于存储单元,需要进行处理的时候被传送到计算单元,计算操作完成后的结果再被传送回存储单元。重要的是,信息在计算单元和存储单元之间的传送是一个耗能的过程,传送频率越高、传送距离越长,所消耗的能量越多。回顾计算机的发展,CPU 的时钟频率一直处于指数上升的通道(见图 7-1),这导致 CPU 中上述信息传送的频率及其能耗也快速上升。对于大型计算机而言,这样一个简单的信息传送过程的能耗在总体能耗中占据了很大比重,有时甚至能达到一半以上。当代的超级计算机能耗在兆瓦,甚至数十兆瓦的量级上,有时甚至需要专用的电站为之供电。不难理解,这对人工智能系统,特别是微型或是嵌入式系统的应用造成了严重的制约。

有趣的是,一个成年人的大脑,虽然其具有近千亿个神经元,在很多方面具有当代超级计算机尚未具备的认知能力,但大脑的平均能耗却只有 20 W 左右,比起冯·诺依曼架构的电子计算机,能耗少了很多个数量级。其中的原因是多方面的,但目前普遍认为的一个重要原因是大脑克服了冯·诺依曼架构中必需的、在计算单元和存储单元之间频繁的信息传递。在生物神经网络中,众多的神经元通过神经突触连接起来。平均而言,大脑皮层中的每个神经元通过其自身的树突可以接收数千至数万个其他神经元的信息输入,经过处理之后,再把信息通过轴突传递给其他数千至数万个神经元。神经网络是典型的非冯·诺依曼架构,因为在这一系统中,并不存在单独的计算单元和存储单元,所以也就没有两

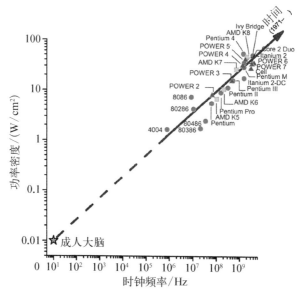

图 7-1　现代计算机 CPU 的时钟频率变化趋势及其与脑的比较[7]

者在物理上的隔离。对于神经网络而言,信息的处理是在神经网络活动在时间和空间域的传播过程中实现的,而网络中的信息存储于神经元之间的突触连接强度之中。这样一来,在神经网络中,计算与存储依赖于同一个物理结构,即所谓的"存算一体",这样在整个计算过程中就消除了因信息在计算单元和存储单元之间反复传递而产生的能量损耗。

这一思路启发了"神经形态芯片"的设计,摒弃了冯·诺依曼架构的设计,而使用少数几个晶体管模拟单个神经元的活动,并通过把大量的"电子神经元"连接起来形成网络,最终实现特定的信息处理任务[8]。这样的硬件实现能够大大降低计算的能耗,也可以结合神经形态芯片(能耗低,适合各类认知任务)和传统的冯·诺依曼架构芯片(能耗较高,适合高强度的数值计算任务)这两者的不同特点与优势,更好地完成较为复杂的任务[7]。可以预见,未来这样的"存算一体"非冯·诺依曼架构将会有进一步的发展,最终实现具有极高性能但功耗极低的信息处理器件与系统,从而促进微型化、嵌入式人工智能设备得以广泛应用[9]。

7.3　利用随机失效增强泛化能力

在算法层面上来看,结合神经网络的硬件实现,大脑可能采用了一系列巧妙的算法来实现高效的信息处理,其中神经突触的随机失效现象就是一个很有趣的例子。如前所述,在神经网络中各个神经元之间是通过突触进行信息传递的。突触可以分为化学突触和电突触两种类型,其中占大多数的是化学突触,在脑信息处理中发挥了主要的作用。化学突触的工作机制可简要概括为:上游神经元产生动作电位,传递至突触前膜,使得突触前膜释放特殊的化学物质——神经递质,这些神经递质与突触后膜上的特定受体结合,促使下游神经元产生新的动作电位。通过这样的电信号-化学信号-电信号的信息传递过程,实现神经元之间的相互作用。

实验神经科学家很早以前就注意到,上述信息传递过程存在大量的随机失效过程,即并不是每一次上游神经元有动作电位传导至突触前膜,都能导致神经递质的释放。在正常情况下,神经递质的释放概率远小于100%,而且这一概率随着神经元的类型以及其所处的脑区不同而各不相同,总体来看释放概率的中位数为20%～30%[10](见图7-2)。换句话说,由于这一随机失效现象,大多数时候突触上的信息传递是无效的,上游神经元的信息不能够向下游神经元进行传递。这一现象引起了很多研究人员的注意,神经科学家认为这一释放概率可以作为除了突触递质释放的量之外的另一个调控突触强度的参数,从而进一步增加网络的自由度。但是除此之外,这样大量的随机失效是否还有更深一层的功能意义呢?

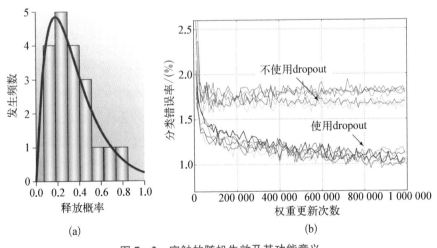

(a)　　　　　　　　　　(b)

图7-2　突触的随机失效及其功能意义

(a) 生物神经突触中神经递质的释放概率[10]

(b) 人工神经网络中利用Dropout算法提高泛化性能[11]

近年来机器学习方面的进展为回答这一问题提供了有益的启示。在人工神经网络的研究中，Srivastava 和 Hinton 等人发现如果在网络的训练过程中，随机地让一定比例的神经元暂时停止工作，而在测试阶段让所有神经元都正常工作，这样的处理可以大大提高网络的泛化能力，即能够将在训练阶段从专门的训练数据集上学到的知识更好地用于未曾遇到过的测试数据集，这一方式称为 Dropout[11]。这很快被证明是一个具有广泛应用价值的方法，可以在不同任务、不同的网络结构中都发挥积极的作用。后续的研究显示，如果不是让神经元随机失效，而是类似于真实的生物神经网络，让神经突触的传递随机，可以有同样的作用。这一系列研究为人们理解生物神经突触随机失效的功能意义提供了新的视角，即这一过程可能通过避免对于训练数据集的过拟合，来提高神经网络的学习和泛化能力。

上述介绍了 Dropout 这一当前深度学习中最为广泛使用的算法与生物神经网络之间的重要联系。同时，这个例子也体现了脑科学与人工智能研究中有趣的交互作用，即不只是神经科学的发现可以对智能系统的设计提供启示，同样地，人工智能，特别是人工神经网络的研究也能帮助神经科学家更好地理解大脑的工作机制。

7.4　临界状态与高效信息处理

大脑在算法层面可以启发人工神经网络设计的另一个有趣的例子是利用临界状态神经网络优化信息处理。临界状态是一个统计物理的概念，它描述了在一个由数量众多的相互作用的基本单元所构成的系统中，随着相互作用强度的改变，系统的宏观特性会如何产生变化[12]。如果这样的相互作用很弱，系统总体呈现无序的状态，而强相互作用则会导致高度有序的系统。有趣的是，随着相互作用强度的逐渐改变，系统总体从有序到无序的变化并非是线性的，而是呈现出高度非线性的规律，即在一个相对较窄的相互作用强度区间，系统从无序状态"跃变"到有序状态。在这些系统中对应于有序和无序边界转换的参数条件称为临界条件。相应地，处于临界条件附近的系统称为临界系统，或是说该系统位于临界状态。位于有序相的系统，因为相互作用较强，一般称为处于超临界状态。与之相反，位于无序相的系统，因为相互作用较弱，一般称为处于亚临界状态。

在神经网络中，临界状态的概念有一个非常直观的解释，即平均而言，一个神经元的激活会在下一个时刻导致另一个神经元的激活。如果定义一个参数 λ

等于 $T+1$ 时刻处于激活状态的神经元数量除以 T 时刻处于激活状态的神经元数量,上述的临界条件等价于 λ 的时间平均为 1。这样的临界状态对应于网络活动既不过于活跃,也不过于沉寂。不难想到,在真实大脑中这一状态可能对应于网络中的兴奋抑制达到了一个平衡。从而使得网络中的活动传播具有稳定性。这样的机制在神经网络的模拟中已经被证明是有效的,即一个兴奋抑制之间的相互强度在一个特定的范围内,网络活动能表现出明显的临界状态特征。2003 年,美国国立精神卫生研究所的 Dietmar Plenz 与当时在其研究组工作的博士后 John Beggs 首次呈现了真实的生物神经网络运行于临界状态附近的实验证据,并提出了后续得到广泛采用的对于神经网络临界状态进行分析的一整套方法[13]。在此之后,众多的试验反复验证了这一发现。与最初在离体脑片上的试验不同,后续的试验在活体动物,包括大小鼠、猫、猕猴等不同物种动物的脑活动记录中,都找到了类似的实验现象[14-17]。在动物实验之外,在人身上利用脑电、脑磁以及磁共振等研究手段进行的实验中,研究人员也发现了人脑网络活动于临界状态附近的有力证据[18-21]。这些结果显示,神经网络,特别是皮层神经网络位于临界状态可能是一个重要而普遍的规律。

那么临界状态的功能意义是什么呢? 简单地讲,临界状态对应于神经活动可以在网络中比较稳定的传播,而亚临界和超临界状态分别对应于神经网络的活动消散和活动爆炸(这两种情况都不利于信息的传递、保存和处理)。

下面进一步介绍临界状态对于具体信息处理环节的功能优势。首先提出的一个重要作用是临界状态大大扩展了神经网络进行信息处理的动态范围。动态范围刻画了系统对于输入信息的表征能力。如果输入信号的强度能在很大范围内变化,而系统的输入也能在很大的范围内相应地变化,从而实现对输入的表征,则该系统具有较大的动态范围。直观上很容易理解为什么临界状态的网络具有最大的动态范围。如果是亚临界的网络,因为很难被激活,所有比较弱的输入都不能有效地激活网络产生可分辨的输出(网络输出都近于零),所以网络对于弱的输入不能有效表征;反过来,对于超临界的网络,因为活动很容易"爆炸",对于所有较强的输入都不能有效表征(网络输出都近于饱和)。而只有位于临界态附近的网络,因为输入能够在网络中比较稳定地传播,它既能表征比较弱的,又能表征比较强的输出,从而实现了网络动态范围的最大化(见图 7-3)[22]。这一结果首先从神经网络的建模仿真中得到了验证[23]。紧接着在实际的生物神经网络中获得了证实[24]。在试验中,离体脑片中神经网络的状态通过药理学方法(施加兴奋性或是抑制性神经传导的阻滞剂)实现控制,通过一个刺激电极施加不同强度的电刺激作为网络的输入,同时测量整个网络活动作为输出。与理论预期一致,实验发现临界状态的脑片具有对于输入信号最大的动态范围,而受到兴奋性或是抑制性神经传导阻滞的网络,确实表现出明显缩小的动态范围,从而大大影响了其信息表征能力。利用相似的实验,后续的研究进一步揭示,处于临界状态的网络活动具有最大的信息熵,从而能够更有效地利用网络活动表征和存储信息[25]。同时,临界状态的网络表现出最为多样化的同步活动模式,可以在网络层面实现灵活的功能结构重组等[26]。

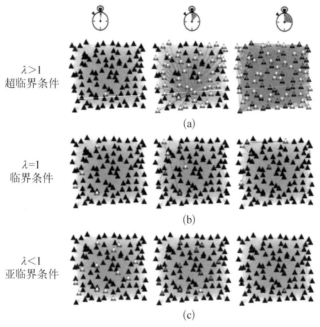

注:黑色三角代表一个个基本单元;黄色圆点代表单元的激活;红色连线代表神经元之间的激活关系。

图 7 - 3　不同条件下单元激活在网络中的传播[22]

(a) 超临界条件　(b) 临界条件　(c) 亚临界条件

　　一个有趣的问题是既然临界状态对脑信息处理具有积极的作用,它是否也能帮助人工神经网络提高性能? 为了回答这一问题,本专题作者及其研究团队研究了临界状态是否可以提高递归神经网络(recurrent neural networks, RNNs)的信息处理性能。为此,本研究团队基于蓄水池计算(reservoir computing, RC)模型[27,28]中的 RNNs,将短时程突触抑制引入到不同的 RNNs 中来测试它对序列记忆与模式识别任务的影响。研究发现,如果将网络调节至临界状态,可以极大地提高网络对于记忆任务的性能表现。同时,如果引入一个自组织临界的机制,即把临界状态设计为网络动态活动的一个吸引子[29],可以大大扩展 RC 模型的工作参数范围,另外它还使系统对输入噪声具有鲁棒性。进一步的分析显示,这些结果源于蓄水池网络被自组织地维持在临界态附近[30]。这一研究展示了临界状态神经网络的概念不仅对于理解生物神经网络的工作机理具有重要意义,还对设计高性能的人工神经网络模型具有重要的借鉴意义。值得一提的是,近年来在深度学习的研究中,有学者发现过深的网络往往面临着网络活动在各个层之间传播的不平衡问题,导致了网络学习梯度的消散[31],大大制约了系统的学习能力。为解决这一问题,研究人员提出了众多的解决方案,包括在各层之间加一个模块专门用于调节网络的动态范围等[32]。这些方法在本质上与利用临界状态实现网络活动的稳定传播,最终实现网络动态范围的最大化有着深刻的联系。另外在处理时序信号的主流模型——长短时记忆模型(LSTM)中,通过调节网络中的"记忆门"与"遗忘门"的权重,从而实现对时序信息的有效整合,也与网络的临界状态有密切的联系。可以相信,在这些方向结合生物神经网络临界状态与人工神经网络信息处理的交叉学科研究,将会为进一步理解大脑高效信息处理的原理,并启发新型人工智能算法产生积极的促进作用。

7.5 连续情境学习与高适应性人工智能

在上述介绍的有关算法层面的案例中,算法的选择往往是与硬件实现的选择(比如神经网络)相联系的,如果在层次结构中再往上走,到达计算和学习的层面后人们从大脑借鉴的规律就进一步地抽象化,其核心的启发往往不依赖算法和硬件实现的层面,而是具有更加广泛的借鉴意义。下面简要介绍受脑启发的计算层面的规律——情境化信息处理,以及学习层面的规律——连续学习,并说明它们如何帮助人们设计具有更高适应性和灵活性的人工智能系统。

"智能"定义的核心之一就是对多样化的、复杂环境的适应性。而人类大脑就是适应环境的典范。这其中有两方面的重要能力是不可或缺的,一是连续学习,二是情境化信息处理学习。连续学习是大脑在学习层面展现出的突出性质之一,指系统在不忘记已获得知识或技能的前提下,继续学习新的知识或技能的能力。人和动物在其一生中会不断遇到新的境遇,这意味着大脑需要不断学习新的应对规则。在学习新知识的过程中,大脑还要保证不忘记旧的知识,正如我们学会了游泳,但不会忘记如何走路一样。因此,连续学习的能力对于人和动物不断适应环境至关重要。然而,传统的深度人工神经网络却受到"灾难性遗忘"问题的困扰[33]。所谓灾难性遗忘,是指神经网络在学习新任务后,其旧任务性能严重下降的现象。发生灾难性遗忘的机制很容易理解,因为在旧任务的学习中,网络的权重进行了相应的调整来学习执行旧任务的知识,而在针对新任务的学习中,这些权重被重新调整,导致旧的知识被"抹去"了,所以在学会新任务后,旧的任务就被"遗忘"了。在连续的任务学习过程中,保证学习新知识的同时保留旧知识不会发生"灾难性遗忘",其核心在于神经元权重的可塑性和稳定性之间能够保持一种微妙的平衡。可塑性体现在神经元为了学习新任务而对权重做出必要的修改;而稳定性则要求这些修改在旧任务上不能造成神经系统性能的过多损失。

本研究团队在最近研究的正交权重修改算法(orthogonal weight modification, OWM)中提出了一个解决灾难性遗忘的办法[34]。具体地讲就是,在连续学习任务中,神经网络要在新、旧任务中都取得较优的性能,所搜索到的解必然是新、旧任务解空间的交集。在新任务训练过程中,如果只在以往任务的解空间中搜索解,就可以做到这一点。OWM的算法核心思想是在学习新任务时,只在旧任务输入空间正交的方向上修改神经网络权重。这样,即便神经网络的权重在新任务中被修改,当旧任务中输入样本的信息流通过整个神经网络时,权重新增修改量几乎不与该信息流发生作用,从而保证了神经网络在旧任务中的性能。

情境化信息处理是在计算层面的规律,这一规律在神经科学中又称为认知控制,它是大脑高级认知功能的核心能力之一,是指大脑可以依据其所处的内外部状态,有针对性地对信息加工过程进行自上而下的调控。人类非常擅长灵活、动态地响应环境变化,可以根据不同的目标、环境和内部状态等条件对相同的刺激做出不同的反应。前额叶皮层(prefrontal cortex, PFC)是实现这种能力的关键生物基础[35]。PFC可以快速学习从输入到输出的映射规则,并可以根据环境的不同,灵活地运用不同的动作输出响应感官输入,进而灵活地应对不确定、不可穷举的环境变化。传统人工神经网络尚不具备这样的能力,其往往根据预先训练好的固定模式进行信息处理,难以对实际环境中存在的不同情境信息(比如自身状态、环境变化、任务变化等)做出灵活的响应,满足复杂多变的需求。

受前额叶皮层的启发,本研究团队在人工神经网络中引入了类似的处理架构。利用一个类似前额叶的情境化处理模块(CDP模块,见图7-4),依据不同的情境信号,对网络接收的感觉信息进行不同的处理,这使得神经网络只需要一个分类器就可以进行数十种不同的脸部特征识别任务。此外,当不同的任务提示信号出现时,其对相应的特征做出判断,效果与传统上用大量分类器(即每个分类器对应一个固定任务)的情况相当[34]。

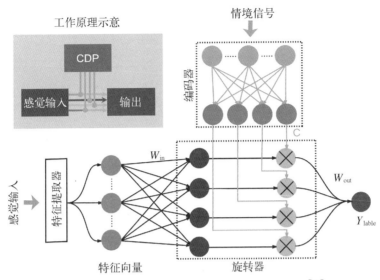

图 7 - 4　情境化处理模块(CDP 模块)的结构设计[34]

这一结果显示,利用情境化处理可以使一个单一的系统具有高度的适应性和灵活性。重要的是,如果把连续学习和情境学习结合起来,则可以使得系统能够在与环境互动的过程中,逐步学习越来越丰富的反应规则,从而不断丰富自身能力与适用范围。这一方向的研究原则上可以解除目前的神经网络智能适用于单一任务、固定的应用环境的制约,从而打开了通往高适应性通用人工智能的大门。

7.6　小结

本专题首先结合目前人工智能系统的局限讨论了类脑计算的必要性,接着介绍了从脑网络研究到类脑计算所面临的困难以及克服这些困难可能的路径。因为大脑中高效的信息处理依赖于不同层面的规律,这些规律有可能在神经科学研究中被认识到,并可能相对独立地应用于改进人工智能系统的设计。借鉴马尔对于脑信息处理的层次化理解,本专题针对不同层面列举了一些有代表性的从脑网络到类脑计算的实例。通过这些例子,一方面可以看到类脑计算所蕴含的潜力,另一方面也可以看到这仍然是一个新兴的领域,还有很多有趣而重要的问题有待进一步的探索。希望结合脑网络与人工智能的交叉研究,最终能够对人们认识真实的脑和创造人工脑带来有力的促进和推动。

参考文献

[1] LeCun Y，Bengio Y，Hinton G. Deep learning［J］. Nature，2015，521（7553）：436 - 44.

[2] Silver，D，Huang Aja，Maddison C J，et al. Mastering the game of Go with deep neural networks and tree search［J］. Nature，2016，529(7587)：484 - 489.

[3] Silver D，Schrittwieser J，Simonyan K，et al. Mastering the game of Go without human knowledge［J］. Nature，2017，550(7676)：354 - 359.

[4] Moravčík，M，Schmid M，Burch N，et al. Deep Stack：Expert-level artificial intelligence in heads-up no-limit poker［J］. Science，2017，356(6337)：508 - 513.

[5] Marr D. Vision：A computational approach［M］. New York：W. H. Freeman & Company，1982.

[6] Poggio T. Afterword［M］//Marr D. Vision. Cambridge，Massachusetts：The MIT Press，2010.

[7] Merolla P A，Arthur J V，Alvarez-Icaza R，et al. Artificial brains. A million spiking-neuron integrated circuit with a scalable communication network and interface［J］. Science，2014，345(6197)：668 - 673.

[8] Mahowald M，Douglas R. A silicon neuron［J］. Nature，1991，354（6354）：515 - 518.

[9] Vanarse A，Osseiran A，rassau A. A review of current neuromorphic approaches for vision，auditory，and olfactory sensors［J］. Front Neurosci，2016，10：115.

[10] Branco T，Staras K. The probability of neurotransmitter release：Variability and feedback control at single synapses［J］. Nat. Rev. Neurosci，2009，10（5）：373 - 383.

[11] Srivastava N，Hinton G，Krizhevsky A，et al. Dropout：A simple way to prevent neural networks from overfitting［J］. Journal of Machine Learning Research，2014，15：1929 - 1958.

[12] Stanley，H E. Introduction to phase transitions and critical phenomena［M］. Oxford：Oxford University Press，1987.

[13] Beggs，J M，Plenz D. Neuronal avalanches in neocortical circuits［J］. The Journal of Neuroscience：The Official Journal of the Society for Neuroscience. 23（35）：11167 - 11177.

[14] Bellay T，Klaus A，Seshadri S，et al. Irregular spiking of pyramidal neurons organizes as scale-invariant neuronal avalanches in the awake state［J］. eLife，2015，4：e07224.

[15] Yu S，Ribeiro T L，Meisel C，et al. Maintained avalanche dynamics during task-induced changes of neuronal activity in nonhuman primates［J］. eLife，2017，6，e27119.

[16] Hahn G, Petermann T, Havenith M N, et al. Neuronal avalanches in spontaneous activity in vivo[J]. J. Neurophysiol, 2010, 104(6): 3312 – 3322.

[17] Petermann T, Thiagarajana T C, Lebedev M A, et al. Spontaneous cortical activity in awake monkeys composed of neuronal avalanches[J]. Proceedings of the National Academy of Sciences, 2009, 106(37), 15921 – 15926.

[18] Shriki O, Alstott J, Carver F, et al. Neuronal avalanches in the resting MEG of the human brain[J]. Journal of Neuroscience, 2013, 33(16), 7079 – 7090.

[19] Arviv O, Goldstein A, Shriki O. Near-critical dynamics in stimulus-evoked activity of the human brain and its relation to spontaneous resting-state activity[J]. The Journal of neuroscience: the official journal of the Society for Neuroscience, 2015, 35(41): 13927 – 13942.

[20] Yu S, Yang H, Shriki O, et al. Universal organization of resting brain activity at the thermodynamic critical point [J]. Frontiers in Systems Neuroscience, 2013, 7: 00042.

[21] Tagliazucchi E, Balenzuela P, Fraiman D, et al. Criticality in large-scale brain fMRI dynamics unveiled by a novel point process analysis[J]. Front Physiol, 2012, 3: 15.

[22] Shew W L, Plenz D. The functional benefits of criticality in the cortex[J]. The Neuroscientist. Psychiatry, 2013, 19(1): 88 – 100.

[23] Kinouchi O, Copelli M. Optimal dynamical range of excitable networks at criticality. Nature Physics, 2006, 2(5): 348 – 351.

[24] Shew W L, Yang H, Petermann T, et al. Neuronal avalanches Imply maximum dynamic range in cortical networks at criticality[J]. The Journal of neuroscience, 2009, 29(49): 15595 – 15600.

[25] Shew W L, Yang H, Yu S, et al. Information capacity and transmission are maximized in balanced cortical networks with neuronal avalanches[J]. The Journal of neuroscience, 2011, 31(1): 55 – 63.

[26] Yang H, Shew W L, Roy R, et al. Maximal variability of phase synchrony in cortical networks with neuronal avalanches[J]. The Journal of neuroscience, 2012, 32(3): 1061 – 1072.

[27] Jaeger H, Haas H. Harnessing nonlinearity: predicting chaotic systems and saving energy in wireless communication[J]. Science, 2004, 304(5667): 78 – 80.

[28] Maass W, Natschläger T, Markram H. Real-time computing without stable states: a new framework for neural computation based on perturbations[J]. Neural Comput., 2002, 14(11): 2531 – 2560.

[29] Levina A, Herrmann J M, Geisel T. Dynamical synapses causing self-organized criticality in neural networks[J]. Nature Physics, 2007, 3(12): 857 – 860.

［30］ Zeng G，Huang X，Jiang T，et al. Short-term synaptic plasticity expands the operational range of long-term synaptic changes in neural networks［J］. Neural Networks，2019，118：140 - 147.

［31］ Bengio Y，Simard P，Frasconi P. Learning long-term dependencies with gradient descent is difficult［J］. IEEE Transactions on Neural Networks，1994，5：157 - 166.

［32］ Loffe S，Szegedy C. Batch Normalization：Accelerating deep network training by reducing internal covariate shift［J］. ArXiv，2015：150203167.

［33］ French R M. Catastrophic forgetting in connectionist networks［J］. Trends Cogn. Sci. 3(4)：128 - 135.

［34］ Zeng G，Chen Y，Cui B，et al. Continual learning of context-dependent processing in neural networks［J］. Nat. Mach. Intell，2019，1：364 - 372.

［35］ Miller E K. The prefrontal cortex and cognitive control［J］. Nat. Rev. Neurosci，2000，1：59 - 65.

索　引